神経心理学コレクション

シリーズ編集
山鳥 重
彦坂 興秀
河村 満
田邉 敬貴

ドイツ精神医学の原典を読む

池村義明
精神科医

医学書院

●著者略歴
池村義明（いけむらよしあき）
1963年　神戸大学医学部卒業
1969年　京都大学大学院医学研究科内科系　精神医学専攻単位取得修了
1972〜76年　ドイツライン州 州立学術研修病院精神神経科（Rheinisches Landeskrankenhaus Viersen）勤務
1975年　ドイツ精神神経科専門医（Facharzt für Neurologie und Psychiatrie）の資格取得
1978〜80年　ハインリッヒ ハイネ大学（Heinrich Heine Universität Düsseldorf）医学部精神神経科（近畿大学医学部在外研究員として）留学

著書：『幻覚　妄想の臨床』（共著，医学書院 1992）
著訳書：『司法精神医学 6　鑑定例集』（共著，中山書店 2006）
訳書：『妄想（Huber und Gross）』（共訳，金剛出版 1983）　他，多数

ドイツ精神医学の原典を読む〈神経心理学コレクション〉
発　行　2008年2月1日　第1版第1刷©
著　者　池村義明
発行者　株式会社　医学書院
　　　　代表取締役　金原　優
　　　　〒113-8719　東京都文京区本郷 1-28-23
　　　　電話　03-3817-5600（社内案内）
印刷・製本　三美印刷

本書の複製権・翻訳権・上映権・譲渡権・公衆送信権（送信可能化権を含む）は㈱医学書院が保有します。

ISBN 978-4-260-00335-3　Y3800

JCLS〈㈱日本著作出版権管理システム委託出版物〉
本書の無断複写は著作権法上での例外を除き禁じられています。
複写される場合は，そのつど事前に㈱日本著作出版権管理システム（電話 03-3817-5670, FAX 03-3815-8199）の許諾を得てください。

まえがき

　本書は，これまでの「神経心理学コレクション」とやや趣が異なっている。あるテーマについての書き下ろしでも，対談でも，古典単著の翻訳でもない。少しページを繰っていただくとわかるが，豊かなドイツ神経学と精神医学の鉱脈の中から，著者 池村義明 先生が掘り出した重要文献の翻訳・抄訳・総説などを集めたものである。

　話は飛ぶが，1868年の明治維新後，国の近代化による欧米列強への仲間入りをめざした日本は，医学に限ると，その頃のプロシャ医学の卓越性を認め，早くも明治2年(1869年)には，ドイツ医学を取り入れることを国策とした。そのため指導者として多数のドイツ人医学者を招聘しはじめた。この結果，優秀な医学徒の多くはドイツ留学をめざし，国内の医師たちはドイツ語文献をむさぼり読むことになった。

　すでに若い人たちには歴史的事実にしか過ぎないことだが，わが国は1940年9月，ドイツ・イタリアといわゆる三国同盟を結び，翌1941年12月，アメリカ・イギリスに対して無謀な全面戦争に突入した(第2次世界大戦)。そして，完膚無きまで打ちのめされ，1945年8月には連合国に無条件全面降伏するに至った。9月にはアメリカ軍が全土を占領した。同盟国ドイツは同年5月にすでに完全に破滅していた。こちらはソ連・米・英・仏の4か国に国土を分割され，ソ連占領地に囲まれた首都ベルリンの西半分は，ここだけがまた西側3か国に占領されるという悲惨な結末であった。医学に限れば，敗戦後の日本には怒涛のように占領国アメリカの医学が流入した。明治以来，ドイツ医学を範としてきた歴史と伝統が1945年夏，不意に崩れ落ちたのである。

　ドイツの破滅とアメリカ・イギリスの勝利によって，ドイツ語は忘れられ，巷には英語があふれた。個人的経験でいうと，医学生時代(池村先生は

神戸大学で筆者の1年先輩)に読ませられた教科書や文献は英語圏のものばかりであった。医英語という講座も置かれていた。ドイツ語の教科書を与えられたのは確か放射線診断学だけだったように記憶する。筆者も勉強に励んだのは中学以来ひたすら英語であり，大学教養時代にドイツ語の授業はあったものの，さほど熱を入れることもなかった。この傾向は何も敗戦国日本に限ったものではなく，世界的な潮流であった。今や，英語は世界語としての地位を不動のものにしている。

英語化した医学環境の下では，ドイツ語文献はどちらかと言えば厄介ものである。筆者など，精神科入局当時与えられた Gerhard Kloos の Grundriß der Psychiatrie und Neurologie (Verlag von Rudolph Müller & Steinicke, München, 1962) を座右に置いてはいたが，読まなければならない英語文献で手いっぱいで，しかもそちらの方が楽なので，読もう読もうと思いつつも，面倒くさくて，結局読破できなかった。いまだにドイツ語文献に目を通す必要がある時は，意を決して机に向かい，辞書を片手に長時間を費やさなければ，なかなか読むことができない。もっと若い世代になると，ドイツ語文献に挑戦するものすら見かけなくなった。だからといって，ドイツ語圏神経学・精神医学の偉大な業績が消えるものではない。読まなければいけないものは読まなければいけない。

池村先生はこの戦後の圧倒的な英語世界語化時代に，ドイツ精神医学に魅せられ，ドイツに留学し，ドイツで精神神経科専門医の資格を獲得し，現地の精神病院で長年実地診療にもたずさわった経験を持つ，時勢に迎合しない気骨ある精神科医である。そこで，ドイツ語圏の神経医学・精神医学の文献に精通している池村先生に一肌脱いでいただいた。彼のこれまでの幾多の翻訳の仕事の中から，われわれ神経心理学の徒が知っておくべき文献を選んでいただき，それぞれに彼の解説を加えて，「神経心理学コレクション」の一冊とすることにした。

本書は9章で構成されている。
序章では，ドイツにおける神経学と精神医学の誕生，その融合による神

経精神医学誕生のいきさつが解説されている。

　第1章はピック病である。1892年のアーノルト・ピックの最初の報告例1例と，1898年の報告例2例が収録されている。最近ピック病の再評価が進み，前頭側頭型痴呆(認知症)などと新しい病名が提案されたりしているが，実際に原著に目を通した人はあまりいないのではなかろうか。

　第2章はアルツハイマー病である。アロイス・アルツハイマーによる1907年報告の症例と，死後，発見されたもう1例の症例記録が収録されている。後者については1992年になって，なんと150枚ものプレパラートが発見されたという出来事も紹介されている。

　第3章はヤーコプ-クロイツフェルト病である。この病気はアルフォンス・ヤーコプとハンス・クロイツフェルトによって独立に報告されたことで有名だが，1921年のヤーコプの3症例と1920年のクロイツフェルトの1症例が紹介されている。

　第4章は神経病ではなく，精神疾患の1つパラノイアである。パラノイアは，数ある精神疾患の中でもきわめてユニークな症候群である。その特徴を1症例の徹底的な観察から描き出したローベルト・ガウプの238ページにおよぶ大著(1914年)の要点が紹介されている。

　第5章は同じく精神疾患で，モノマニーである。モノマニーは最近では死語になっているが，狂気を通常の病気の1つと捉えようとした近代精神医学の歴史の中で，現在の統合失調症(精神分裂症)の先駆けとなった病態概念である。1865年に発表されたルートヴィッヒ・スネルの10症例が翻訳されている。

　第6章は感染症による発熱や代謝疾患などで引き起こされる，いわゆる外因性精神病である。この概念を提唱したカール・ボンヘッファーの膨大な業績が，講演記録，単行本，さらに総説論文などを基に要領よくまとめられている。多彩な症状の中には，今だと非失語性命名障害と呼ばれるような症状が見つかったりして，読んでいて楽しい。

　第7章は少し気分を変え，フランツ・メスメルの動物磁気治療と，メスメル以後の催眠療法の展開が取り上げられている。巨大な桶から金属棒が

突き出ている。この金属棒を握りしめながら，多数の患者がこの桶をめぐるという不思議な治療術が，後の神経症に対する精神療法へとつながってゆく。

第8章はアスペルガー症候群である。ハンス・アスペルガーが1944年に発表した長編論文が抄訳で紹介されている。この特異な小児性認知障害は，その2年前に発表されたレオ・カナーの早期幼児自閉症とともに，小児では重要な症候群である。原著がドイツ語で書かれ，しかも第2次世界大戦末期に発表されたという事情もあって，社会的にその存在が広く認知されるようになったのは最近のことである。1981年イギリス人ウイングによって英語圏に紹介され，それがきっかけで世界的に認知されるようになったという。しかし蛇足ながら，わが国に限れば，すでに1967年に筆者の恩師黒丸正四郎先生（当時 神戸大学精神神経科教授）が非定型自閉症の1つとして本症候群を取り上げている[1]。

引用論文の発表年は1865年（スネル）に始まり，1892年（ピック），1907年（アルツハイマー），1914年（ガウプ），1920年（クロイツフェルト），1921年（ヤーコプ），それに1944年（アスペルガー）と80年の長きにわたっている。メスメルはもっとずっと古く18世紀後半から19世紀初頭にかけて活躍した。

論文執筆当時，彼らが在住していた都市もプラハ（現チェコ。ピック），ミュンヒエン（アルツハイマー），ハンブルグ（ヤーコプ），ブレスラウ（現ポーランド。クロイツフェルト），テュービンゲン（ガウプ），ベルリン（ボンヘッファー），ヒルデスハイム（スネル），ヴィーン（オーストリア。アスペルガー）と広範囲である。1945年以前のドイツ語医学圏の広さがわかり，興味をそそる。

本書を読んで思うのは，症例報告の重要性である。とくに認知障害のような複雑な分野では，行動や心理能力についての具体的な記述がないと，症例がリアリティを持たない。呼称という単純な能力であっても，呼称障害あり（10個の呼称で3個正解）などと書かれていては，何が問題なのかは決してわからない。しかし，腕時計→温度計，燭台→シャンデリア，薬ビ

ン→溲瓶(シビン)，懐中時計→タバコケース，などと具体的な反応が記録されていると(本書 第6章209頁)，その具体像が目の前に立ち現れる。エラーメカニズムについても，さまざまに考えをめぐらすことができる。同じように，たとえば，もし症例ハロ（本書 第8章279頁）について，自閉性あり，常同行動あり，社会性に問題あり，などという一般的記述が残されていただけならば，実際にどのような異常が問題になっていたのか，決して理解できない。アスペルガーの長期にわたる具体的で優れた観察記録を読むことができるお蔭で，われわれはハロの病態の特異性を理解することができる（本書 第8章）。

　池村先生は序章でドイツ神経学と精神医学の発展の流れをまとめているが，その中に，ボンヘッファー時代のベルリン大学精神神経科によって，精神科と神経科の統合が完全なものになったという記述がある(序章 21頁)。大脳を頂点とする高次機能障害を理解しようとする分野に限っては，精神医学と神経医学という分け方はほとんど意味をなさないのは自明であろう。「神経心理学コレクション」は，まさにこの立場から諸学問の成果の統合をめざしている。

　私事で恐縮だが，遠い昔（1969年），筆者をボストン・ベテランズ・アドミニストレーション病院神経内科のレジデントに採用してくださった当時の同病院神経内科部長（兼ボストン大学神経内科教授）だったノーマン・ゲシュヴィント先生は，ドイツ語，フランス語に堪能で，ヴェルニッケ，リープマン，デジェリンヌなどの原典を熱心に米国に紹介していた。それには理由があった。ボストン・ベテランズ病院神経内科の彼の前任部長はフレッド・クアドファーゼルで，クアドファーゼルは何と本書第6章で業績が紹介されているカール・ボンヘッファーの助手であった。ヒットラー独裁の時代，ナチへの嫌悪を隠さなかったクアドファーゼルは逮捕・投獄されてしまうが，ボンヘッファーの尽力で米国へ送り出され，ボストンに職を得る。彼は失語について関心が深く，ボストン・ベテランズ病院では，多くの失語症例を診ていた。そもそもゲシュヴィントが失語症に関心を持ち始めたのはこのクアドファーゼルの影響による。今や古典となった，言語野

孤立症候群の論文はゲシュヴィントとクアドファーゼルの共著である[2]。またボストン失語学脈の重要な貢献である失語性発話における流暢性/非流暢性の研究はハロルド・グッドグラスとクアドファーゼルによって始められた[3]。意外な形でドイツ精神神経学はボストン神経学につながり，筆者にもつながっているのである。

2008年1月

神戸学院大学教授　山鳥　重

●参考文献
1) 黒丸正四郎：児童の異常心理．井村恒郎，懸田克躬，島崎敏樹，村上　仁責任編集：異常心理学講座 4．みすず書房，p.55，1967．
2) Geschwind N, Quadfasel FA, Segarra JM：Isolation of speech area. Neuropsychologia 6：327-340, 1968.
3) Goodglass H, Quadfasel FA, Timberlake W：Phrase length and the type and severity of aphasia. Cortex 1：133-153, 1964.

目次

序章　ドイツ神経学・精神医学の原点を求めて ─────── 1

　なぜ，いま古典を読むのか……………………………………………… 2
　ドイツ医学とヨーロッパの神経学の分離と独立 ……………………… 7
　ドイツ精神医学の誕生 …………………………………………………13
　神経学と精神医学の統合 ………………………………………………21
　反精神医学運動から生物学的精神医学への転換 ……………………23
　反精神医学運動の結末とその後の精神医学 …………………………26
　原点に帰れ ………………………………………………………………27

第1章　ピック病 ─────────────────── 31

　はじめに …………………………………………………………………32
　Arnold Pick の生涯 ……………………………………………………33
　Pick の原典 ……………………………………………………………35
　　症例1：アウグスト H. *36*
　　症例2：アポローニア F. *40*
　　症例3：カロリーネ R. *47*
　おわりに …………………………………………………………………54

第2章　アルツハイマー病 ──────────────── 59

　はじめに …………………………………………………………………60
　Alois Alzheimer の生涯 ………………………………………………61
　Alzheimer の原典 ………………………………………………………63
　　第1例：アウグステ D. *64*

　　　　第2例：ヨハン F.　*75*
　　おわりに ……………………………………………………*83*

第3章　ヤーコプ-クロイツフェルト病 ────── *89*

　　はじめに ……………………………………………………*90*
　　Jakob と Creutzfeldt の生涯 ……………………………*90*
　　Jakob の原典 ………………………………………………*93*
　　　論文の前書き部分　*93*
　　　Jakob の症例　*94*
　　　まとめ　*108*
　　Creutzfeldt の原典 ………………………………………*110*
　　　論文緒言　*110*
　　　Creutzfeldt の症例　*111*

第4章　パラノイア ─────────────── *119*

　　はじめに ……………………………………………………*120*
　　Robert Gaupp の生涯 ……………………………………*121*
　　パラノイアの原典 …………………………………………*123*
　　症例：ヴァークナー E. ……………………………………*123*
　　　犯行事実　*123*
　　　テュービンゲン大学病院精神科での診察と観察　*133*
　　　Gaupp 教授によるヴァークナーの鑑定意見　*146*
　　おわりに ……………………………………………………*162*

第5章　単一精神病論への反証 ─────── *167*

　　はじめに ……………………………………………………*168*
　　ドイツ精神医学の時代背景 ………………………………*169*
　　Ludwig Snell（Daniel Christian）の生涯 ……………*173*
　　Snell の原典 ………………………………………………*175*

精神障害の一次形態としてのモノマニー症例8例　*176*
　　　モノマニーの症状分析　*183*
　　おわりに ……………………………………………………………186
　　2人の比較 …………………………………………………………188

第6章　外因性精神病の成立─────────────── 191

　　はじめに ……………………………………………………………192
　　Karl Ludwig Bonhoefferの生涯 …………………………………196
　　Bonhoefferの原典と症例提示 ……………………………………198
　　　感染症性精神病　*200*
　　　疲弊による精神病──アメンティア　*223*
　　　尿毒症，子癇　*229*
　　　バセドウ病(甲状腺内分泌障害)，テタニー，粘液水腫における
　　　　急性精神障害　*232*
　　おわりに ……………………………………………………………234

第7章　メスメリスムス───────────────── 245

　　はじめに ……………………………………………………………246
　　メスメルの動物磁気論と治療 ……………………………………246
　　Franz Anton Mesmerの生涯 ……………………………………249
　　メスメリスムス ……………………………………………………252
　　メスメリスムスの発展 ……………………………………………253
　　まとめ ………………………………………………………………265

第8章　アスペルガー症候群──────────────── 273

　　はじめに ……………………………………………………………274
　　Hans Aspergerの生涯 ……………………………………………276
　　Aspergerの原典 ……………………………………………………277
　　　第1例：フリッツ V.　*278*

第2例：ハロ L. *278*
　　　第3例：エルンスト L. *290*
　　　第4例：ヘルムート L. *298*
　　　Aspergerの考察 *301*
　　　おわりに *319*

和文索引 …………………………………………………321
欧文索引 …………………………………………………328
人名索引 …………………………………………………334

序章

ドイツ神経学・精神医学の原点を求めて

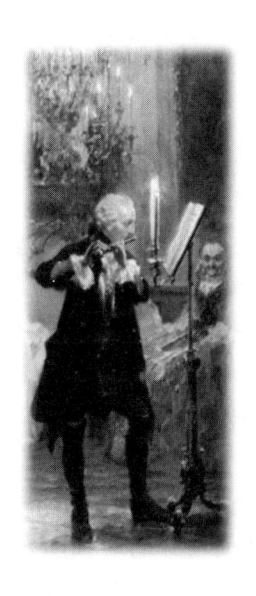

なぜ，いま古典を読むのか

　筆者は2002年1月から2004年5月まで2年以上にわたって，精神医学専門誌『精神科治療学』(星和書店)に「原点に帰って原典を読む─症例を中心として」と題して，ドイツ語圏の学者による古典症の紹介を連載した。10人ほどの神経学者，精神医学者について，その古典症例の翻訳，抄訳を基本にして，そのつど筆者なりの解説あるいは考察を加えたものであった。

　上記の古典シリーズ連載を始めるきっかけとなったのは，現東京大学精神神経科助教授であり，上記雑誌の編集委員のひとりである中安信夫先生による強い勧めであった。連載を始める少し前に先生と親しく話す機会があり，その折，筆者の兵庫医科大学での定期的に行ってきたドイツ古典の講義，講演に話が及んだとき，先生が大いに興味を示して下さったのである。連載をどこまで続けられるか，当初，躊躇したが結局お引き受けした。

1) 京都大学時代

　もともと古典を読むなどと思い付いたのは，筆者が神戸大学を卒業し，京都大学大学院医学研究科に入学，当時日本における精神病理学の発展に大きな役割を果たされ，京都学派と呼ばれていたこの分野の"首領"であり，碩学の故村上仁先生が主宰されていた精神神経科教室に入局(入局者は6人で他大学出身は筆者のみであった)してからの諸経験が意識の深淵に眠っていたためであるように思う。

　教室には外国語(英語，フランス語，ドイツ語はもとよりラテン語，ギリシャ語)に精通した大先輩が居並んでおり，さらに，時代を経て，古びてカビ臭い教室図書室の書架には埃をかぶり，すでに背表紙のぼろぼろになったたくさんの外国語の専門書，雑誌類が並んでいた。これを見て私は

身震いと緊張を覚えた。教室では最小限度の新米医師の義務と週に1回開かれる演習を除き，さしたる日課もなく，何かを強制されるわけでもなく，いわば放任された状況に身を置いていた他大学からの迷入者は果たして何をしてよいやら毎日が当惑の日々であった。無聊の時間を慰めるために，同僚達を誘っては紅灯の巷を彷徨するのが大抵となった。当教室では，勉学は自ら求めてするものである（当たり前のことではあるが）と気が付いたのはずーっと後(のち)のことであった。

やっと慣れてきた頃，当時まだ講師であったが，すでに「臨床脳病理学」という神経心理学の大著を刊行され，後年，現在の神経心理学会の基礎を作られた故大橋博司先生に勝手に弟子入りした。先生や先生の高弟から種々目をかけていただき，多くを学んだが，筆者は未だに先生の不肖の弟子であったと思っている。

また当時は，今回本書の巻頭を飾って下さった山鳥重先生も，確か週1回だと記憶しているが神戸から大橋先生のもとに勉強に通って来られ，専門分野のみならず大橋先生主催によるフランス語圏精神病理の抄読会にも参加しておられた。山鳥先生は英語に堪能で，そうこうする内にアメリカのN. Geschwindのもとへ留学され，研鑽を積み，現在に至るまで多くの優れた業績をあげられていることは広く知られている。

ただ，忘れられないのは筆者が京都大学精神神経科に入局(1964年)してからまもなくして京大医学部闘争，精神神経学会闘争(大学院・学位制度批判，ボイコット運動)が始まり，京大医局はむろんのこと学会は大揺れに揺れ，周知のごとく，それが京大精神科評議会運動として残り，長年続くことになる。その最中で，運動に熱中する人たち，新天地を求め教室を去る人たち，あるいは教室に残り黙々と学問を続ける人たち，入局を避ける新卒生など教室の混乱，波瀾が慢性化してきた。伝統ある京大精神科教室がほぼ本来の姿を取り戻し始めたのはつい2,3年前からである。本来，ノンポリであった筆者はそれでも，優れた大先輩の周りをうろつきながら，結局，さしたる仕事もせず，一応，大学院課程修了証だけはもらった。

2) ドイツ留学

　その後，筆者は通常の精神病院に勤めたりしていたが，その間常時，何か物足りなく，満たされない思いに駆られる日々を過ごしていた。このような心理状況が動機付けとなり，かねてから憧れていたドイツ行きを果たさねばと思い，それを実行に移す作業に取りかかり始めた。主として研究に主眼を置いた Schulpsychiatrie のための国費による交換留学生より，精神医療の原点である Anstaltspsychiatrie を経験できる医師として働こうと思い，目当ての州政府の当該局(彼の地では精神病院は8割が州立，つまり国立である)に応募することになった。しかしその後，日本以上に官僚主義に依存している相手国との必要書類のやりとりに翻弄され，その書類審査などに時間もかかり，一時は疲れ，諦めかけたが，奮闘し，なんとか審査に合格した。それは1970年代の初頭であった。結局目当ての一州立病院に就職し，実際に約4年間医療実務に従事した。帰国前になって病院側から，8年在籍すれば市民権も取れ，その後は(滞在ビザなしで)自由に行き来でき，活動できるようになるからと説得され，延長を勧められたが，子供の教育などの個人的事情もあって，結局，一旦帰国を決めた。

　勤務期間中には所定の条件をクリアし，ドイツの精神神経科専門医資格も手にした。

　当時のドイツの州立病院はそのほとんどが巨大であり，筆者の勤務していた病院は約1,600床を擁していた。敷地も広大で，森あり，丘あり，畑あり，教会あり，各種のリハビリ施設を備え，自給自足できており，病院自体が完結した1つの生活共同体であった。敷地内の天を突くような針葉樹が屹立する間にいくつものパビリオン形式の病棟が点在していた。極めて牧歌的で，治療環境としては申し分なかった。東洋系は筆者1人であり，同僚には中近東，ヨーロッパの他国，旧東欧の出身者がいたが，彼らはドイツ語を達者に駆使していた。筆者はといえば，当初1年ほどは言葉には苦労したが，慣れるに従って同僚とも打ち解け，また種々の患者を病棟単位で受け持つようになり，治療に関わっていった。

　帰国後(1976)，大橋教授と岡田幸男教授(お二人ともすでに故人となら

れた)の推挙で,近畿大学病院に就職した。在勤中再び渡独の念に駆られ,大学側の好意もあって在外研究員という形で1978年から80年まで,Düesseldorf 大学(現,Heinrich Heine Uni.)のドイツ精神病理にも精通した(schneiderian でもあり)Psychopharmakolog である K. Heinrich(ハインリッヒ,1925-)教授★1のもとに wissenschaftlicher Assistent として在籍し,教養ある教授からは多くのことを学んだ(因みに,教授には筆者との縁で2度ほど来日招待講演をしていただいた)。糊口の資は大学が所属する州政府から得ていたが,すでにドイツ専門医の資格をもっていたこともあり,しばらくして Oberarzt(上級医)の待遇に格上げしてくれた。それからあっという間に2年間が過ぎ去った。帰国に当たっては,Heinrich 教授からありがたい慰留をいただいたが,日本の大学から許可された在外研究期間の期限約束もあり,帰国した。そして上記大学には在外研究出張期間も含め計8年間いたことになる。最終的には現在も勤めている単科の民間精神病院に落ち着き,すでに25年を越えている。

3)「原典シリーズ」への取り組み

いささか冗長気味で,前置きが長くなったが,筆者がこの原典シリーズを書く動機付けとなる大切な伏線が自らの心の軌跡としてのこの前置きにあったからである。現在の職場に移ってからは,病院の理事長(現在の二代目も含めて)の学問に対する理解もあり,就職当時なかった洋雑誌(英,独,仏)の主たるものを筆者の希望で購読できるようになり,以後,特にドイツ語の雑誌には毎回目を通す習慣となった。しかし思い返せば当時から一部の先輩,同僚を除き外国語雑誌に目を向ける者は少なく,現在では見向きもしない同僚が大概である。彼らにはマニュアル本が似合っているのであろうか。雑誌を購読してもらっている筆者は時に申し訳なさを感じ,その分余計に洋雑誌は十分活用せねばと思っている。

★1 教授はなおご健在で,2006年1月に教授の80歳の誕生日を祝ってシンポジウムが開かれるとの案内をいただいた。訳者は今,彼の地へ駆けつける状況にはないため,後でプロシーディングを送って下さる由である。

そうこうしているうちにある日，ドイツ語雑誌"Nervenarzt"の1996年6月号の表紙を見て，一瞬頭に閃くものがあった．そこには，あの秀才然とした端正な相貌のAlfons Maria Jakobと人間味を秘め，剛毅なHans Gerhard Creutzfeldtの肖像写真が二段抜きで収載されていた．その時に，これは何かやらねばならないと心が動かされた．むろんこの決心の一突きとなったのが上に長々と書き連ねてきた意識の底にあった京大精神科での経験であった．

　周知の通り，Jakob-Creutzfeldt病(近縁疾患には狂牛病-牛海綿状脳症BSEがあり，現在はプリオン病と呼ばれている)は未だ解決を見ていない難病であり，種々様々に世間を賑わしている．筆者が取り上げた少なくとも10人の学者による古典症例は，現在同じ病名でわが国の各専門誌に原著あるいは症例として発表されているが，そのかなりの数において，「おそらく原典が読まれないまま(文献欄には原典を挙げてはあるものの)」投稿されていることがしばしば気になっていた．むろん，問題の疾病あるいは病態の形姿，内容が，学問の進歩により変化を受けていることを差し引いた上での話であるが…．

　原点に帰り原典を理解したうえで研究を進めるのが大前提だと筆者は常々心に念じていたため，この時点から，いまだ原因不明の神経科難病や議論の絶えない精神医学の病態は，やはり原点に帰り原典を読み返さなければと思い至り，筆者の能力と時間が許すかぎり紹介してきた．主に翻訳紹介と言っても，原典に当たり，関連文献，周辺文献を読むにはかなりのエネルギーを要し，一度ならず途中で連載を放棄しかかった．しかしその頓挫が許されなかったのが，連載のたびに別刷りを謹呈した諸先輩，同僚諸氏の興味と励ましであった．

　今回，畏友山鳥重先生をはじめとする「神経心理学コレクション」の編集委員の先生方のご推挙と，医学書院医学書籍編集部の樋口覚氏のご尽力により，筆者の古典シリーズの書籍化が実現した．

ドイツ医学とヨーロッパ神経学の分離と独立

　ヨーロッパ，例えばフランス，ドイツでは神経学の系譜は内科と緊密なつながりをもち，常に内科学と共に発展してきたが，19世紀になって，フランスでは臨床医学の専門分野別分化が進められ，神経学は1つの特別科として認められた。

　その中でも，G.B.A. Duchenne de Boulogne(ドゥブーロニュ，1806-1875)，Jean-Martin Charcot(シャルコー，1825-1893)，Pierre Marie(マリー，1853-1940)，Joseph Babinski(ババンスキー，1857-1932)らを代表とする多くの優れた臨床家達がこの分野の発展と母国の名声を高めた。1882年，パリ大学がCharcot★2のために神経疾患のための特別講座を設けたのが，フランスにおける神経学の独立であった。

　ただ忘れてならないのはJoseph Jules Déjerine(デジュリーヌ，1849-1917)の功績(特に，ドイツ語版 Semiologie der Erkrankungen des Nervensystems を完成させた)であろう。彼の一生は，大仰な振る舞いと権威を振りかざすCharcotに虐められ，功績に値する地位には就けず，決して幸せではなかったが，知る人ぞ知るであろう。一方，イギリスでは解剖学者，生理学者，外科医であったSir Charles Bell(ベル，1774-1842)と神経生理学者 Charles Scott Sherrington(シェリントン，1857-1952)らの影響を受けた神経学者 John Hughlings Jackson(ジャクソン，1835-1911)，Henry Head(ヘッド，1861-1940)がイギリス神経学の確立に大きく寄与した。

　★2　後の古典紹介(Mesmer)のところで触れるが，Charcotは伝説では人間的にはそれほど評価を受けておらず，権威的な人物であったようで，特にヒステリー研究で患者を"人為的"に作っていたと言われ，Charcotを擁するパリ学派に比べて，暗示理論で有名なナンシー学派のH.M. Bernheimらの評価が高いようである。

一方，不完全ながら徐々に内科から分離独立していったドイツ近代神経学の始祖としてはやはり Moritz Heinrich Romberg(ロンベルク，1795-1873)が挙げられるであろう。彼はユダヤ人であり，員外教授任命も拒否された。また後に，スコットランドの医師 William Cullen(カレン，1710-1790)に由来し，本来形態的-器質的相関物のみられない神経系の機能障害を記述するための概念であるはずの neurosis(神経症)★3 を，Romberg は神経疾患の意味において用いており，それはいささかの傷(？)となったが，それは彼の残した偉大な業績に響くようなものではなかった。

1) Moritz Heinrich Romberg

　Romberg の生涯の最初の 3 分の 2 は，ドイツロマン主義 deutsche Romantik(そこから派生したドイツロマン派精神医学については後で触れる)と言われる時代に属する。当時，若き哲学者 Friedrich Wilhelm Joseph von Schelling(シェリング，1775-1854)の思想に共鳴した多くのロマン主義者の世界観は 19 世紀の初頭，ほぼすべての若いドイツ進歩派知識人の心を魅了した。

　この世界観は神，宇宙，地球，生命世界そして肉体と心を備えた人間を 1 つの統一包括的な体系として理解しようとするものである。代表的なロマン派医師の先駆者，当時熱狂的信奉者を得た単純刺激興奮理論の John Brown(ブラウン，1735-1788)，動物磁気の Franz Anton Mesmer(メスメル)，Homöopathie(Similia similibus curantur 類似物により類似したものを治す，同種療法)の Samuel Hahnemann(ハーネマン，1755-1843)らがおり，こうした知的階層を巻き込んだ状況の渦中にあって，Romberg が自然科学を身につけ，系統的にものを考え，合理的学問の糸を紡いでいったのは驚嘆に値する。

　★3　18 世紀後半に命名された神経症という用語は当初は，広く神経系疾患のすべてに適用されていた。19 世紀後半に入り初めて現代流の意味に使われ出したという。Romberg も Oppenheim もあながち間違っているとは言えない。Cullen は教授として化学と生理学を講義していたため本来前者の意味で提唱したのか。

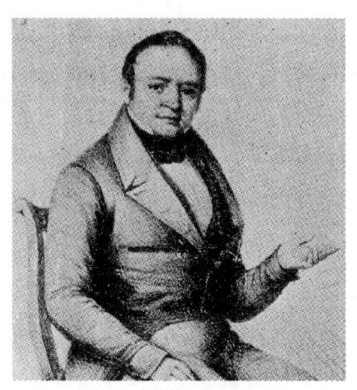

図1 Moritz Heinrich Romberg
(1795-1873)

　彼は Neurologie(神経学)という概念を提唱した最初の人であった。むろん Romberg は彼の合理的自然科学思想と軌を一にする者には進んで従った。その二，三を挙げれば，天才的自然研究者 Alexander von Humboldt(フンボルト，1769-1859)，解剖，生理学者 Karl Asmund Rudolphi(ルドルフィー，1771-1832)，偉大なる臨床家 Cristoph Wilhelm von Hufeland(フーフェラント，1762-1836)，生理学者 Emil Du Bois-Reymond(ライモント，1818-1896)，病理学者 Rudolf Virchow(ヴィルヒョウ，1821-1902)らがいる。彼らは皆，ロマン派治療学の敵対者であり，その克服者であった。

　Romberg は合理的医学が進歩していたフランス，イギリスの神経学テキストを原著で読んだ。当時パリとロンドンはヨーロッパの科学的医学の中心であった。パリには医師で解剖学者の Marie François Xavier Bichat(ビシャ，1771-1802)がおり，彼は解剖学総論から，組織学総論を生み出し，もっぱら解剖学的事実と生理学的事実に基づく医学の体系を打ち立てることを目的としていた。彼による"生と死の生理学研究"はつとに有名である。また Bichat の信奉者であった François Joseph Victor Broussais(ブルッセ，1772-1838)は J. Brown と Bichat の理論を融合させ，彼自身の生理学的医学を確立した。

Romberg はパリ経由で，Johann Leopold von Auenbrugger(アウエンブルッガー，1722-1809)の打診法，Thophile Ren Hyacinthe Laennec(ラエネック，1781-1826)の聴診法をも修得した．さらに，年余にわたり系統的に症例を集め，それを該当の解剖所見と相関させ，そのデータの分析に数学統計を導入した外科医 Antoine Louis(ルイ，1723-1792)の方法を彼の治療研究に応用した．忘れてはならないのは，同じくフランスの生理学者 François Magendie(マジャンデイ，1783-1855)が梅毒の治療に導入したモルヒネ，キニン，ヨード塩，ブローム塩を使用し，彼による神経生理学にも Romberg は精通していたことである．Magendie は理論や思弁を嫌い，科学的事実のみを信頼し，多くの動物実験を重ねたことで有名である．

　一方，神経学の先駆者の1人と言われているスコットランド出身の解剖学者 Bell は大脳と神経系の機能について新しい学識を生み出した．後に有名になった脊髄前根と後根の機能に関する Bell-Magendie の法則(これは後に，発見をめぐる苦い先陣争いになったが)や Bell の顔面神経麻痺があるが，Bell の学説からも Romberg は多くを吸収した．

　先達からの知識の修得，一生を通した病理解剖の実践，動物神経生理学的実験研究などの学問的研鑽を重ね，Romberg は自然科学的な，そして合理的な学問への道を邁進していった．こうして 1840 年と 1846 年に画期的とも言える"神経疾患の教科書"が完成する．1851 年には改訂版が出版され，これがその後の神経学の基礎となり，その刊行は科学的医学への転回点となった．

● Romberg の教科書

　Romberg は，最初の教科書では分類項目を次の4つに大きく区分し，これら項目に対応する神経疾患("Neurose"という言葉を使ったために，これが後に物議を醸す)を記述している．

　1) 知覚 Sensibilitäts(Neurose)—知覚"神経症"，2) 運動 Motorik (Neurose)—運動"神経症"，3) 栄養 Trophik(Neurose)—栄養"神経症"，4) 高次精神-認知機能 hoehere mental-kognitive Hirnleistungen

(Neurose)—言語"神経症"

　さらに局在が区別可能なものは，末梢神経系，交感神経系，脊髄，大脳とし，可能な限り，病因，病態因を外傷，腫瘍，出血，炎症，中毒などに分別した。各疾患には前病歴，臨床所見，病理解剖学所見などがみられ，これらには動物実験による研究成果などが関係づけられている。ここに，現代でも見ることができる教科書の完璧な模範が見て取れる。

　なお，医学生なら誰でも知っている協調運動のテストである Romberg-sches Zeichen をはじめとして，Romberg によるオリジナルな疾病，あるいは病態記述をいくつか拾ってみると，Romberg 病(顔面半側麻痺)，Romberg 症候群(閉鎖筋神経痛)，Nervus ciliaris 毛様体神経痛などがあり，また(現在の概念を使用していないが) ATLS (Amyotrophische Lateralsklerose)症候群，脊髄損傷の際の種々の痙性現象，半側不全麻痺の Wernicke-Mann タイプ，心因性麻痺，鉛による多発性神経病なども詳細に記述した。脊髄癆の詳細な症候論も忘れてはならない。Romberg は各疾患の治療についてもあくまで因果関係に従って，当時存在した，あるいは考えつく限りの努力を払っている。彼が不治だと認識した疾患に対し，患者には"愛する者たちに囲まれて静かに"死を迎えることも薦めた(尊厳死観の原型か)。

　Romberg の教科書は英語をはじめとして数か国語に翻訳され，1870 年代まで，標準的教科書となり，国際的に名声を得，需要の多い神経科医となった。

2) Hermann Oppennheim

　Romberg に次いで 62 年後に Hermann Oppennheim (オッペンハイム，1857-1919)が生まれるが，両者の間には当然直接的つながりはなかった。Oppennheim も自然科学を志向した神経学者の代表であり，彼が火付け役となり，その後神経学は急速に進歩した。Oppennheim は後に第一ベルリン学派と呼ばれた反射学で名の知れた Carl Westphal (ヴェストファール，1883-1890)に師事した。同じ頃，Westphal の同僚にはハイデ

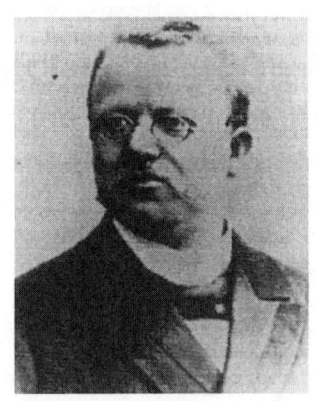

図2 Hermann Oppennheim
(1858-1919)

ルベルクに Wilhelm Erb(エルプ，1840-1929)★4がいた。

　Romberg と Oppennheim の教科書は後世に語り継がれるものとなり，今日に至るまでその基本的なものは後続のあらゆる教科書の原典となった。前述のように2人の教科書には直接的つながりはないが，精神的つながりには推し量りがたいものがある。Oppennheim の時代になると，確実な科学的知見も増え，理学的検査法も加わり，神経学は著しく発展した。彼の教科書(初版1898)も評判高く Romberg 同様多くの版を重ね，諸外国語にも翻訳された。ただ，彼もカレン由来の"神経症"を Romberg に倣って同じ概念で用いたため，1915年のベルリンの精神神経学会，また同16年のミュンヒエンでのドイツ神経科医学会で，この概念をめぐる激しい公開論争に巻き込まれた。その後彼は頑迷固陋な悲劇的敗北者という烙印を押されたが，彼も神経症の感情因性や心因性を否定してはおらず，患者のもつ精神的問題，環境，社会情勢などを十分考慮に入れ，教科書の中で精神療法に触れている。ただ，Romberg は精神神経症においても，精神身体症においても大脳内の物質的基体の変化，つまり分子レベル

　★4　Erb は極めて狷介な人で，医学の1分科としての精神医学を全く認めなかったことでも名が知られている。

でのそれなしでは考えられない(近年,精神障害の一部のものについて,機能画像解析法や分子レベルでのポジティブな知見も得られていると聞くと,RombergもOppennheimも100年以上も前に時代を先取りしていたのではと思われる)と主張した。つまり,"言葉の通常の意味での解剖学的基盤は確かにみられないが…これは中枢神経系の機構における…健康人においてもみられる…繊細な差異…個人個人,男女,人種…での興奮性の違い…脳のない精神(知)はなく…"の部分などは現代のハイテク技術を駆使した数々の研究成果に通ずるものがあるのではなかろうか。

　RombergとOppennheimには思い違いや紆余曲折もあったが,2人の生涯にわたる膨大な業績に比べると,さして問題になるものではなかろう。Oppennheimもユダヤ人Romberg同様,やはり員外教授就任を拒否されるなど,その生涯を通して辛酸をなめることが多かったが,彼らはロマン派医学から近代神経(内科)学への長い道のりを開いた始祖となり,その後の神経学の発展を担っていった。

　このようにドイツの多くの大学では神経学者はほとんど内科からやってきて,終生内科にとどまった。神経学が完全に独立したのはMax Nonne(ノンネ,1861-1959)の時代になってからである。彼は1896年から1933年まで37年間にわたって,ハンブルクで神経学者一門の父として活躍した。Nonneは1919年,Oppennheimをpraeceptor mundi(世界の指導者)と讃えている。

ドイツ精神医学の誕生

　上述のように,特に内科学との結びつきが強かったとはいえ,ドイツ神経学を創設し,それを確固たる地位にまで築き上げたRombergはその人生の盛りを,自然現象を思弁的原理に基づいて全体的,統一的な視座から見ようとする哲学者シェリングやシュレーゲルなどの影響が強かった時代を生きた。その中にあって,合理的・科学的医学をめざした彼にとってド

イツロマン派は邪魔にこそなれ，得るところは少なかった。Rombergの努力と忍耐は大変なものであったろう。何しろ当時の世間にはロマン派医師が溢れていたわけであるから。

　他方，多数の知識人や医学者が魅了された精神性を重んじるドイツ観念論とロマン主義(Idealismus und Romantik)は18世紀の啓蒙思想から20世紀初頭の実証主義Positivismusの間に位置するが，この時代精神はまさに神経学がなめた苦労とは反対に，ドイツ精神医学が誕生する格好の培地となった。18世紀のフランス啓蒙思想の時代に，パリには1793年，精神障害者を鎖から解放したPhilippe Pinel(ピネル，1745-1826)とその弟子のJean Etienne Dominique Esquirol(エスキロール，1772-1840)がおり(Humanisierung der Lebenswelt 生命世界を人道視する)，彼らは臨床を重視し，患者を観察し，詳細にその病態を記述したが，疾病としての分類は大雑把であり，分類にはさして興味を示さなかった。

　ドイツロマン派医学の先鋒に属す学者は数多く枚挙にいとまがない。その中でも，精神医学に関係が深い数人の代表的な学者を取り上げて論を進めたい。まず感情，空想，主観，個性，形式の自由を重んじ，啓蒙思想に反抗した自然哲学に由来するドイツロマン主義のキーワードは，感性，心情，直感，自然体験，旅，太古の英雄，天才，愛などである。また精神病理現象の多様性を一元的に解釈する単一精神病構想の努力が頂点に達したのもロマン派の時代であった。

1) Johann Christian Reil

　Psychiatrie という用語を最初に用いたのはJ.C. Reil(ライル，1759-1813)である。もっとも，当初は，1808年 Psychiaterie と称していたが，まもなく今の"Pychiatrie"となった。彼は一般医学や鑑定医であったが精神医学に興味をもっていた。心の器官 Organ der Seele は大脳にあると言った。1796年に刊行された著書"生命力について Von der Lebenskraft"で彼は"生気論 Vitalismus"の重要な代表者の1人とみなされた。生命力というのは生体の神経系を通して分配され，生体の生命機能をコン

トロールしている神経の力と定義された。1つの器官に生命力が過度に集積するか少なすぎるとそれが障害を引き起こす，という。彼の理論は当時画期的とみなされた。このように彼には自然科学を志向したが，片や(精神科)患者の作業療法や精神療法の重要性も唱えた。

彼は自らの単一精神病論において"すべての狂気(妄想)"は一種のメランコリーを伴っていると述べ，後の単一精神病論者の代表格の1人 Ernst Albert Zeller(ツェラー，1804-1877)は Reil の説を知ることになる。

2) Johann Christian August Heinroth

Heinroth(ハインロート，1773-1843)はライプチッヒにて医師の息子として生まれた。ライプチッヒ大学で医学を修めたが，彼はもともと神学を志していた。医学部を出てからはヴィーンまで修行に行き，1806年のナポレオン戦争時には軍医となった。その後，強制収容所の医師，刑務所，孤児院や保護施設でも働いた。1797年には哲学博士の学位を得た。1805年には医学博士号を得，医学部での講義資格も取得した。その後はライプチッヒ大学で医学的人間学をはじめ，精神治療学，症候論，病理，司法心理学と幅広く講義を行い，1810年ザクセン王あてに医学部の員外教授職を得るための誓願書を送った。結局それが認められ，Heinroth は翌1811年，ライプチッヒ大学でヨーロッパの定義によるドイツで最初の精神医学講座の創設者となる。

もともと神学に興味があった彼は，精神医学の中では教育精神療法-神学(的)-精神医学理論の探究を内面的使命としていた。したがって，彼の主な著書"精神生活における障害の教科書 Lehrbuch der Störungen des Seelenlebens(Leipzig 1818)"や"心の健康学教科書 Lehrbuch der Seelengesundheitskunde(1823)"は多く読まれたが，しかし今日までなお異論のあるところである。彼の主張を一言で言うならば，"精神障害は人間が犯した罪の結果である"と考えた(心理主義者 Psychiker の代表格とみられている)。

一方，ロマン派時代の精神を色濃く残している彼のその他の考え方から

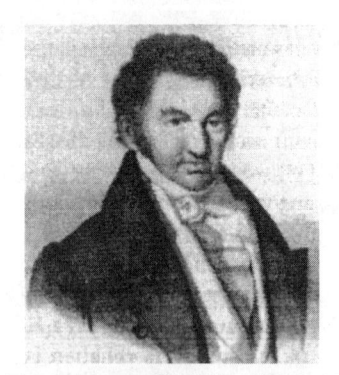

図3 Johann Christian August Heinroth(1773-1843)

は，現代人間学的精神医学の先駆者とみられる。いずれにせよ，彼は学問として独立した専門学科としての精神医学の創設者である。Heinroth の精神障害の分類は生物の分類に用いる，綱，目，属，種，亜種などに分けられ，心的障害という1つの綱は3つの目(興奮 Exaltation, 沈うつ Depression, 混合性 gemischt), 3つの属(心情 Gemüt, 精神 Geist, 意志 Wille)であり，目と属の点で分けられたのが種で，各種が亜種に分けられる。その結果，Heinroth は48もの精神障害を区別した。彼はその後，正教授職への昇格をめざすが，うまくいかず結局は医学の正教授，精神療法(精神医学)の員外教授にとどまった。1843年 Heinroth が腎臓疾患のため亡くなると，ドイツ最初の精神医学講座は廃止の憂き目を見，そして1878年，ライプチッヒで小規模の精神病院を経営していた Paul Flechsig (フレッヒジッヒ，1847-1929)が再び精神医学講座を得，員外教授として Heinroth の後継者となった。

3) Carl Wilhelm Ideler(イーデラー, 1795-1860)

生前謎が多く，mystischer Obskurantismus(理解しがたい悲科学的かつ非進歩的思想)を唱え，心理主義者の代表者の1人とみられていた Ideler は牧師の息子としてドイツ東北部マークブランデンブルクに生ま

ドイツ精神医学の誕生　17

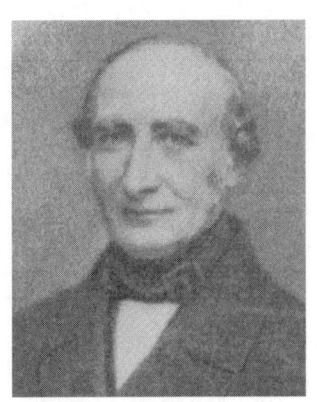

図4　Carl Wilhelm Ideler
（1795-1860）

れた。彼は，当時ベルリン大学教授で王室天文学者の叔父 C.L. Ideler (1766-1846) の仲介で，1811年，ベルリン軍医学校 Pépinière (1795年設立) に入学するが，途中フランスに出兵し，結局1821年に医師免許を取得，その後開業医になる。しかし彼はもともと理論を好む人で，開業医より大学の教師志望であった。

　そのうちに，ドイツ領土で初めてバイロイトで精神病院を開き (1805)，すでにプロイセンの精神病院制度の改革者であり，プロイセン全体の医学制度の管理を請け負っていた Johann Gottfried Langermann (ランガーマン，1768-1832) の知己となり，彼の学位論文"De methodo cognoscendi curandique animi morbus stabilienda (1797) (慢性に持続する心の病を治療する知的方法について)"と，医師で化学者，優れた体系家の1人とみられていた Georg Ernst Stahl (シュタール，1660-1734) の学説を知る。彼は万有精神論 (アニミズム) の創設者として，生体の身体的統一は心の中に現れ，生命はもっぱら身体各部位による一定の構成複合に依存し，その場合，心 (anima) が，生体の崩壊を護っている。ほとんどの疾患の基底には彼は充血 (Plethora) があると想定し，そのバランスを取るために心は出血を利用するという。この2人の学説から Ideler は精神医学への道を志した。

彼は1831年にプロイセン最大の精神病院を擁していたCharité(参考：旧東ベルリンにあったベルリン大学附属病院の通称で，長年にわたりこの呼称で知られている)の精神科医長職につき，同年教授資格を獲得し，1840年ベルリン大学の最初の精神科正教授となる。結局彼が死ぬ1860年までの20年間講座主任にとどまった。その後，5年の空白期間があり，やがて有名なWilhelm Griesinger(グリージンガー，1817-1868)が主宰者の座に就くことになるが，彼以後のことについては後に触れる。

● Idelerの精神医学理論

以下に，Idelerの精神医学理論を簡潔にまとめてみる。

当時はカントのいう道徳律が精神疾患記載に際しての基本としてあり，ある人間の道徳性に欠陥があれば，その人の感官欲求である欲動(衝動)の不均衡が起こり，ある欲動が他の欲動を犠牲にして際限なく発展した結果，熱情が生じ，それが恐ろしい力を獲得する。その熱情は悟性(知性)を抑えて，頂点に達し，持続すれば狂気(Wahnsinn 妄想)へと至る…熱情から来るファンタジーが心を惑わし…結果，意識から現実世界の観照An-schauungを奪い…狂気へと。いかなる人も狂気に屈する可能性を秘め…諸種の衝動の調和が精神的健康を保つ前提で，…いったん狂気(妄想)に陥った患者を元に戻すには，高度の道徳-倫理的精神をもった医師(道徳律の仲介者として)のみである…とIdelerは医師の倫理性を要請する。他方このような熱情の虜となった制御困難な患者のため，18世紀にErnst Hornという人物が狂者のために考案，作製した数々の拘束機具(抑制ベッド，椅子など)や拷問機具，嘔吐法などを導入，用いたことで後世にその名を残したのは，道徳的とは言えないようである。そのため，Idelerの死後，しばらく精神医学講座に空白があったのはCharité側が名誉の失墜を恐れ，このような欠陥の多い治療環境ではいかなる後継者も満足しないであろうと慮ってのことであった。そのためかどうかは不明だが，Idelerをロマン派精神医学者の中に挙げていない文献もあり，むしろネガティブにとらえている。

Idelerは果たして人間学的精神科医であったのか，それとも単にロマ

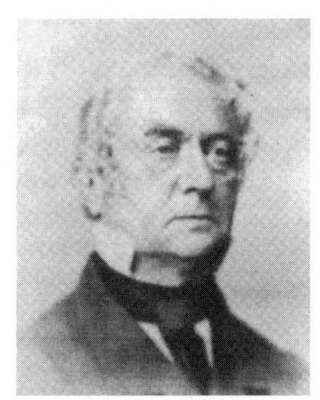

図5　Heinrich Phillipp Damerow
（1798-1866）

ン派思想に流された思弁家にすぎなかったのだろうか。

4）Heinrich Phillipp Damerow（ダーメロウ, 1798-1866）

　フランス啓蒙思想の時代から（主としてドイツ）ロマン派時代にかけて，すなわち19世紀に突入してまもなく，狂者も患者として治療可能であるとする意識改革が起こり，精神障害者のための近代的病院が創立された。その先鞭を付けたのがプロイセンであったことはすでに述べた。

　Damerowは1830年以来，精神病院制度の改革者として，プロイセン国家の当該省庁の担当や，ザクセン地方の顧問役など改革の重要なポストに就いていた。Damerowはシュッテッテインにて聖職者の息子として生まれ，子供の時から，修道院で世話を受けている精神病者達と出会うことが多かった。彼は医学部の課程を終えてから，余暇にシュライエルマッヘルに心理学と弁証法を学び，ドイツロマン主義の生みの親の1人ヘーゲルから心理学，人間学，哲学の講義を聴いた。その後，サルペトリエールのEsquirolの所へも勉学に赴いた。1844年以来，施療ならびに保護施設という構想の基に建てられたハレのニートレーベンの施設の管理者として働き，そこで一生を終えた。

　Damerowは一時員外教授として招かれた時期もあったが，結局終生精

神病院精神科医としてとどまった。この時代，彼と同じ道を歩んだのは，当時，イレナウの大精神病院の院長であったChristian Friedrich Wilhelm Roller(ロラー，1773-1814)とCarl Friedrich Flemming(フレミング，1799-1880)であり，彼ら(特に後者)は精神病院制度の開拓者であり，あえて大学(講壇)精神医学を選ばず，終生，精神病院にとどまった。

● Damerowの思想

　Damerowの思想も他のロマン学派の人と同様に，根底には医学を全体として1つにまとめて(Summa summarum；身体，心，精神＝知性の総体としての人間)哲学的基礎の上に置くという考えであった。1844年，彼はRoller, Flemmingと共にドイツ最初の雑誌Allgemeine Zeitschrift für Psychiatrie und psychisch gerichtliche Medizinを創刊した。次第に，自然哲学から自然科学精神医学のパラダイムの変化によりロマン派学派の影響は目に見えて消えていく(例えば，Griesingerによる"精神疾患の病理と治療"1845)。しかし後に述べるように，医師-患者関係を見直し，患者を全体として診るという思想は数十年のブランクの後に再び注目を集めることになる(神経学と精神医学の再統合)。

　Damerowの著作のもう1つの側面は，19世紀初頭のフランス精神医学で出現し，1838年エスキロールの教科書で詳細に記述された，部分的狂気(Verrücktheit)が存在するという個別あるいは部分妄想Mono-Manie理論との対決である。この理論はただ1つの妄想で病者を判断しようとするもので，モノマニー概念の明確な概念規定がなく…にもかかわらずその実体と非実体を追い求め…精神医学とその応用領域を著しくかく乱するものである…その名前を含めて消え去るべきであると…厳しく批判した。モノマニー概念は19世紀中頃ほとんど放棄された。

　精神病理現象の多様性を一元的に解釈するという単一精神病思想は原理的にはすでに古代にみられるが，この一元論に基づく試行錯誤がその頂点に達するのはロマン派の時代であった。この単一精神病論については，以下の第5章の原典紹介(175頁)で触れてあるので割愛する。

5) ロマン派時代の Griesinger

次項「神経学と精神医学の統合」で，Griesinger を紹介するが，その前に，ロマン派時代の彼を語っておかなければならない。

Griesinger は積極的で行動力のある人であり，医師となってからはドイツをはじめ，ヨーロッパの国々，遠くはエジプトにまで出かけ，見聞を広めた。当時のエジプト副王の主治医にまでなった。むろん精神医学を志して歩み始めたのだが，医学の他分科への興味も横溢で，特に外科，内科領域の専門家と付き合いがあり，それが高じてキール，テュービンゲン大学の主任教授に選ばれ，友人の外科医，内科医と共同で"Archiv für physiologische Heilkunde"を発行した。また，遊学の途上，当時のロマン派時代にあって，単一精神病論が盛んに議論されている最中，信奉者ののさきがけである Zeller(ツェラー)を知ることになり，Zeller が 40 年間勤めたヴィネンタールの巨大精神病院で働き(2 年間)，彼の教えを受けた。これが後の Griesinger の単一精神病論に強く影響した。

こうして Griesinger は本来の素質，才能に加え，優れた先輩，同僚から多くを学び，彼が 1864 年 11 月ベルリンへの招聘を受けた時には，広い視野と大きな展望を身につけた人物に成長していた。

神経学と精神医学の統合

1) W. Griesinger

W. Griesinger がベルリン大学の招聘を受け，正式に職務に就いたのは翌年 1865 年 4 月 1 日である。彼は，大学の精神科の主宰と内科部長を引き受けたが，その際，ドイツ神経学の創設者であり，1845 年以来，王立内科学総合外来研究施設の主任で退職した M.H. Romberg の講座をも吸収することを条件とし，認められた。この時，彼は，念願だった精神病患者と神経(内科)科の患者を 1 つの科で診る，精神科・神経科(精神神経科)という統合単科をベルリンに誕生させた。これがドイツにおける最初の精

神医学と神経(内科)学の統合である。以後，彼は1868年，51歳の若さで死亡するまで，多方面にわたって精力的に活動する。新たに学会を立ち上げたり，専門誌を創刊したり，現在のリエゾン精神医学の原型とも言える町の病院に精神科患者の避難所(Stadtasyl)を作る構想を強く主張していた。

Griesingerは"Die Pathologie und Therapie der psychischen Krankheiten", Stuttgart(2版を重ね，2版目は1861年に出版)という歴史的な教科書以外それほどの数の論文は書き残してはいないが，彼はいつも明確で正鵠を得た問題提起をし，それを強く主張，議論し，解決のために努力を傾注する現実志向型の行動派であった。想起するままに挙げてみれば，彼の前任者Idelerはその唱えるロマンティシズムに基づく理論とは反対に，精神病患者に盛んに抑制，強制機具を使用していたことはすでに述べた。そのネガティブな印象を払拭するため5年の空白があって，Griesingerが着任し，彼はすぐに，19世紀半ばにイギリスのJohn Conolly(コノリー，1794-1896)が提唱したnon restraint(非抑制法)を導入した。

また何と言っても，Griesingerと言えばGuislain-Zeller-Griesinger流の単一精神病論であろう。しかし，これはLudwig Snell(スネル，1817-1892)が10例の典型症例を挙げて彼らの単一精神病論への反証を試み，Griesingerは素直にSnellの主張に納得する。Griesingerをさらに有名にしたのは，彼が唱えたとされる"精神病は脳病である"という命題であるが，これも多分に誤解されて極めて単純に受け取られた…。…彼は硬直した身体論者でもなく，思弁に走った理屈屋でもなかった…など。これらについては，以下の各論の当該部に詳しく述べるので省略する。

こうしてGriesingerによって確立された精神神経科という統合単科は，その後，Charitéの5代目所長となったKarl Ludwig Bonhoeffer(ボーンヘッファー，1868-1948)の時代に至って，完全なものとなっただけではなく，全ドイツの模範とされるようになった。Bonhoefferの周りには彼の人柄と寛容さを慕って，多彩な才能をもった門下生が多数集まり，精神医学，神経学のほぼ全域をカバーしていた。彼は決して強制することな

く，自由で，様々な考えをもった人材を大切にした．Bonhoefferは常々精神科と神経科が1つであることは両学科にとってプラスにこそなれ，マイナスにはならないと主張した．

　ベルリン大学精神神経統合単科を範例として，次第にドイツの大部分の大学では精神科・神経科と標榜された．つまり，ドイツ精神医学は早くから神経学に興味をもち，神経学の多くの重要な学識を精神医学由来の研究者が担っている．2，3の例を挙げれば，Franz Nissl(ニッスル，1860-1935)，Alois Alzheimer(アルツハイマー，1864-1915)，Walter Spielmeyer(シュピールマイアー，1879-1935)らは神経病理学者であるが精神科出身であり，また彼らの多くの優れた弟子達も精神科医であった．この統合単科はその後数十年続き，1970年代になって神経学は再び独立を果たすが，"多くの神経学の問題点に関してひとつ屋根の下での精神医学と幅広いコンタクトを得ることが過小評価できないほどの長所をもっている…"とあるドイツの著名な神経学者が文献上で述べていたのを思い出す．

反精神医学運動から生物学的精神医学への転換
精神医学は置き去りにされたか？

　上述したように，ドイツでは精神医学と神経学は一応統一されたとみるべきである．精神障害も神経疾患も結局は高次中枢機能系に源を発する病理現象である以上，精神医学も神経学もひとつ屋根の下で研究し，論ずるのが当然であろう．
　そう考えると，1960年代に始まった反精神医学運動にも触れないわけにはいかない．後に世界的現象として瞬く間に波及していった大学紛争，文化革命がハイデルベルクにも押し寄せ，急進的動きがみられた．同時に当時ドイツの精神病院にみられた不備，欠陥も問題視され，反精神医学運動への狼煙が上がった．精神障害，特に統合失調症(精神分裂症)は社会に原因があり，悪の根源は資本主義社会にあるから，社会の変革が必要…と声

を張り上げるイデオローグの扇動でついにハイデルベルク社会主義的患者集団(SPK)が形成され,以後10年近く,暴力,テロなどで社会は大混乱に陥った。

ここで,論を進めるうえで大事と考えられるので,当時のヨーロッパにおけるこの騒乱の2,3の代表的先導者のことを振り返ってみる。

1) R.D. Laing(レイン,1927-1989)

まず,"The Divided Self"の著作で世に訴えたイギリスのR.D. Laingが挙げられる。彼は,"間違ってそうだと診断された精神病患者は病める社会と国家的搾取の産物であり,その犠牲者である"と主張し,臨床精神医学は資本主義社会の片棒を担ぐものとなり,精神病者はその中で生活するプロレタリアートであった。ドイツではそれに刺激を受け,60年代後半に新左翼の教祖的存在であった哲学者で社会学者のH. Marcuse(マルクーゼ,1898-1979)(いわゆるフランクフルト学派の1人)は社会の革命的変化を求め,積極的に活動した。

2) D. Cooper(クーパー,1931-1986)

同じく英国のD. Cooperは1967年,彼の理念上の武器としてAnti-Psychiater反精神医学者という呼称を導入,反精神医学を資本主義社会とその悪影響と戦う重要な道具とした。精神病はSoziose(社会症)であり,資本主義社会の解体で克服できると唱えた。筆者が想起する限りでは彼はアルコール依存症者であり,また意図して税金を払わなかったことで一時マスメデイアの社会面に登場した。

3) F. Basaglia(バザリア,1924-1980)

急進的な思想をもっていたイタリア人,F. Basagliaは社会の変革のみならず,患者が悲惨な状態に置かれていたイタリアの大きな精神病院の解体を求めた。彼とその信奉者による急進思想によって1978年イタリア議会は,ついに患者の強制収容は禁じ,精神病院の解体を議決した(Gesetz

180"Legge centotanta"180法)。精神病という呼称は刑法から削られ，新規の精神科病棟建設もご法度となった。しかし，結果はかえって患者の悲惨を招き，180法は4年後に修正を加えざるを得なくなった。

　筆者はこの180法が施行された時，2回目の滞独中であった。開放されたイタリアの精神病患者がドイツへも流れてきた後のドイツ(社会，病院)の困惑と，混乱をまざまざと経験した。この不穏な時期に筆者の師匠であった精神薬理学者Heinrich教授が左翼色の強い雑誌(Der Spiegelなど)や他のマスメデイアからいわれもなく，厳しく糾弾されていたことは忘れられないし，教授がその非難，中傷に対して毅然として戦っていたのを憶えている。

　"自由のみが治療である"と言って，"施設による弾圧の廃棄"を叫んでいたBasagliaに悲劇が起こる。病院を退院した1男性患者によって彼の妻が殴り殺された。Basagliaは，患者の自由の制約，行動時間の制限を認めざるを得なくなった(180法の修正)。そして当のBasaglia自身も数年後にがん(脳腫瘍)で亡くなった。

4) Th.S. Szasz(サス，1920- 　)

　ハンガリーからアメリカへ移住したTh.S. Szaszはさらに急進思想の持ち主であった。彼は精神病そのものを否定し，精神病という表現は隠喩であり，神話(作りごと)である，精神病院は洗脳施設である。精神科医と精神病者との関係は資本家と労働者との関係と比較できる，と。彼は病院を強制収容所と呼び，刑務所あるいは兵舎に喩えた。一方，このような極端な放言をしつつ，他方ではSzaszは自ら主宰するシラキュース大学の精神科病棟では精神病患者を講壇精神医学そのものに倣って(教科書通り)治療していた。なんたる自家撞着か。

反精神医学運動の結末とその後の精神医学

　反精神医学の鉾先はむろん1950年代から次々に出現してきた向精神薬の長期(大量)投与から来る好ましからぬ副作用にも向けられた。著名な精神薬理学者達は80年代頃になると，der sanfte Mord(真綿で殺人)などと辛らつに皮肉られたり，ドイツのマスメデイアの格好の餌食(えじき)となった。ドイツではこの社会不穏が10年近く続いた。
　この長年続いた反精神医学運動も結局失敗したと，とりあえず宣告されるだろう。1つには，彼らには思弁のみでなんら経験の積み重ねによる証明が存在しないからである。そうしてイタリアでは反精神医学の脱神話化が始まり，次第に前線の人達の情熱も冷め，しらけた空気が広がった。
　しかし，一方1970年代後半になると，精神医学研究も生物学の方向へ急転回した。結局のところ精神医学には社会学，哲学，宗教学のような近接人文科学とのつながりが必定であり，また時代思想やイデオロギーなどに脆弱な面があるのも事実である。その成因に未解決な部分の多い精神障害に対するいら立ちを解消するため，身体医学で盛んに唱えられるようになったEBM(evidence based medicine)に傾斜していく精神医学研究者がますます増えてきた。20世紀の生物学の台頭により，神経科学 neuroscience の分野では，高度な技術を駆使した直線的で猛スピードな発展がみられ，進歩には確かに目を見張るものがある。一方，上述のような周辺関連領域と共存し，時代的背景を無視しては考えられない精神医学においては懐疑が増すばかりであり，これには精神障害，特に統合失調症のもつ生物学的原因追究が抱えるジレンマ(近接の人文科学や時代背景などの影響との)を蠱惑的思弁で埋めようとする姿勢にも一部の責があり，より良い対案を持たないまま，根拠のある知見，構想に目を向けようとしない傾向がある。こうして(ドイツ)精神医学も一方的な生物学的精神医学に席巻されたといってよかろう。

精神医学の一番の基本科学(Grundlagenwissenschaft)であるドイツ正統派精神病理学や臨床精神医学は，現代の操作的診断にも圧倒され，その権限のほとんどを失っているのが現状である。古典的(ドイツ)精神病理学は操作法蔓延により放擲されてしまい，これは「精神医学を貧困化してしまった喪失そのものである」と Heinrich 教授も嘆いている。

　生物学的精神医学のアメリカの先導者の1人である N. Andreasen(アンドリアーセン)でさえ，"新しい世代の精神科医が患者の現病歴を徹底して聴取し，彼らとの個別化可能な詳しい面接，対話を含めた精神病理学の積極的訓練を受けない限り，我々ハイテク精神科医は今後10年ほどの間は傍観するしかないのではなかろうか"と述べて精神医学の将来を懸念している。

　今や，本来の精神医学は置き去りにされつつあるのではないか，という危惧を拭いきれない。果たして，真の精神病理学，臨床精神医学の復権はあるのだろうか。

原点に帰れ

　多少脇道に逸れたかもしれないが，ドイツ神経学，精神医学の原典をひも解くに当たって，やはり序説として両者の学問としての誕生，その後の発展の経過，この2つの領域の接点を概観してみた。

　以下に紹介する原典症例の大多数は，神経疾患にしろ精神障害にしろ最近の研究手段の長足の進歩にもかかわらず，その病態因，成因がいまだ不明なものが多い。特にこれら疾患の治療と対処には難渋している。根本的には病める患者を前にしていかんともしがたく，拱手対峙している現実が大半ではなかろうか。そこから派生する深刻な社会問題も看過できない。

　結局，迷いがあれば，「原点に帰れ」が原則であり，一から出発すれば新たに有益な示唆が得られるのではなかろうかといささかの期待を込めて，本主題に取り組んだ次第である。

● 文　献

　本総説執筆にあたり読了したもの，参考にしたもの，引用したものは数あるが，以下に紹介する各論(ドイツ語圏における古典症例紹介，解説)の各項目ごとに文末に文献を掲載してあるので，総説部分と重複するものは省いた。

1) Blankenburg W：Körper und Leib in der Psychiatrie Schweizer Archiv für Neurologie. Neurochirurgie und Psychiatrie, Band 131 Heft 1, 13-39, 1982.
2) Engelhardt von D Hartmann：Romantische Mediziner in Klassiker der Medizin I und II 95-118, Verlag C.H. Beck, 1991.
3) Engelhardt von D：Zwischen Naturphilosophie und Experiment in Chronik der Medizin. pp 749-750, Chronik Verlag, 1997.
4) Haack KE Kumbier："Heinrich Damerow"(1798-1866). Nervenarzt 74：709-811, 2003.
5) Haack KE Kumbier："Carl Wilhelm Ideler(1795-1860)". Nervenarzt 75：1136-1138, 2004.
6) Heinrich K：Zeitgeist und ärztliches Handeln am Beispiel der Psychiatrie. Hippokrates Verlag, 1979.
7) Heinrich K：私信　2006年1月．
8) Holdorff B：Die nervenärztlichen Polikliniken in Berlin vor und nach 1900 in Geschichte der Neurologie in Berlin. Herausgegeben von Holdorff B und Winau R, Walter de Gruyter, Berlin, New York, pp 127-137, 2001.
9) Huber G(G.Gross)："50 Jahre Schizophrenieforschung in perösnlicher Sicht" bei der Gastvorlesung auf dem 28. Japan. Psychopathologie und Psychotherapie-Kongress, Tokio
10) Huber G：私信　2005年12月．
11) 池村義明：ドイツの精神医療．Psychiatry update No.4 Excerpta Medica 4：8, 2002.
12) 池村義明：アノソグノジアーババンスキー型病態失認(片麻痺否認)の人間学的考察．浜中淑彦，河合逸雄，三好暁光，編：幻覚・妄想の臨床, pp 169-184, 医学書院, 1992.
13) Klosterkötter J：Psychiatrische Klassifikation：Grundidee und bisherige Entwicklung eines unabgeschlossenen Prozesses. Fortschr Neurol Psychiatr 67：558-573, 1999.

14) Klosterkötter J : Neurophilosophie, Neurowissenschaft und Psychopathologie. Fortschr Neurol Psychiatr 73 : 127-128, 2005.
15) 西丸四方：ハインロート―精神分析の先達．精神医学の古典を読む，pp 36-53, みすず書房, 1989.
16) Payk TR : Antipsychiatrie-eine vorläufige Billanz. Fortschr Neurol Psychiatr 72 : 516-522, 2004.
17) Peters UH : Wörterbuch der Psychiatrie und medzinischen Psychologie. Urban und Schwarzenberg, München-Wien-Baltimore, 1977.
18) Peters UH : Ein Jahrhundert der deutschen Psychiatrie (1899-1999). Fortschr Neurol Psychiatr 67 : 540-557, 1999.
19) Schäfer ML : Die gegenwärtigen Geist-Gehirn-Theorien in der Analytischen Philosophie des Geistes und ihre epistemische Bedeutung für die Psychiatrie. Fortschr Neurol Psychiatr 73 : 129-142, 2005.
20) Schott H, et al : Die Chronik der Medizin. Chronik Verlag, Gütersloh München 1997.
21) Synofizik ML, Huber U Wiesing : Philosophieren über die Rätsel des Gehirns : Übersicht zur Neurophilosophie. Nervenarzt 75 : 1147-1152, 2004.
22) 武田雅俊：精神医学と神経学との再統合―ポストゲノム時代の精神医学の進むべき道．臨床精神医学 34 : 275-281, 2005.
23) 哲学思想事典．岩波書店, 1998.
24) Schiffter R : Romberg und Oppenheim auf dem Weg von der romantischen Medizin zur modernen Neurologie in Geschichte der Neurologie in Berlin. Herausgegeben von Holdorff B und Winau R. Walter de Gruyter,Berlin, New York, pp 85-97, 2001.
25) Steinberg H : Die Errichtung des ersten psychiatrischen Lehrstuhls : Johann Christian August Heinroth in Leipzig. Nervenarzt 75 : 303-307, 2004.
26) Tölle W : Wilhelm Griesingers magna charta der Psychiatrie-Zur Rezeptions-und Wirkungsgeschichte. Fortschr Neurol Psychiatr 70 : 613-619, 2002.
27) Vliegen J : Einheitspsychose in Lexikon der Psychiatrie. Springer Verlag, Berlin Heidelberg, New York, London, Paris, pp 217-220, 1986.

28) Wolter M : Neurologie im Spiegel der 1867 gegürndeten Berliner Gesellschaft für Psychiatrie und Neurologie. Geschichte der Neurologie in Berlin, pp 71-83, 2000.
29) 山鳥重：脳からみた心．NHK ブックス，日本放送出版協会，1986．
30) 田邉敬貴責任編集：脳とこころ―神経心理学的視点から．ブレインサイエンスシリーズ 24，共立出版，2002．
31) 山鳥重：脳のふしぎ―神経心理学の臨床から．そうろん社，2003．

第1章

ピック病
短い報告で始まった長い物語

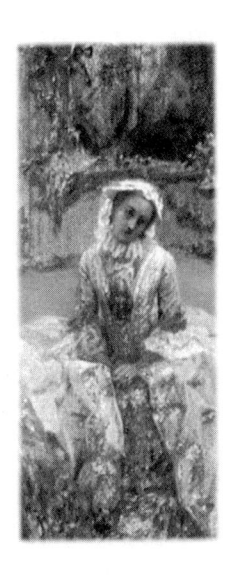

はじめに

　変性性痴呆疾患の研究者といえば，自然にAlois AlzheimerとArnold Pick(ピック)という双璧が念頭に浮かぶ．2人はほぼ同時代人であり，ドイツ医学の斯界の両雄である．両者は，彼らが活躍した当時のみならず，後世においても人格，学者としての資質，業績いずれも遜色なく優れた存在であり，世界的レベルで高く評価されている．

　同時代の斯界の双璧であるにもかかわらず，Alzheimerがある時点(1910年)から先に檜舞台に登場した．これは当時，精神医学者としての権威と名声を享受していた"巨大な"Eponym(名祖) Emil Kraepelinによる政治戦略の結果であった．Kraepelinは，なかば強引にアルツハイマー病としてAlzheimerの名前を彼の教科書第8版に組み入れた結果によるものである．この事態はAlzheimerの意に反してのことであった．歴史の皮肉であろう(当時の事情については，後に触れる)．

　その後，ドイツ神経精神医学の解剖と臨床的方法論の研究の黄金時代ともいわれる1920年代になって，一連のドイツの精神科医によってピック病の概念が熟し，Pickが亡くなる2年前にK. Onari(大成) und H. Spatz(シュパッツ)ならびにCarl Schneider(訳者注：ハイデルベルク大教授．ナチス信奉者であり，ホロコーストへの加担により，第三帝国時代に非常に不名誉な役を演じた)によってピック病という用語が引用符付きで導入された(訳者注：ピック病の名はAlzheimerの娘婿であるG. Sterzが付けたと言われている?!)．しかし，その後もAlzheimerの名声は次第に上がる一方で，PickはAlzheimerの後塵を拝する格好となり，舞台裏の存在に甘んじなければならなかったように思える．

　ところが1980年代，イギリスのNearyらのManchester学派とスウェーデンのGustafsonらのLund学派による"dementia of frontotemporal type"という概念の提唱でピック病の見直しが起こり，A. Pickはやっと表舞台に登場してきた感がある．1993年，Baldwin B., Fröstl H.に

"Picks disease-101 years on-still there, but in need of reform ピック病，101年経ても，なお(確かに)存在する，しかし改定の必要があるのでは？"と言わしめている。

　Pickによる変性性痴呆疾患についての研究は1892年のプラハからの第1例の症例報告に始まり，1906年までに限局性脳萎縮のケース計7例として発表されている。すでに上記のManchester-Lund学派によるピック病の詳細な症例検討と見直し，概念の拡充によりピック病をめぐる変性性痴呆疾患に関する学識は周知のことであり，新奇性はないと思うが，Pickの原典症例に当たった人は少なく，またほとんど訳出されていないと思われるので，ここでPickの報告した原典をひもといてみたい。

　なおPickの発表した7例のうち第4例(1901, Francisca Z.)は1975年，山県博により訳出されている(精神医学 7：1313-1317, 1958)ので割愛する。なお，本書では残り6例のうち3症例を選んで紹介する。

Arnold Pick(1851-1924)の生涯

　Pickは1851年，オーストリア人を両親として，モラビア地方のメーリッシュ-グロス-メッサーリッチュ(Velke Mezirici)という小さな町に生まれた。イグラウ(Jihlava)のギムナジウムでは医学部進学の準備ばかりでなく，彼の生涯の趣味となった文学と音楽の素養を身につけた。1875年にヴィーン大学の医学部課程を24歳で終えた。

　話は前後するが，彼はそれ以前1872-1874年まで，ヴィーン大学神経精神科部長であったTheodor Meynert(マイネルト)の学生助手を務めた。そこには，数年年長のCarl Wernicke(ヴェルニッケ，1848-1905)もいて，2人ともMeynertの薫陶を受けた。卒業後，ベルリンのWestphalのもとに滞在した時にも，Wernickeと一緒であった。1875年から1877年には，ヴェーレンの精神病院，1877-1880年は，プラハ癲狂院で仕事をした。このプラハ癲狂院は中世の聖カタリーナ修道院であって，カール大学神経科の母体である。この建物はプラハでは精神病院の代名詞となってい

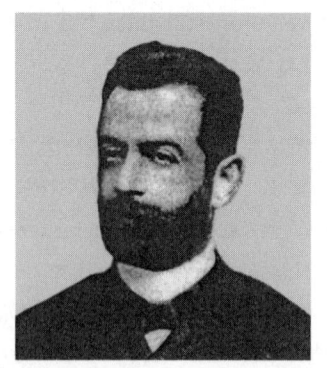

図 1-1　Arnold Pick (1851-1924)
(写真：Nervenarzt 71：12, 2000 と Arch Neurol 53, Sep, 1996 by A. Kertesz et al より転載)。

る(訳者注：ロンドンのベドラム, 東京の松沢病院のようなものか)。1878年, Pickはプラハで神経学, 精神医学の教授資格を獲得, 86年プラハ大学の正教授に任命され, 以後1921年まで精神科の主任を務めた。

経歴からもわかるように, Pickは夭折したブレスラウの神経精神科医で, 彼の指導者でもあった Wernicke の薫陶を受けて, 神経学, 精神医学, 神経病理を統合しようと努力した人であり, 行動学神経学者(behavioral neurologist)の先駆者と言えよう。当時では珍しく, 時には英語で研究発表した。また Hughlings Jackson, Head, Dejerine, Marie などのドイツ語圏以外の学者ともコンタクトをもっていた。特に, Jackson から受けた影響は大きく, 彼の大脳に向ける"機能的眼差し"に惹かれ, 病んだ脳部位と健康なそれとの機能的つながり, その交互作用をダイナミックにとらえようと努力した。その後, Wernicke の教えに忠実であった Pick も彼の教義に次第に疑問を抱くようになる。

1900年中頃の, Griesinger の唱える"Geisteskrankheiten sind Gehirnkrankheiten"というパラダイムの伝統の中で, 慢性の脳疾患と関係している精神的(知的)破綻は年齢とは関係なくすべて痴呆ととらえられ, びまん性の疾患過程としての老人性痴呆は, 進行麻痺とは違って決して局所症状は引き起こさない(特に Wernicke)という見解が支配的であった。Pick

がこの領域(病巣症状学)の研究に取り組み始めてから，次第に Wernicke の教義から離れ，"この見解(Wernicke の)は種々の面で当を得ていない"し，また"痴呆もまた局在性の部分痴呆より構成される(1つの)モザイク(作品)として理解"される，という研究の結果を提示した。

彼は限局性脳萎縮を，①老人痴呆の前段階，あるいは早期形態であり，②(当時の)支配的教義に反して局所症状も関係し，③解剖学的にだけでなく，患者の生存中に臨床診断可能だと考えた。

Pick の関心は多岐にわたり，本書で取り上げた痴呆の研究以外に，神経学領域の数々の仕事からヒステリー，精神病患者の家族のカウンセリングまでと幅広い。彼が名付け親となった神経解剖学の事実，高次認知障害，精神病理現象についてはここで取り上げるまでもなかろう。Pick は生涯，およそ 250 編に上るオリジナルな研究をしているが，そのうち痴呆に関するものがその半数を超えている。

Pick は英語，フランス語に堪能で，文学，芸術にも理解があり，哲学者や物理学者などとの交流もあってかなり進取の気性に富み，洒落た人であったようである。

[抄訳]
Pick の原典

Pick A : Über die Beziehungen der senilen Hirnatrophie zur Aphasie. Prager Medicinische Wochenschrift 17 : 165-167, 1892

＊以下に訳出する 3 症例は，1892 年から 1901 年までに報告したものである。

症例 1：アウグスト H.

　1891 年 11 月 11 日，71 歳のアウグスト H. が 2 年くらい前から，知的認知障害を呈し，暴れ始め，妻をナイフで脅すという訴えで入院となった。家族歴には，係累に脳卒中のケースが多い。患者自身はそれまで心身ともに健康であったが，3 年前から進行性の記憶障害を示す。1889 年 11 月の初め，食事後"失神発作"で倒れ，それは数分間持続，翌日も繰り返された。その後しばらくわけのわからぬことを口走り，言いたいことを明瞭に表現できなかった。続いて，腸の感染症が起こり，それが彼を衰弱させることになった。1890 年 1 月，彼は重いインフルエンザに罹り，そのため 4 月まで苦しんだ。4 月初め発熱時せん妄状態で，人物誤認があり，言語障害を示す，これはその後徐々に明白になった。最近の数日間，妻を脅し"ぶち殺してやる"，と叫んでいた。その他の最近の様子は全く子供のようでズボン吊りやスプーンを弄んでいる。

　患者は入院時，高度の記憶障害があることがわかった。入院中は終始おとなしく仰臥し，他のことを気にかける様子もなかった。患者は中背で，明らかに老人である。右側に辛うじて認められる顔面神経の左右差を除いては，運動や感覚の障害はなく，膝蓋腱反射はやや上昇，足間代がある。体温正常，脈拍 72，肺気腫と気管支カタルがあり，聴力は目立ったほど障害されていない。患者は高度の失語性言語障害を呈する，言語理解の障害は著しいが，しかし完全には冒されていない。一般的事項や練習によってすでに周知の事情についての簡単な質問は理解する。その他は理解できない。

●コメント

　かなりの語彙は持っており，よくしゃべるが，極めて単純な内容で，文章が正確なようであっても，言っている内容は理解できない。一部は正し

い言葉が間違って並べられているためであったり，一部は言葉自体が全く了解不能なものであるからである．これは子音の置き違えに起因していることがわかる．例えば Locomotive（機関車）の代わりに Colmolotive, Kleiderkasten（衣装箱）の代わりに Reideklasten などと言う．

質問：お名前は？
答え：アウグスト H. です…（正解）
質問：年は？
答え：10歳か12歳です，知りません，わかりません．若い女の子，道にある石です．
質問：あなたは何をなさっていますか？
答え：カールカル…カカール…金を扱っている男です…．ああ神様（怒り出す）私は……私は（それ以上は全く理解できない）．

　何かちょっと頼むと，「わかりました，しかし私は今立たねばなりません，頭から離れていきます．頭は鉄でできています．こうして始まります．わかりません．取りかかれません，私は持っていません．」

●物品の呼称と読み書き

　提示された物品は，一部は認知しているが，しばしば間違った名前を言う．
縁付き帽子：フェルト帽
マッチ箱：Passirpapier（訳者注：意味のない単語）
テーブルナイフ：Regenspitz（訳者注：意味のない単語）
ウールの手袋を渡すと掌の上で揉むような運動をしながら，「ウールです」と言った．
スプーン：知っています，コーヒーが少しだけ（スプーンを口にもっていく）．
　復唱は，ゆっくり読んでやれば，正確である．しかし，（読む）テンポがやや早くなったところで，談話は前に述べた自発言語と同じになる．患者は明らかに，復唱では1つひとつの音節には従うことはできる．しかし自

発言語では前もって述べたことをすぐ忘れてしまい，自発的にさらに勝手な内容をしゃべり続ける。

　声を出して読むことには努力が要り，ゆっくりだがほとんど間違っている。Ostende をある時は Oste, ost, u te te, Ostus, tentinde などと読み，別の機会には，Otto, Osto, Otto, tes, en, am de, el と読む。プラハ夕刊紙(Prager Abendblatt)は Parger Pagelage Abeangust であり，Prager Tageblatt(日刊紙)は Pag tag tatalak, te tutel ta tel tel と読む。

　患者の目の前に書かれた名前は素早く，正確に読む。

　Goldarbeiter(金細工師)：August(彼の洗礼名！), gust, gold, goldvater

　個々の文字は一部正しく言う，数字は認知し，1つひとつでは正しいが，桁数が多いと時々不正確である。1891 は 1848，25 は 85 と読む。

　書字理解は全く欠如しているようである。

　自発書字，写字，書き取りもすべて同様に障害されている。書き始めはしばしば間違ってはいない，正しい文字を2つか3つ書き，決まって多くの同じ記号からなっていて，ほとんどの場合「(数の) 1」を書く。その後に読めない文字が続き，その際，患者は「しばしば手があまり震えるので」と弁解する。

　前述のようなこれらの症状の本質的な部分は，肺の状態が悪化し，患者はますます無欲状態となり，発症から2年の経過で11月27日に死亡するまで変わらなかった。

　臨床診断については，まもなく言語障害がみられるようになってからはほとんど問題はなかった。正確な診断については，重点は病理解剖学的証明に帰着するとしても，言語障害が問題になる限り，当初のつまり老人性痴呆現象としてなんら検討を必要としない。言語障害を見てそれを判断する場合，主眼点は，この言語障害を単なる老人の退行性過程に起因する健忘性のものと見るのではなく，病巣疾患に起因する過程と同じものと見てよい，という事実にある。この言語障害は，本質的には，Wernicke-Lichtheimによる超皮質性感覚失語と呼ばれる形態と一致し，（話し）言葉と書字の了解の消失，錯語，復唱の一部のみの健在などが言語障害の顕著な症状であることが確認できる．

臨床診断に比べて，著しく困難なのは，疾患の種類(Art)と局所(部位)(Sitz)という2つの方向で解答を得なければならなかった病理解剖的診断であろう．

既往歴には乏しいが，患者は1回，あるいは何回かの卒中発作に引き続いて限局性軟化巣を来し，しかもそれは第1側頭葉に限局していたため，主として感覚性とみられる言語障害という全く当を得た根拠を提供した，という解釈が正しかった．この局在病巣はその他の，特に運動障害の欠如を示す．インフルエンザ後のこれらの症状の増悪をこの局在病巣と関係づけるのはそれほど大胆すぎるとは思われない．そういった解釈が今日一般に受け入れられている見解に基づいているにもかかわらず，我々がそれと予想して解剖台に臨んだ診断 Atrophia cerebri praecipue haemisphaerii sin.（左半球優位性大脳萎縮）[In regione gyri primi lobi sphenoidalis 翼状葉第1回転領域における]と，2番目として上記の領域に限局した軟化巣の可能性が考えられる．

それに対して決定的であったのは，昔の臨床観察による我々の経験と，さらに既往歴からだけ確認される言語障害も徐々に最終段階まで増悪したという事実である．我々が以前，報告したてんかん後の一過性感覚失語観察を吟味してみると，最終的増悪という後者の事実から，このてんかん後の失語に似たことがより緩徐に起こり，その結果，ある時点に至って，明確に限定できるタイプの失語が出現し得る．これはおそらく単純に限局性萎縮過程にのみ起因しているといえる．

11月28日に行われた解剖で，脳軟膜をほとんど完全に切除した後の脳重量は1,150gであった．右大脳半球500g，左470g，大脳領域の回転は著明に狭小化しているが，左半球，特に左側頭葉の回転の萎縮がそれに対応する右半球の部分より明らかに強い．脳実質一般は固く，蒼白で，湿潤している．脳室は拡大，脳室上皮は肥厚しているが，一部は顆粒化して

いる。病巣疾患(Herderkrankung)は証明されない。左側頭葉の髄質を露出した標本では顆粒細胞はみられない。

＊以上の記述に続いて，Bewan Lewis と Magnan の症例が挙げてあるが本稿のテーマとは直接関係ないので割愛する。後者のケースで，Pick は単純な進行性脳萎縮でも，場合によって，びまん性過程でも，局在病巣にアクセントがあることで病巣症状(神経心理症状)が起こるというテーゼの根拠として引用している。

症例2：アポローニア F.

＊以下の2症例は，Pick が 1898 年に著した単行本 Beiträge zur Pathologie und pathologischen Anatomie des Centralnervensystems (Verlag von S. Karger, Berlin)の第2章 Studien zur Lehre vom Sprachverständnis(pp 15-45)の中で報告されているものである。症例にはそれぞれ詳細な解説が加えられているが，それは割愛し，症例記述と簡単なコメントにとどめる。

1894年4月29日，当時名前，その他の個人的データが全く不明の67歳の未亡人が警察医の診断書付きで入院。その診断書によれば，彼女は故郷からかなり遠く離れたある鉄道の駅で列車に身を投げようとしたらしく，「私はどうしたらいいの？」と頻繁に反復するだけで，それ以外，彼女に関して何もわからない。このフレーズは，医師からは，間違った語唱(訳者注：言語運動性自動症＝てんかんの精神運動性発作ないし自動症の一型で，常同的な語句，意味不明のつぶやきなどで，その場の状況と関係のない内容である)ととらえられていた。

4か月の苦労の末，実際滞在している所とは合致しない彼女のいう唯一

の地名がヒントになり，息子を探し出し，個人情報を確認することに成功した。

　樵であった夫は1887年死亡。生まれ故郷で生活し，（近くの）教会に通った。4人子供があり，息子の話では4年前から，（使う）目的はわかっているが，物の名前を言い間違うことに気づいた。この症状はゆっくりと出現し，その時々で変化がみられた，しかし，2年前からそれが常時みられるようになった。"鍵"を，「開けるものです」と言い，"家"を「住むものです」という。彼女が頻繁に使う方言は，昔から彼女が好んで用いる表現である。1年前から非常に子供っぽくなった。息子が訪問しても（出される）食事は非常にまずく，彼女は常に不平を言い，金を要求し，与えられたものでは満足しなかった。例えば，息子が彼女に20クロイツアー硬貨[1]を与えると，彼女はさらに要求する。それでなお10クロイツアー追加すると「嫌だよ」，20クロイツアー硬貨を指しながら「これなのよ」という。

　3月以来，彼女は行方不明であった。話しかけられたことや，自分の時々の会話の際，言葉を混同することはすべて彼女にはわかっていると，息子は言う。名前は書けるし，活字は読めるが，書かれたものや子供からの手紙は（他人に）朗読させる。マリーは娘の名前であり，患者が使うライヒリッヒャーという名前はある隣人の名前である。泣いて抵抗するので大学病院に入り，やがて彼女には了解や発語に関し重度の言語障害があることがわかった。

　障害の性格に関しては以下に記載する観察から明らかであろう。身体面では言語障害と後で触れる嗅覚障害以外に，神経系に関した障害，特に麻痺などはない，触覚に対するのと全く同じように針刺激に対して敏感に反応する。これはおそらく，しばしば身ぶりで訴える四肢の痛みと関係があろう。

　耳科的には聴力障害などはみられない。

　最初の診察に際して患者は座る気がなく，診察者に背を向け，髪の毛を

---

[1] 19世紀のドイツ，オーストリア，スイスの小貨幣

整える。名前を尋ねると,「ここで何をしたらいいの?」,子供は?「7人です」,息子さんは何人?「4人です,1人は死にました」,長男は何という名前ですか?「ペータです」,1グルデンと2クロイツアーは正しく言える。財布を見せて,これは何ですか?「どうしたらいいの」,何かするわけでもなく椅子から立ち上がり,医師の1人の手をつかみ,一緒に行こうと要求し,「来て,あなたが何をしたのかわかりません」。椅子の所まで行き,その上に衣服が置いてある。それを取り上げて,眺めている。すると怒ったように看護婦に向かって話しかける。「これは…ゴルスティッヒ」と意味のない言葉を吐く,「何からしたらいいの」。いつもぶつぶつ言いながら部屋を歩き回る。「これは…ゴルスティッヒ」と意味のない言葉を吐く。そして両手首を示しながら,同じ言葉を同じ調子で繰り返す。どこから来ました?「ナロ(注:意味がない)」。再び怒り始める,「そうしました,全部そうされたのです」。

　鍵を見せて,「これは何ですか?」と尋ねると,繰り返し首を振る。
　パンの名が言えず,食べたくないと言う。「最後はコーヒーですね」。
　次のテスト。何歳ですか?「67です」。自発的に先へ進む。「今なら89歳になっています,父親はとおに亡くなりましたわ」。歯ブラシを見せて,これは何でしょう?「そうです,私はもしかすると3を持ってます」。「ああ,しました(注:いずれも意味のない言葉である)」,ハサミを見せて,これは何ですか?「もしかすると2です」。ハサミかどうか,と言うと,「そうです,ハサミです,あーしました」。
　歯ブラシをもう一度見せて,これは?「ハサミです」。指ぬきを見せると,指を示す。「ああ,それはやりました」。メモをしている医者の方を見て尋ねる,「何をしていらっしゃるの?」　字が書けるかどうか,尋ねる,「何も書いたことがありません,何もしませんでした」と1人で50,60,70,…と数える。「これは…ゴルスティッヒ」,次いで,意味のない言葉を並べる。
　スプーン:これは何ですか?…「これは何でしょう?」(と質問を繰り返す)。

じゃがいも：再度見せて，「じゃがいも…いや違います，これはちょっと違ってます」「これはあそこにある，ゴルスティッヒ（注：意味がない）です」…「ペーターという人はゴルスティッヒです」。 書き物をしている医者に向かって，「何をしていらっしゃるの？… どうしたらよろしいの？」

　　＊Pick は本患者を以後 4 年間にわたって熱心に研究した。以下，中略。
　　　病態の要点のみを記述していく。

6月22日
帽子を取って下さい。帽子を後ろの方へずらす，名前は何とおっしゃいます？　「マリーです」
水を 1 杯持ってきて下さい！　「どうしたらよろしいの？…コップですよね？」すると，上述のような意味のない言葉を反復する。
指輪，鏡，鍵，ナイフ，ペン，財布を並べて出す。ナイフと鏡を取りなさいというと，質問を理解できない。
鏡を見せると「これは何ですか？」…「あーわかりません」。指輪ですか？「指輪，指輪」
鏡を見せると「またこれは何ですか？」　鏡ですか？　「鏡，鏡」
(数字) 4 はちゃんとわかる。
a：「要するに 5 ですか？」
7：「2 です」
8：「つまり 6 です」
　絵を見せる，恐ろしい黒人を見て，聖画を見ているようにそれに接吻する。
1 グルデン：「ミルクです」，1 グルデンではないの？　「そうです，1 グルデンです」
20 クロイツアー硬貨：「つまり 10 ですね」，彼女はグルデンと言おうとして「つまり 6 ですね」。
10 クロイツアー硬貨：「6 クロイツアー」，20 クロイツアーと 10 クロイツ

アー硬貨：「20クロイツアー」
1クロイツアー：「それはまた何ですか？」，「1クロイツアーです」。
1グルデン：「それはまた何ですか？」
どこが悪いの？　「それはまた何ですか？」
　あなたは病気ですか？　「そうです病気です」。舌を出してください。顎と歯の残り株を示す。「つまりこれですか？」　ベッドに入りなさい。患者は立ち上がる。夕方，正しい時間を言えた。

7月5日
名前は何と言いますか？　「マリー」，字が書けますか？　「書くの」，「おおいや，書くとは」。どこから来ました？　「ナーラウからです」
ペンを取って下さい！　「ペン？」「ペンとは何でしょう？」
手を差し出して！　「手ですって？それは何ですか？絶対にしてはいけません，（その後）オック　ニー　オック　ラウター　ゼッテ　デインガー」と意味のない言葉が続く。
お金が欲しいの！　「えー，マリーの」
1，2，3は正しく認知する。
8はまず"1"として，その後"2"と呼称する。
5は正しく，6と3も正しい。
スプーンを見せると「卵」，正しい言葉を見つけようとする。そして「じゃがいも」と言い，それから「パン，パン」と言う。
スプーンはどこにありますか？　理解せず。教授(注：Pick)がそれをつかんでみせると「スプーン，スプーン」
パンを取りなさいと言うと，正しく実行する。
どこにスプーンがありますか？　理解しない。

　8月3日　息子を認知しない。
　8月23日　数週間診察がないと，もはや医者や教授を憶えていない。

症例2：アポローニア F.

9月19日
　名前は何と言いますか？「マリー」。何とおっしゃいますか？「また何ですかそれは？」あなたはアポローニアと言いますね？「アポローニア？」「いいえ，マリーです」，「フリッチュと電話しました？」(後は文章になっていない)…

10月23日
誰かがくしゃみをすると，彼女は「神様助けてー」と叫ぶ。
名前は何と言いますか？「マリー」。もう一度言って下さい。「マリー」。
苗字(Zuname？ツーナーメ)は？「ツーマッヒエン(zu machen)それは何ですか？」(明らかに聞き間違えている)。
苗字ですよ？「苗字ですって？」
どこから来ましたか？「オー，イエス様，オー，イエス様，オー神様」
どこから来ましたか？（すでに上述したような意味不明の長い文を述べる。）
どこから来ましたか？「マリー，彼は亡くなりました」
ご主人の名前は？「なま…？」，「夫，どうしたらいいの？」…
何歳ですか？「何歳ですかって？…どうしたらいいのでしょう」。
…あなたの目はどこですか？意味を理解しないまま質問を繰り返す。握手しましょう！(最初身震いし，やがて手を差し出すことなく，手のひらを見せる)…。
鍵を見せて，これは鍵ですか？「鍵です」。しかし理解はしていない。
ハサミは，これは何ですか？(ハサミを手に取り，自分のヒゲを切ろうとする)。
これはミルクですか？「ミルク，ミルク」
これはハサミですか？「ハサミ」，しかし理解していない。鏡を見せると覗き込む(意味のない言葉を並べ，あごの毛を撫でている)。これは鏡ですか？「鏡ですって？」，その後，意味のない言葉を並べる。
鏡を下さい。「シュテイーブル(注：シュピーゲル Spiegel の錯語)？私は

どうしたらよろしいの？」
他人の会話に聞き耳を立て，「また，何ですの？」と尋ねる。

10月27日

　お祈りをして下さいと言うと，いつもの通り5分間，完璧に祈る。しかも標準ドイツ語である。そして彼女は医師たちを指差し，十分意味がとれない言葉を吐く，おそらく彼女は彼らのために祈りたい，という意味であろう…。

10月29日

ハンカチ：「それは何ですか，お砂糖ですか？」
メモ帳：「砂糖，砂糖」
鉛筆：「これまた何ですか？」，「これはあのー，知れません(注：知りませんの意味)。」
小さなビン：「ミルク，ミルク」
鍵：「これは何ですか？」(その後今まで何度も出てきた，意味不明で，誤字のある言葉を吐く—ステレオタイプの反復言語)
ナイフ：「ミルク」，そのときナイフが彼女の方に向けられると，ビクッとして後ろへ下がる。
砂糖：「何ですか？」，そう言ってそれを嘗める。砂糖と前もって言ってやると，その言葉を反復する，明らかに意味は理解していない…。

　以後，特に言語の了解との障害が進行性に徐々に悪化する。発話では語彙の減少がみられ，その語彙を同じ組み合せで繰り返し(ステレオタイプ)に使用し，意思の伝達能力が失われている。

●まとめ

　言語障害をまとめると，①重度に冒された言語理解，②残存している語彙はわずかであり，ただ長い祈祷文や聖書の一定部は正確に暗唱できるが，内容は理解していない，③復唱には問題ない，④書字理解，書字不能となり，これは超皮質性感覚失語(transcorticale sensorische Aphasie＝Surdité verbale représentive von Arnaud)であり，純粋型に比べると語彙が非常に乏しい。この語彙の乏しさや感情言語の残存は，運動失語(ブローカ型の)との合併を推測させる。

　ここで Pick は，臨床的には脳の粗大な病巣疾患ではなくて局所性萎縮だと考えた。その後，病態は徐々に，進行性(schubweise)に経過し，1896 年には言語機能はなんら意味をもたない独り言にまで解体し，精神状態もぼんやりと無感覚で，コミュニケーションもとれなくなり，周囲のことには興味を示さず，椅子に腰かけていることが多くなった。食事も介助しなければならない。

　1897 年 4 月肺炎で死亡。発症から死亡まで 7 年の経過であった。

　その後行われた病理解剖で，臨床症状から予想されたように何らかの病巣疾患ではなくて，限局性(変性)萎縮であり，特に左側頭葉で，しかも上側頭回とブローカ野に萎縮が顕著であった。

　臨床家である Pick による症例検討はよく指摘されるように，最終的にはマクロの解剖検索までであり，ミクロのレベルには興味がなかったようである。本症例には十分萎縮の状態が見て取れるマクロ解剖のスケッチが添えられているが割愛する。

症例 3：カロリーネ R.

　＊上記症例より典型的な超皮質性感覚失語の症例を紹介する。出典は症例 2 と同じ。

1894年2月20日，61歳(?)の寡婦カロリーネ R. が1通の診断書付きで当科に入院する。診断書によれば，"彼女の精神状態は，自分の名前を一度も正しく言うことができないため，詳しい病歴については不明である。質問に対して患者は，質問の一番最後の言葉を繰り返すだけであり，その他は脈絡のない談話にしかならない。"

　後に息子から得られた病歴によると，患者は20年前から頭痛もちで，そのため，しばしば3～4週間にわたって臥床しなければならなかった。彼女はいつも右手で仕事をしていたが，左腕の weakness(筋力減退)は何年か前に左腕を脱臼したからだという。患者は今回の発病までは読み，書きはできた。1年半前に熱性疾患のため，8週間床に臥せっており，その間彼女はせん妄状態(Fieberdelirien)にあった(百姓が見える，水の話をする，など)。起き上がれるようになってからも，記憶を失っており，シャツのまま通りに出たり，店番も置かないで店を開けっ放しにしておいたり，夕方5，6時頃，床に就いたりした。けいれん，失神，麻痺は観察されなかった。1893年の8月まではまだかなりよく話していた，質議応答も正しくできた。ただやや悄然として，しばしば脈絡のないしゃべり方をした。この頃亭主が亡くなって，彼女は再び患い，2日間熱が続いたそうだ。この間，床に臥せっていたが，(亭主の)埋葬には姿を現した。しかし，もはや何も話さず，質問されてもその質問をおうむ返しに繰り返すだけであった。その4，5日後には不潔な状態で，一日中寝ていようとする。その後，しばしばシャツのままで遁走し，一度は森の中で凍えかけているところを息子に発見された。その時，「家に帰ります，家に帰るの」と叫んでいた。

　患者の姉の1人は亭主が亡くなった後，精神病になり，精神病院で亡くなった。

　入院した日の2月20日，午後の診察が始まるまでは黙って座っており，名前を聞かれると，最初は質問の最後の言葉を繰り返し，「Sequenz 順番」と，唐突に全く質問にそぐわない返答をする。また別の時に，同じ質問に対して「Schauer にわか雨」と答える。R. という名前か？という質問

に初めて，その質問の最後の言葉を反復した後,「そうです」と言い，何歳ですか？とたずねると，質問を繰り返すだけである。「どこから来ました？」，またも質問を繰り返す。「何をしているのですか？」の問いの答えは，質問の反復のみである。「結婚しているのか？」に対して質問を繰り返した後,「ハイ」,子供はいますか？「いいえ」と答える。声を落として話しかけると，反応はない。"舌を出して"と言うと，正しく応じる。彼女に向けられた要請は一応すべて理解している。

時計を見せると，きょとんとして覗き見るだけで,「右手」と言う。またハサミを見せても，同じ言葉を吐く。切る真似をすると，手を引っ込める。パンをチュレビッカ(注：チェコ語である，正しくはチュレビチェック)，巻きパンもチュレビッカと言い，りんごは正しく言える。クルミは，最初りんごと言うが，やがて正しく呼称する。鍵を村と呼び，（鍵の）使い方を知らない。歯ブラシは手押し車と呼称する。見せられた多くの物品から，要求された物は正しくつかみ取る。

ナイフは言えない，いろいろな名前を挙げるといつも首を振るが，ナイフという言葉で初めて首をたてに振る。

時計を耳の側にあてがうと，時計だとわかっている。硬貨の音はわからない。

ワインをすすめても，飲もうとしない。パンは匂いでわかる，ワインを飲みたいの？に対して否定し，パンは？というと「ハイ」と言い，食べ始める。

文章をいろいろ書いてみせると，一文ずつ正しく読めるが，理解はしていない。1つひとつの言葉が間違って読まれることがある。新聞の見出しは正しく読むが，活字が小さいと「読めません」と言う。1人の男性と1人の女の子(祈りを捧げている)の絵を見せて，何を考えますか？と尋ねると,「祈っています」と言う。教会の絵はわかる。文字を書くようにいうと，文字には似ているが，読めない一様な鉤の形を作り，何ですかと言うと，自分の名前だと言う。後から，名前を書くよう要請すると，また同じ鉤の形を書く。三角形のモデルを見せるとかなり上手にコピーする，患者

は見せられた物体のコピー，Aや十字形のコピーとして底辺が開いている鋭角の2つの面を描く．

復唱には全く異常ない．

患者は大柄でがっちりしており，栄養状態はよい．顔面神経支配に，右側の弱さが暗示される程度で，その他運動，感覚面での神経支配に特に異常はない．

＊Pick は数日おきに患者を診察しているが，以下，適当な日を抽出訳する．

1894年2月22日

名前は何とおっしゃいますか？ 「おっしゃる，おっしゃる，にわか雨と言います」．

男性ですか？ 「男，男，男，男」，その人はR.と言いますか？ 「言います，言います，言います，言います，ハイR.です．」

何歳ですか？ 「年，年，年，年，50です」

どこから来ましたか？ 「どこから？ 50歳です」

ここにはどのくらいいますか？ 「ここ，ここ，3日です」．

指輪，時計は，今日は迅速に言える．同じくナイフ，財布，しかし1グルデンも財布と言う．鍵は正しい，指輪を鍵と言う．

2月23日

食事は手に持たせてやると食べる，食卓の上に並ぶ食事には関心がない．

3月2日

"R."という彼女の名前を書いてみせると，その紙切れを正しく手に取り，「カロリーネ」と読む．数を数え上げさせると，13までは正しく数える．曜日を言わせると，土曜日の代わりに66と言う．

3月17日

鍵は正しく言える，何に使用するか？と質問すると，それでドアを開けて見せる．折りたたみナイフを鍵と言う．何に使うの？ナイフを取り出す．面会に来た息子に挨拶し，「お前たちはここにいるんだね？」彼を撫で，カールと呼ぶ．明日もう1人の息子ヨハンと一緒にまた来るよ，と言うと，患者は「ヨハン，ヨハン」と繰り返し，泣き始める．ヨハンが持参したりんご，オレンジ，お菓子，クルミは正しく呼称するが，彼とは何も話しをせず，質問にも答えない．単に質問を反復する反響言語(Echolalie)だけである．

4月24日

反響言語が著明，しかしそれも時々正確ではない．一見患者はあたかも，ちゃんと聴き取っていないかのようである．指輪は正しく言えるが，時計を指輪と言う．
ナイフ：これは何ですか？ 患者はおうむ返しに「これは何ですか？」と言う．これはナイフですよ！患者はまたおうむ返しに「これはナイフですよ」と言い，ナイフで指を切る真似をしかけると笑う．お金を差し出すと受け取らない．書字テストは今までと変化はない．

6月6日

水を持ってきて下さい．患者は別の部屋に入って，そこに座り込む．呼び返すと，また戻って来る．お水，持ってきましたか？「いいえ，持ってきませんでした．」

7月8日

話しかけられたことや，質問を反復することで，4つの言葉までの文章を正しく復唱する．目の前に置いた物品を指示してやると，正しく選ぶ．パンを見せて，これは何ですか？と聞くと，質問を繰り返すだけである．

卵：これは何と言いますか？　質問を繰り返す。
お盆：これは何と言いますか？　再び質問を反復するだけである。

10月16日
お名前は何と言いますか？　質問を反復。あなたはカロリーナR.ですか？あなたはアンナですか？意味がわからず質問を反復する。
目はどこにありますか？「目です」。
握手しましょう，と言うと正しくできる。水を1杯下さい。立ち上がり，そこを出て行き，出た所で突っ立ったままでいる。硬貨を見せる，1グルデンですか？「グルデン」。4クロイツアー硬貨，これは1グルデンですか？「グルデン」。1グルデンと3クローネを並べて置く。グルデンを下さい。患者はその全部をひったくる。クロイツアーはどこにありますか？「クロイツアー」。時計は正しく言える。指輪は「時計」，鍵は（手に取り）「時計」と，言う。
あなたの名前は？　質問を繰り返すのみ。舌を出して下さい。正しく実行する。
立ち上がって，手を出しなさいという指示には従う。ベッドに入りなさい，「ベッドに入るの？」
手はどこにありますか？　手を出すという指示には従ったにもかかわらず，この質問は理解していない。
鏡を見てごらん？「鏡」。
新聞はどこですか？　新聞を手に取り「新聞」と繰り返す。立って下さい。その通りする。窓際の方へ行って下さい。別の部屋へ入っていく。

11月6日
外国語で話された言葉も，断片的ではあるがおうむ返しに反復する。（反響言語）

12月
患者の知能はかなりの程度に低下し，彼女はほとんどぼんやりと，無欲

状態で寝ているか座っている。食事も勧めてやらなければならない。自発的には全くしゃべらない，話された言葉の理解も明らかに悪化している。反響言語も少なくなってはきたが，依然としてなお同じ程度に続いている。

1895年1月
　患者の知的荒廃はいっそう進んできた。不潔で，小さな子供のように介護を受けなければならず，食事はスプーンで口に運んでやらなければ食事を手づかみにする。言語面では，強く呼びかけると，それにおうむ返しに反応する (Echolalie) 以外はもはや何もしゃべらない。

●まとめ
　これまで患者が示した言語障害をまとめると，以下の通りである。
① 自発言語：量としては著しく減少，錯語が多いが，しかし時に感情言語は正確なことがある
② 自発書字：完全な錯書
③ 言葉の理解：極めて不十分
④ 書字の理解：不十分
⑤ 写字：不十分
⑥ 復唱：全く正確，反響言語
⑦ 音読：正確
⑧ 書き取り：錯書となる

　患者は発症から3年の経過で，1895年4月28日死亡。解剖が行われるも，マクロのみの所見で，Atrophia cerebri を認めた。また，特に前額脳に強い萎縮がみられた，脳重は脳膜を含め 820 g であった。本症例は前掲の系列に属し，いくつかの病巣症状（神経心理症状）が局在性萎縮を証明している。

表1 A. Karenbergによる限局性脳萎縮に関する研究一覧(その1)
(1907-1914年,1918-1929年)

年,著者		研究タイトル	掲載誌
1907～1914年			
1907	Reich, F.	Der Gehirnbefund……(脳所見……)*	Allg Z Psychiat 64:380-388
1909	Rosenfeld, M.	Die partielle Grosshirnatrophie.(部分的大脳萎縮)	J f Psychol Neurol 14:115-130
1909	Fischer, Oscar	Koreferat über Lues und Paralyse (Anatomischer Teil)梅毒と進行麻痺に関する共同講演(解剖部分))	Allg Z Psychiat 66:373-414
1911	Fischer, Oscar	Der spongiöse Rindenschwund ein besonderer Destruktionspro-zess der Hirnrinde(海綿状皮質萎縮,大脳皮質の特異な破壊過程)	Z ges Neurol Psychiat 3:1-33
1911	Alzheimer, A.	Über eigenartige Krankheitsfälle des späteren Alters(老年期の特異な疾患例について)	Z ges Neurol Psychiat 4:356-385
1914	Travaglino, P.H.M.	Démence à un age assez avance(高齢者に見られる痴呆)	Psychiat en Neurol Bladen 18:444-452
1918～1929年			
1918	Richter, H.	Eine besondere Art von Stirnhirn-schwund mit Verblödung(痴呆を伴った特殊な前額脳萎縮)	Z ges Neurol Psychiat 8:127-160
1922	Gans, A.	Betrachtungen über Art und Ausbreitung des krankhaften Prozesses in einem Fall von Pickscher Atrophie des Stirnhirns(前額脳ピック萎縮の一例に於ける疾病過程の特性とその拡大に関する考察)	Z ges Neurol Psychiat 80:10-28

(つづく)

おわりに

　すでに述べてきたように,PickとAlzheimerの(変性性)痴呆研究に対する方法論や視点には相違がみられる。また,1911年頃のアルツハイマー型痴呆とピック型痴呆についての臨床・解剖学上の学識は同じレベルにあったにもかかわらず,その後なぜPickが研究キャリアにおいて,Alzheimerに遅れを取ってしまったのか,という疑問が湧く。その答えとしては,A. Karenberg(2001)の論考と訳者が読み得た文献から,以下のようにまとめられるのではないかと思う。

表1　A. Karenberg による限局性脳萎縮に関する研究一覧(その2)
(1907-1914年, 1918-1929年)

年, 著者		研究タイトル	掲載誌
1923	Altman, E.	Über die umschriebene Gehirnatrophie des späteren Alters(老年期の限局性脳萎縮)	Z ges Neurol Psychiat 83 : 610-643
1925	Kahn, E., Spatz, H	Demonstration und anatomischer Befund präseniler Verblödungsprozesse (初老期の痴呆過程供覧と解剖所見)	Zentralbl ges Neurol Psychiat 40 : 733-735
1926	Onari, K./ Spatz, H.	Anatomische Beiträge zur Lehre von der Pickschen umschriebenen Grosshirnrinden‑Atrophie ("Picksche Krankheit")限局性ピック大脳萎縮学説に関する解剖学的寄与("ピック病")	Z ges Neurol Psychiat 101 : 470-511
1926	Stertz, G.	Über die Picksche Atrophie(ピック病について)	Z ges Neurol Psychiat 101 : 729-747
1927	Reich, F.	Zur Pathogenese der circumscripten resp. systemartigen Hirnatrophie(限局性, あるいは系統性脳萎縮の病因について)	Z ges Neurol Psychiat 101 : 470-511
1927	Kufs, H.	Beiträg zur Histopathologie der Pickschen umschriebenen Grosshirnatrophie (ピックによる限局性大脳萎縮の組織病理への寄与)	Z ges Neurol Psychiat 118 : 786-802
1927	Schneider, C.	Über Picksche Krankheit(ピック病について)	Mschr f Psychiat.u Neurol 65 : 230-275
1929	Schneider, C.	Weitere Beiträge zur Lehre von der Pickschen Krankheit(ピック病論へのさらなる寄与)	Z ges Neurol Psychiat 120 : 340-384

※ Karenberg の文献にも，これ以上詳しいタイトルの記載はない．
出典) Karenberg, A. : Zur Frühgeschichte der Pickschen Erkrankung : A long story starting with a short paper. Fortschr Neurol Psychiatr 69 : 545-550, 2001

なお参考のため，A. Karenberg による「限局性脳委縮に関する研究一覧」(1907-1914年と1918-1929年)を掲載する(表1)．

1) 当時彼らが置かれていた状況は，19世紀から20世紀のドイツ語圏の学問体制にみられた庇護と敵対の力関係を抜きにして理解できない．すなわち，Alzheimer は，往時，精神医学界で権威と名声を誇った Kraepelin のもとで研究していたことが鍵である．Kraepelin は周知のごとく精神医学の疾病論者である．彼はその学問体系作りのために，優れた資質と清廉な人格を備え，温かく豪放磊落な人柄であった Alzheimer を見込み，彼の見い出した初老期にみられる特異な痴呆疾患を"未知の新しい疾

病"と認めたかった。KraepelinはAlzheimerにより見い出されたこの変性性痴呆疾患をなかば強引に，彼の教科書第8版に組み込んでしまった。むろん，Alzheimerの人柄と学問的姿勢からすると，Kraepelinによるこのような扱いは，ある意味では迷惑，不本意であった。しかし，この事情の背景に，ミュンヒエン大学のKraepelinを頂点とするミュンヒエン学派とPickが所属していたプラハ-ドイツ大学との間に激しい学問的競合があったことを考え合わせると，Kraepelinの取った態度はおのずと明らかであろう。

2) 上記の疑問を解くもう1つの鍵は，イギリスの精神医学史家German Berriosも疾病論史の中で言っているように，学問に内在するプロセスと関係がある。彼はそれを，楽屋裏談義による決定"Hinterzimmer-Entscheidungen"と呼んだ。Berriosによれば，それぞれ異なった2つの俳優グループが(芝居の)流れを特徴付けていると言う。

1つは，医学における"植物学者"であり，彼らはその時代にすでに存在する病理というエキゾチックな庭にある植物を観察し，疾患の種を採取し，その種の一覧表を作成(あるがままの自然をそのまま観察，記述する＝現象学的記述)するのである。

もう1つは，"彫刻家"としての医師であり，彼らは形のない素材から形態を造り出す。観察される多彩な症状から臨床単位を構築する(疾病論者)のである。この喩えから，PickとAlzheimerを以上のいずれかに当てはめれば，両人とも"植物学的"方法論者に入ることになろう。このことからPickもAlzheimerも彼らのいう痴呆性解体の形式を，すでに存在する種"senile Demenz"の単なるヴァリアントであり，独自に命名する必要のないものと見た。それに対して，Kraepelinは偉大なる"彫刻家"で，Alzheimerの記載したものを形にしないではおかなかった。こうして，AlzheimerはKraepelinという味方を得て，"自らの疾患"を手中にした。Pickは，自身は天才的な疾患"構築者"ではなかったし，また支援者としての"彫刻家"をもたなかったことが，後にAlzheimerとの間の30年以上(1892〜1926, Sterz, Onari und Spatz)の遅れになったと考えられる。こうして，ピック病が疾患単位と見なされたのはドイツ語圏で1920年代の

終わり，アメリカでは1930年代の終わりである。興味深いのはフランスで，フランスではアルツハイマー病もピック病も否定され，"démence par encéphalose 脳症による痴呆"という非特異的概念が好まれていた。

　Pickは痴呆を診る場合も，その臨床の横断面とその鑑別に焦点を絞り，原因，経過には興味を示さなかったし，解剖もマクロ止まりであった。1920年代，あのナチ寄りで非常に不名誉な役を演じたC. Schneiderがピック病に3段階の疾患過程を提唱した。すなわち，判断の障害と行動異常で始まり，局所症状-神経心理症状(失語，失行などの1つひとつのモザイク=partielle Demenz)を伴った進行期を経て，最終的には全般痴呆(モザイクが集積したallgemeine Demenz)に至るというものであった。ピック病にみられる神経細胞の膨隆をピック細胞と名付けたのも彼であった。ここに至って，ピック病は初めて疾病として市民権を得たと言える。

　その後，1950年代と60年代にさらに研究が重ねられ，80年代になり，スウェーデンのLund学派，イギリスのManchester学派によるピック病の見直しが起こり，現在では"Fronto-Temporal Dementia"というカテゴリーの中に納まっていることは，すでによく知られている。

● 文　献

〔各症例(1, 2, 3)の冒頭で挙げたもの以外〕
1) Jürgs M : Alzheimer : Spurensuche im Niemandsland. List, München, 1999.
2) Karenberg A : Zur Frühgeschichte der Pickschen Erkrankung : A long story starting with a short paper. Fortschr Neurol Psychiatr 69 : 545-550, 2001.
3) Kertesz A, Kalvach P : Arnold Pick and German Neuropsychiatry in Prague. Arch Neurol 53 : 935-938, 1996.
4) Spatt J : Die Bedeutung Arnold Picks für moderne Konzepte degenerativer Demenzen : Erinnerung und Würdigung. Nervenarzt 71 : 1016-1019, 2000.

第2章
アルツハイマー病

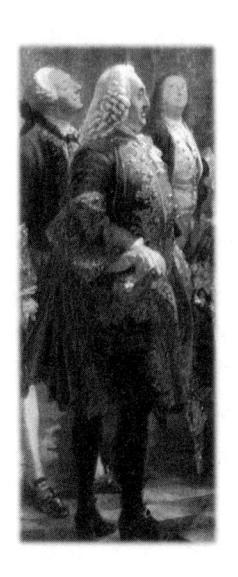

はじめに

　Pick とともに変性性痴呆疾患研究者の一方の雄 Alzheimer にも言及しなければ画龍点睛を欠くことになろう。すでに記したように，両者ともほぼ同時代人であり，優れた臨床家であり，真摯な研究者であった。彼ら自身は自ら観察，記述した病態像を新しい疾患とは思っていなかったのではないかと思われる。研究報告の中にも，"新疾患発見せり(heureka-ギリシャ語で，「我，発見せり」Ich habe gefunden)"という特別なニュアンスを含んだ文言も見当たらないし，淡々と記述している。種々文献を読んでいるうちに，彼らは有名になろうがなるまいがどちらでも良かったのではあるまいかと，訳者は感じるようになった。2人は世の毀誉褒貶にはほとんど関係がなかったようである。

　さて，世界中で，"アルツハイマー"，"アルツハイマー"と呪文のごとく叫ばれるようになって久しく，今では一般国民でも"アルツハイマー"を知らない者はなかろう。しかし，A. Alzheimer がこの疾患の発見者であり，彼がいかなる人物であったかについて知る人は少ないのではないか。

　Alzheimer が症例報告した時代から，現代に至るまで様々な病態研究，アルツハイマー病の概念の変遷があった。さらに並行してその病態因の追究に世界中の学者がしのぎを削っていることは，いまさら言うまでもない。お陰で，(特に基礎的)研究の成果はかなり進んでいるようである。

　となると，今なぜ Alzheimer かと言われるかもしれないが，やはり限られた専門家，研究者は別として，Alzheimersche Krankheit の記念碑的症例報告に直接触れた人はごく限られてくるのではないか。つまり，それは未だわが国では公にはされていないようである。

　したがって，以下に Alzheimer が1906年と1911年に報告した2例の臨床観察例を紹介する。なお Alzheimer が詳細，精緻に行った組織所見は割愛する。

Alois Alzheimer(1864-1915)の生涯

　マイン河畔のマルクトブライト(南フランケン地方の都市ヴュルツブルク近郊の小さな町)に生まれた。彼は Nissl とともに，「精神病における学問としての組織学」の開祖となる。ベルリン，ヴュルツブルク，テュービンゲンで医学を学び，フランクフルトの市立精神病院で14年間働き，1904年に進行麻痺の鑑別診断に関する研究で教授資格を獲得。精神疾患の体系作りのために病理学が重要であったため，彼を支援した Kraepelin のもとで1903年から解剖学研究室室長となり，時にミュンヒエン大学精神科の医局長も務めた。1912年，ブレスラウ大学の精神科正教授ならびに精神科部長に任命されたが，亡くなる半年ほど前から健康状態が悪化し，腎不全，呼吸困難，心不全が重なり，それがもとで尿毒症による昏睡に陥り，1915年12月19日深夜，彼の地に没した。

　1906年と1911年に，彼は，後に Kraepelin によりアルツハイマー病(Alzheimersche Krankheit "Morbus Alzheimer")と命名された疾患の臨床病像と組織病理を記載した。1911年から，創刊された"神経学，精神医学雑誌 Zeitschrift für Gesamte Neurologie und Psychiatrie"の精神医学部門の編集者を務める。彼は同時代の他の研究者たちとは違って，組織の病的過程の局在ではなくて，その多様性，異種性を疾病鑑別の基本と見た。神経病理学研究の全盛時代にもかかわらず，彼は(当時)多くの人が抱いていた，あらゆる精神障害は特異的な脳の変化を基本として解明し得るのではないかという考えに対して慎重な姿勢であった。

　カソリックの両親から生まれた Alzheimer はものごとに熱中するタイプの医師であり，学者であった。臨床家としての彼は，深い愛情をもって辛抱強く患者に接し，研究室に入ると深夜に及ぶまで顕微鏡の前に座っていた。彼の同僚は"顕微鏡を抱えた精神科医"と呼んでいた。彼の人柄は素朴，奔放，豪放磊落，心優しく同僚からも愛され，家庭に帰れば良き父，

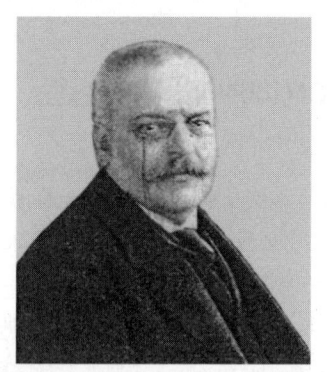

図 2-1 Alois Alzheimer (1864-1915)
(写真："Nervenarzt 65：5, 1994 より転載。Alzheimer-Spurensuche im Niemandsland Michael Jürgs List 1999)

良き夫であった。ただ最愛の妻 Cecilie (Cäcilia) が4分の1ユダヤ系であったことなどから，彼をはじめ，妻，子供たちが辛い経験や悲しい思いをしたこともあった。それにもまして，妻に先立たれたこと(1901)は残された者たちにとって大きな打撃であった。

　Alzheimer の同僚の Nissl は優れた共同研究者であり，彼なくして Alzheimer の研究も進まなかったであろうことは有名な話である。また，Nissl は常に彼のそばにいたようで，終生の友でもあった。同僚の中で Alzheimer の早すぎた死を一番悲しんだのは Nissl であったろう。友人と言えば，当時テュービンゲンにいて，せっせと Alzheimer の研究に焦点を合わせて適切な患者を紹介していた R. Gaupp も挙げておかなければならない。

　Alzheimer の業績を顕彰して，マルクトブライトにある彼の生家がアルツハイマー記念館になっており，訳者も数年前，ドイツ人同僚の計らいで(まだ一般には公開されていない，ただ見学者記帳名簿には，わが国の著名学者の名前も見い出した)この記念館を見学したことがあり，感慨に耽りつつ見て回ったのを思い出す。さして多くの資料が集められているとは言えないが，記念館は小規模の学術集会にも使われている。以前は，彼の使った顕微鏡が陳列してあったが，盗まれてしまったと管理者が語って

くれた。

　1906 年 11 月, Alzheimer は第 37 回南西ドイツ精神科医会(37. Versammlung süddeutscher Irrenärzte in Tübingen)にて, "Über eine eigenartige Erkrankung der Hirnrinde 大脳皮質の特有な一疾患について"と題して, 彼の最初の記念碑的報告として後世にまで語り継がれた, 51 歳の女性(死亡時 56 歳)アウグステ D. についての臨床観察と死後解剖後のマクロ, ミクロ所見について報告した。

　その症例報告には, 彼の報告した臨床像は既知のどの疾患にも整理できない病像であり, 解剖所見も周知のどの疾患とも異なっている, と記載されている。つまり, 病巣疾患を思わせるような症状もなく, 進行麻痺, 梅毒疾患, 動脈硬化性疾患にも当てはまらず, また年齢から老年痴呆も除外された。しかし, Alzheimer の報告は聴衆の興味を引くことなく, 記録には討論なし, 口頭発表は不適切とあった。

　それにもかかわらず, この初老期痴呆は数年を経ずして注目を浴びるようになり, こうして E. Kraepelin がこの機を利用すべく彼の教科書第 8 版(1910)に Alzheimersche Krankheit として組み込んだ。その教科書の Morbus Alzheimer の記述は紙幅が限られていた関係のためか, 電文体(後述)でなされている。

[抄訳]
Alzheimer の原典

　1) Maurer K, Maurer U : Alzheimer-das Leben eines Arztes und die Karriere einer Krankheit, Piper Verlag, 1998, ならびに 2) Jürgs M : Alzheimer-Spurensuche im Niemandsland List, 1999, 3) Alzheimer A : Über eine eigenartige Erkrankung der Hirnrinde. In : Allgemeine Zeitschrift der psychiatrischen und psychisch-gerichtlichen Medizin, pp 146-148, 1907 より

第1例：アウグステ D. 51歳(1850-1906)，女性

＊この当時51歳の女性の病歴はAlzheimerによる手書きのものとして，1995年12月21日，Alzheimer没後80周年記念の2日後に偶然，フランクフルト大学精神科の書庫で発見された．その時の精神科部長が上記単行本1)の著者の1人K. Maurer教授である．病歴の発見にはいささかの紆余曲折があった．まず患者名のイニシャルA.D.で探すと12部の病歴があったが，どれもアウグステD.に該当せず，結果的には彼女の病歴は年度を間違えて整理されていた．ちょうどクリスマス前夜，教室員の1人の機転で再度探索して，やっと幸運を手にした．なおこのアウグステD.の顕微鏡標本の発見には日本の神経病理学者，藤澤浩四郎の功績が大きい．彼がミュンヒエンのドイツ人同僚たちを励まし，刺激したのである．彼は，"However, I believe in a miracle. I believe because you German people have a world renowned prosperity for die Ordentlichkeit und die Pünktlichkeit."というドイツ語混じりの英文の手紙を落胆しかけていたドイツ人同僚に送ったのである．それにすぐ反応したのが神経科学者M. Graeber（Max-Planck神経生物学研究所）であり，1992年かつてのAlzheimerの研究室から彼の手になる数千枚の標本を見つけだした．

1) Nitschの診察記録

＊NitschはAlzheimerの助手医で患者の入院を担当した．この記録を見てAlzheimerは何か普通と違うものを感じ取り，自ら詳しく診察することに決めた．

1901年11月25日
（患者は当惑した表情でベッドに座っている）

お名前は何とおっしゃるの？　「アウグステです」
苗字は？　「アウグステです」
ご主人の名前は？　「アウグステだと思いますが」
あなたのご主人ですよ？　「あーそう，私の主人ね…」
結婚されてますか？　「アウグステの所に」
D. 夫人ですか？　「ええ，アウグステ D. の所で」
ここに来てどのくらいになりますか？　「3 週間です」
今，私が手に持っているものは？　「たばこ 1 本です」
そうですね，ではこれは？　「1 本の鉛筆です」
結構です，ではこれは？　「スチールペンです」
そうですね，これは？　D.さん　「先生，あなたの財布です」
その通り，これは？　「本です」
私のメモ帳の隣にある物は？　「鍵の束です」
どうなっていますか？　「鍵がいくつかあります」
(次いで，Alzheimer は簡単に診察し，その結果に満足する)。
(カリフラワーと豚肉を食べている患者に)
何を食べていますか？　「ホウレン草です」
(患者は肉を噛んでいる)
今，何を食べていますか？　「まずじゃがいもで，それからワサビダイコンを食べます」
(患者の目の前にたくさん物品を見せる。物品の呼称は正しいが，その直後，それらのものはすべて忘れている。フルネームを書くよう言うと，あたかも右の視野の欠損があるかのような印象を与え Frau (夫人) とのみしか書けない。この患者が自分の名前を忘れているなんて！ Alzheimer がこれまで医師として経験したことがなかったことである。患者は，夕方になるとよくしゃべるが，健忘，錯語，保続が多く，意思，意図を反映していない言葉が多い)。

2) Alzheimerの診察所見
　1901年11月26日
　（患者は保護室に移されるが，おとなしく過ごしている。Alzheimerが入っていくと，困惑した状態でベッドに横たわっている。）
いかがですか？　「いつも同じことなんだから，誰がここへ連れてきたのですか」
ここはどこでしょう？　「いま言ったでしょ，薬なんか持ってないわ，しなければならないの，私にはわかりません，全然わかりません，やれやれ，どうしたらいいの」
お名前は？　「アウグステD.です」
いつ生まれました？　「1800それから…」
何年に生まれました？　「今年，いや，去年です」
いつ生まれたのですか？　「1800，わかりません」
今，何と言いました？　「ああ，D.アウグステです…」
子供はいますか？　「ええ，娘が1人」
名前は？　「テークラです」
歳はいくつ？　「彼女は結婚しています，ベルリンにいます，ウイルケと言います」
どこに住んでいますか？　「私たちはカッセルに住んでいます」
娘さんはどこに住んでいるの？　「ウバルデマール通り，いや，別の所…」
ご主人の名前は？　「知りません…」
ご主人は何とおっしゃるの？　「主人は今いません」
ご主人の名前は？　「アウグスト　ヴイルヘルム　カール，そう言っていいのかどうかわかりません（返答は早い）」
ご主人は何をしていらっしゃるの？　「書記です。私どうかしています－そうです，どうかしています－できません」
ここに来てどれくらいになりますか？　「2日です，多分」
今ここはどこですか？　「多分，ヴイルヘルムの丘です…」
お住まいはどこですか？　「つまり，マイン河沿いのフランクフルトです」

何通りですか？「ウバルデマール通りでもないし，別のちょっと待って下さい，私とても，とても」
ご病気ですか？「そうです，弱ってしまって，背骨が」
私を知っていますか？「あなたはもう2度ほど私を診察なさって，いえ違いました。失礼しました，憶えておりません…」
今何年ですか？「1800…2月です」
月の名前を順番に言って下さい？（順序正しく，完璧に挙げる）
今何月ですか？「11番目の月」
11番目は何と言いますか？「最後の月です，いいえ，最後ではなくて…」
何月でしょう？「わかりません」
雪は何色ですか？「白です」
煤は？「黒です」
空は？「青です」
指は何本ありますか？「5本です」
目は？「2つです」
脚は？「2本です」
1マルクは何ペニッヒですか？「100ペニッヒです」
卵1つはいくらしますか？「6か8です」
6か8，どういうことですか？「ハイ」
6か8マルクということですか？「そうです，マルクです」
アルツハイマーは再び日常の事柄について質問し，計算もさせた。
肉500ポンドなら，いくらになりますか？「70です」
70とは？「わかりません」
パン1つは？「3ペニッヒです」
2×3は？「6」
9×7は？「63」
12×19は？「27」
6×8は？「48」

4×12 は？ 「48」

もし，1つ7ペニッヒの卵を6つ買ったらいくらになりますか？ 「熱いお湯の中に割って入れます」

何通りに住んでいますか？ 「わかってます，ウバルデマール通りです，いや違います」

いつ，結婚されましたか？ 「今のところわかりません，その夫人は同じ通りに住んでいます」

どの夫人ですか？ 「私たちが住んでいる所の夫人です」(大声で叫ぶ)「ヘンスラーさん，ヘンスラーさん，ヘンスラーさん…この1階に彼女は住んでいます」

(Alzheimer はアウグステ D. に再びいろいろ物品を見せ，その名前を書かせ，読ませると，鍵，鉛筆，本は正しく呼称する。)

今何を見せましたか？ 「わかりません……わかりません…とても恐いんです，恐いんです」

(Alzheimer は指を3本示し)

何本ですか？ 「3つです」

まだ恐いですか？ 「ハイ」

さっき私はあなたに指を何本見せましたか？ 「ええと，マイン河畔のフランクフルトです」

　Alzheimer はアウグステ D. にいろいろ物品を見せ，目を閉じたまま手に触れるだけで言い当てさせた—歯ブラシ，パン，プティパン，スプーン，ブラシ，コップ，ナイフ，フォーク，盆，財布，1マルク硬貨，葉巻き，鍵を即座に難なく言えた。ブリキ製の茶碗をティスプーン付きのミルク差しと言う。目を開けさせれば，直ちに「茶碗です」と言う。

　書字には変化なく，アウグステ D. と書くよう言われると，「夫人」とだけ書き，あとは忘れてしまっている。何度も何度も繰り返して言わなければならない。そのつど，「私，ボーッとして，どうかなっていますわ」と言う。読書も，たいてい同じ行を繰り返して読む，内容も理解していない。

　Alzheimer による患者の身体検査の結果は，やせている以外，正常で

ある。神経学的にも異常なし。患者は依然保護室におり，時に興奮，大声で叫ぶ，不安を示す。「切られたくありません…切られたくありません」と叫ぶ。

1901 年 11 月 30 日
　(アウグステ D. はホールにいて，他の患者の顔に触ったり，時には顔を叩く。Alzheimer は診察を続ける。)
「私には何の興味も，時間もありません」
何のための？　「それをとにかくお願いします」
具合はいかがですか？　「ここ3日非常に良かったです」
あなたは，今はどこに？　「ここは，どこでも？　ここに，今？　私の気を悪くさせないで下さい」
あなたは，今どこにいますか？　「ここに私たちはまだ住むつもりです」
あなたのベッドは？　「どこでしょうか」
昨夜よく眠れましたか？　「大変良かったです」
ご主人はどこに？　「事務所です，第一級の書記です」
お歳は？　「57歳です」
どこに住んでいますか？　「ウバルデマール通りです」
今日は何を食べました？　「ハイ，スープやいろいろと」
今，何をしていらっしゃる？　「ハイ，掃除やらそのようなことです」
なぜ，服を着ていないのですか？　「私にはまだすることがあります」
ここに来てどれくらいですか？　「あなたはメモしてましたよ…。57」
57って何でしょう？(黙り込む)
　(アウグステ D. は今日，絶えず奇妙な行動をしている。Alzheimer に部屋から指示を出している，「お願い，ここにはあなたの探している物はありませんよ」，Alzheimer に対して，お客にするような挨拶をする，「どうぞ，お座りください，私は急ぎますので」。しばらくして，保護室から，小さい子供のように大声で叫ぶ。その後，一種のせん妄状態になり，シーツを持ち歩き，ベッドの付属品を折りたたみ，時にはそれをベッドの

下に押し込む。不安そうで汗をいっぱいかき，「カール」あるいは「テークラ」と亭主や娘の名を呼ぶ。)
ご主人の名前は何とおっしゃる？　「アウグステです」
ここはどこですか？　「家にいます」, 時には「病院です」とも言う。

1901年12月初め
　（アウグステ D. は当惑して，不安げでベッドに座っている。Alzheimer を見ると，猜疑的な目で見，面接では泣き出しそうになる。）
お名前は？　「アウグステ D. です」
お仕事は？　「アウグステ D. です」
お歳は？　「51 です」
どこに住んでいますか？　「誕生日ですか…。カッセルに住んでます」
どこに住んでいますか？　「メールフェルダー通りです」
その通り，今は何年でしょう？　「52年，私混乱してます，あーとてもイライラしています」
今は何年？　「ちょっと待って下さい，イライラしています」
今，何月？　「6月，いや51歳，いや先生，何かしました」
今日は何曜日？　「65 です，あー昔は，計算はよくできたのに」
ここにはどれくらい？　「あーそうですね，私たちが住んでいるのはメールフェルダー通りです」
ここは？　「これは…あー，51…そうです 51 です」
何のために？　「全然知りません…そうです 51 です，1851 年」
1 か月前はどこに？　「えーとわかりません」
何か声が聞こえますか？　「あーいや，何かぶんぶん言っているのではないかしら」
何か物が見える？　「いいえそんなことありません」
私を憶えていますか？　「あーわかってます」
誰ですか？　「(泣き声で)わかりません」
私ですよ？　「あー，えーと」

呼びかけて見て下さい，何と呼んでました？ 「先……先生です」
(次に10個あまりの物品の呼称を要求されると，すべて正しく答える，さらに質問を続ける。)
あなたは結婚していますか？ 「していると思いますが，(再度の質問で)その通りです，ベルリンに52歳の娘がおります」
あなたのお歳は？ 「56です」
52歳で合ってますか？ 「53です，いえ54です」
あなたが56歳で，おかしいのでは？ 「53その通り，あの子(娘)もそうです」

　算数計算をやらせると，一桁の加減や掛け算ではほぼすべて正しいが，二桁になると戸惑う，例えば，23×3は？，…「そんなに早くできません」と言ったり，33×3は？「9です」と答える。アルファベットを言ってもらうと，AからJまではスラスラ言えるが，それ以後が黙り込む。月の名前は1月のみ答え，その後は「何も思い出せません」と言う。

　身体検査をしようとすると，アウグステD. は激しく抵抗する。夕方頃になると，ため息をつきながらホールを徘徊，他の患者の顔につかみかかり，彼らも興奮する。彼女は結局隔離され，部屋でシーツをいじくっている。不安そうに当惑してベッドに座っているかすぐ歩き出そうとする。

　こうしてこの症例のことが，どうしてもAlzheimerの脳裏から離れなかった。彼は1898年，ある精神医学月刊誌に"老人性痴呆とアテローム性血管変性による脳疾患"という論文を寄稿した，その中で彼はこのアテローム変性に老人性脳萎縮発生原因があると考えた。しかし，50～60歳という早い時期にこのような変化が起こりうるか，という疑問が残った。彼は何年か前に，本例と似た症例に遭遇し，その症例の死後解剖で脳細胞の萎縮はみられたが，動脈硬化性変化はほとんどみられなかったことから，こうした症例には遺伝素因，それと関係した神経細胞の早期減少を起こす中枢神経系の脆弱性を想定していた。アウグステD. はこのAlzheimerの仮説を証明する格好の症例であったが，臨床診断は一応疑問符付きで"動脈硬化性脳萎縮"とした。

アウグステ D. の前病歴と家系には特別の嗜癖，(遺伝)疾患はなく，本人は長い間健康な生活を送り，深刻な疾病も経験せず，結婚して娘１人をもうけ，非常に勤勉で几帳面，協調的で幸せな生活を送っていた。夫の陳述では，1901年3月18日(50歳の終わり)，突然，亭主が隣の女と一緒に散歩に出かけた(Eifersuchtsideen 嫉妬念慮)と全く根拠のない発言をした。以後，アウグステは亭主とくだんの隣人に対し猜疑的になってきた。やがて，急速に増悪する記憶障害，家事における明らかに粗大な失敗，不穏になり，わけもなく部屋の中を徘徊する，家事を無視する，訪問客に対して被害的(Beeinträchtigungswahn)になり，他人の会話を自分と関係づけるなどが目立ってきた。入院前にはしばしば死ぬことを口にしたり，朝方興奮する，近所中の呼び鈴を押して回る，ドアを大きな音を立てて閉める，家中のものを隠してしまう，などが聴取された。入院時の紹介開業医の診断は，"慢性脳麻痺―進行麻痺か？"であった。

　優れた臨床医でもあった Alzheimer は入院後のアウグステ D. に対し綿密な治療計画を立て，当時可能な限りの方法(沐浴，温湯浴，微温湯浴，食事療法，運動，体操，マッサージ，弱い電流や静電気の頭部への適用，睡眠薬の選択，居住環境の考慮など)を多角的，立体的に応用した。興奮や不眠などの精神不安定に対しても，当時，自由になる限りの薬物を考慮に入れている。その綿密な包括的治療計画は，現代の治療と比較してもさらに入念であり，まさに治療と介護の模範の先取りのようで，頭が下がる思いがし，時代は逆行しているのではないかという錯覚にとらわれる。さらに，Alzheimer はアウグステ D. の病状が悪化，慢性化し始めてから，入院，治療費の関係で，別の病院へ移さなければならなくなったとき，転院に反対し，当局にかけ合い，フランクフルトの市立病院にとどまらせるよう努力し認められた。

　1902年2月，アウグステ D. はいつも不穏で，不安そうに当惑した状態で，いかにしても診察が不可能な拒否的態度を露わにする。昼間は風呂に浸り，夜間は保護室に移される。保護室でないと眠らず，徘徊しながら他患者のベッドに行き彼らを起こして回る。日中穏やかな時は例外で，その

時は開放病棟へ移される．夫が面会に来ても，当惑しつつ，「いかがいたしましょうか」と自宅に訪問客が来たような態度であり，「主人はすぐ帰ってきますから」と言う．やがて，素知らぬ顔になり徘徊を続けるか，ベッドのシーツをいじくる．

1904年11月11日，アウグステ D. はベッドにうずくまった状態で横たわり，ベッドのシーツをいじくる．失禁で，不潔な状態である．

1905年5月から，るいそうが目立つ（37 kg）．

1905年7月，食事は口に運んでやらなければならない．相変わらず，うずくまった姿勢で，ぶつぶつうなり声を発する．昏迷と興奮が交代する．

1905年12月，観察室のベッドで，両脚を屈曲した形で胸まで引き付け，伸展させようとすると強い緊張と抵抗がある（ankylotisch？）．時に大声で叫ぶ（記録にはしばしば睡眠剤か温湯浴が必要とある）．仙骨部と左大腿骨骨頭部に褥瘡，その後40℃以上の発熱が続き，意識は終日もうろうとしており，両下肺野肺炎．

1906年4月8日午前6時45分，死亡（Exitus letalis）．入院以来4年半であった（56歳）．直接死因は Septicemia infolge Dekubitus（褥瘡による敗血症）となっている．

＊患者は死後病理解剖に付された（台帳番号181）．当然，Alzheimer は冒された脳のマクロとミクロの検索を詳細，精緻に行っている．ここでその全容を紹介することはできないが，必要最小限度の所見のみを訳出しておく．

マクロでは，大脳全体が一様に萎縮（Atrophia cerebri mit geringer Hydrocephalus externus et internus）し，肉眼的な病巣はみられない．より太い血管には動脈硬化性の変化がみられた．Bielschowsky の銀染色によるミクロの検索では，神経原線維に奇妙な変化がみられる．その他は異常がないように見える1個の細胞の内部で，1本あるいは数本の神経原

線維が肥厚し，さらに見ていくと多くの並列して走行する原線維は同じように変化している。それが，分厚い束となってまとまり少しずつ細胞の表面に出てきて，細胞と核は崩壊し，そのあとに原線維が巻き付いて糸玉状になったものだけが残った。この原線維は正常の神経原線維とは違った染色法で染めることができるので，原線維物質に何か化学的変化が起こり，それが不明である病的代謝物質の細胞内沈着（それが数々の粟粒巣となって脳上層部に認められる）と密接に関係しているに違いない。それが細胞崩壊の原因と考えられる。

＊Alzheimer は以上のように考えた。詳しいその他の病理所見から，この症例は明らかに独特な疾患であり，周知のどの疾患群にも組み入れることができないと考えた。

●アウグステ D. のまとめ

以上が Alzheimer による歴史的報告の第 1 例（アウグステ D.）である。
Alzheimer は 1903 年ミュンヒエンの Kraepelin のもとに移ってからも，この患者のことが頭から去らず，時々フランクフルトへ電話して，その病状を問い合わせた。当時の市立病院院長 Sioli は Alzheimer と別れる際，アウグステ D. のその後の経過を逐一記録に残しておくことを約束した。そして，1906 年 4 月 9 日，フランクフルト市立病院の若い医師からの電話で，昨日患者が死亡したことを知る。Alzheimer はただちに患者の病歴だけでなく，脳もいただきたい，と Sioli に申し出て，快諾を得ている。Alzheimer は後に彼の好意に感謝の意を表明している。それから Alzheimer の（神経病理）学者としての本領が発揮されるのである。なお，先にも述べたように 1997 年 9 月，ミュンヒエン大学の地下室で Alzheimer よって製作されたアウグステの大脳皮質の 270 枚のカラープレパラートが発見された。

第2例：ヨハン F. (1851-1910)

＊Alzheimer はアウグステ D. を公にしてから，ほぼ毎年同じような症例を見ることになった。つまり，1908 年には Bonfiglio がその 1 例を，1909 年には G. Perusini（両名ともイタリア人の同僚）が臨床上も解剖学的にも同様の症例を 4 例も報告した。さらに同じ病態の 2 例が追加され，死後解剖学的に検索された。こういったことが，E. Kraepelin が彼の教科書第 8 版に，Alzheimer の発見を，アルツハイマー病 (Morbus Alzheimer) として追加編入することにつながった。ただ，彼が Alzheimer の症例を Morbus Alzheimer とすることを決定的にしたのは，以下に紹介するケースによってである。

ちなみに教科書には，以下のように電文体様式で簡単に記述されている。

"非常に重篤な細胞変化を伴った特異な症候群を，Alzheimer が記載している…。これはある器質性の脳疾患による不分明な症状を伴って緩徐に進行する極めて重度の精神の衰弱である。患者は 2, 3 年の経過で徐々に精神が衰退し，記憶が薄れていく。思考の貧困化，錯乱状態を示し，ぼんやりしてくることもあり，もはや自分では正しく行動できず，人物を誤認，持ち物をすべて誰かにやってしまう。その後，不穏状態に発展。べらべらしゃべりまくり，口の中でもぐもぐ言い，歌い笑い，徘徊し，(手で) 何かいじくり回し，両手をさすったり，摘んだり，不潔になる……。特に，言語の障害は高度。患者はまだなお，言葉 1 つひとつ，あるいは文章を理解できるほどに口にすることはできる。しかし，いつも全く意味のないおしゃべりに陥る……そのおしゃべりも，語調に乏しく，同じシラブルを何回も規則的に繰り返すのが目立つ……。このアルツハイマー病の臨床上の意義は目下のところ，不明である。"

話は前後するが，この症例は以下の点でも示唆的であった。

すなわち，しばらくして Fischer がアウグステ D. にみられた大脳皮質の多数の粟粒小病巣を Presbyophrenie にも発見し，これがその病態の特徴だとした．ただ，Alzheimer は確かに老年痴呆においても他の染色法(Nissl 法，Weigert 法)では同じものを見たが，Bielschowsky 法では，両者(老年痴呆と Alzheimer による症例)の組織像の一致を確認できなかった．また Alzheimer は，Perusini と Fischer が，彼の見た神経細胞の原線維変化を老年痴呆の重症例に確認したこともあり，自分が特有なものと見なした疾患例は，臨床的にも組織学的にも，老年痴呆と区別できる特徴を備えているのだろうか，という疑念を抱いた．Perusini は老年痴呆との類似性を認めつつも，Alzheimer の症例をはじめとした一連の観察例を特有な疾患であると断定している．つまり，臨床上は初老期という早期発症であり，しかも著しい巣症状や痙性症状を伴って重篤な痴呆に至り，組織上は，その変化が老年痴呆のそれに比べてはるかに重篤であるからだと説明した(Senium praecox？)．このことはまた，明らかにプレスビオフレニーとも異なる．結局，Fischer も Alzheimer らの症例を特別な疾患だとすることに疑義を唱えることはできないとした．特に臨床的観点から老年痴呆でもなく，プレスビオフレニー，あるいは老若を問わず本質的な症状では一致している Paralyse でもない．こういった重篤な老人性の大脳皮質変化が(例えば，Perusini の症例)40 歳代で現れるとすると，これからの研究への貴重な財産であり，指針となろうと Alzheimer は述べている．

こうして，Alzheimer は，彼の症例が臨床上，組織学上で特に老年痴呆といかなる関係にあるのか，という難問に直面する．その問題の難しさを顕著に示す Alzheimer の別の 1 例を以下に紹介する．

1) ヨハン F. の主訴・経過

1907 年 11 月 12 日，56 歳の日雇い労働者ヨハンが(ミュンヒエン大学)精神科に入院する．それほど過度の飲酒癖はなかったという．ただ彼はヘビースモーカーであった．2 年前に妻を亡くし，以来もの静かになり，ぼんやりしてきた．半年前から物忘れが目立ち，もはや自らのことがきちんと

できなくなった。簡単なことを頼んでもできない。あるいはできたとしても非常に不器用である。いつもぼんやりと立っており，食事にさえ気を使わない。しかし食べ始めると与えられるものをむさぼり食べる。買い物はできず，身体の清潔を保てない。貧民救済院へ送られる。そこを経由してミュンヒエン大学精神科に紹介された。紹介時の診断は，器質性脳疾患であった。

1907年11月14日

瞳孔反射正常，膝蓋腱反射やや活発。神経系の麻痺症状はない。言語は明らかに緩徐であるが，構音障害はない。ぼんやりとして軽度の多幸状態にある，了解は非常に悪い。質問に対し返答せず，しばしば続いて同じ質問を繰り返す。単純な算術の計算を長い間かかって解く。

患者の身体を示す課題にいつも執着し，例えば前もって膝蓋骨が問題になった時には，鍵を膝蓋骨といい，同じくマッチ箱を見せ，何に用いるのかと尋ねると，マッチ箱を膝蓋骨に擦りあわせる。1個の石鹸でも同じことをする。ドアの鍵をかける，手を洗うような要求に対して患者は正しく応じるが，ただ非常に緩徐で，不器用である。

血液はどんな色をしているかの問いに対して，「赤」，雪は「白」，ミルクは「いいわ」，煤煙は？…

数は10まで正しく数える。同様に週，月の名前も正しく言える。主祈祷文は半分まで唱え，それ以上は無理である。「2×2＝4，2×3＝6，6×6＝6」

時計を見て正しい時間を言う。

上着のボタンはきちんと留める。葉巻きを口に加える，マッチを擦る，葉巻きに火が付く，きちんと吸っている。すべて正しく行える。

硬貨を手に取り，裏表を確かめる。「これは，これは，皆持っています，ほらそこに」

しかし，マッチ箱の名前が言えない。

ハーモニカ，はさみ，財布を使えるが，呼称できない。指示を与える

と，多くの物品の中からマッチ箱を探し出す．ブラシ，コルク栓抜きはわからない．膝を曲げるよう指示すると拳を作る．復唱には異常がない．

牛は何本脚ですか？「4」，人間は？「2」

魚はどこに住んでいますか？　森の中の木の上ですか？「森の中の木の上です」

立ち上がり，ベッドのそばで排尿する．

何か書くように言われると，鉛筆ではなくてマッチ箱を手にし，それで書こうとする．その他，巣症状の程度で明らかに動揺がみられる．

（腰椎穿刺：細胞の増加なし，血中，脳脊髄液中の補体転向もない．眼底所見：乳頭の右側境界線不鮮明，静脈は強く充血，左側正常）

11月15日

陽気によく笑う，びっくりするほどよく食べる．ただぼんやり座っており，絶えずベッドの端っこ，あるいは上っ張りをいじくりまわしながら手を動かしている．時には洗濯物や衣服を引き裂いて切れ端を作り，それを口の中へ詰め込む．

復唱はなお十分であり，物品の使い方を間違う．例えば櫛で上着のほこりを払おうとする．鍵を渡してドアを開けるよう指示すると，ドアの所へ行くが，どうしてよいかわからない．名前を書こうとすると文字にとらわれ，名前以外に何か書くよう指示するとできない．

いろいろ物品を見せて，名前を尋ねると，最初は答えがない．あるいは（質問を）全く理解できず何度も質問を繰り返す（訳者注：反響言語 Echolalie!?）．彼が自発的に話しをするのを聞いたことがない．例えば，丸めて持っているハンカチを彼の手から取り上げようとするなど彼を刺激すると，時に彼は悪態をつく．

何か動きをするよう要請すると，しばしばその要請を繰り返す（訳者注：反響言語）．

12月8日

目に見えて衰えてきている。絶えずベッドから抜け出し，ベッドやそれと関係した物を一生懸命もて遊んでいる。血中ならびに髄液中のワッセルマン反応陰性。脳脊髄液1 cc 中，細胞1個。

1908年3月2日

手を洗いなさいというと正しくやり始めるが，洗い続けたままで止められない。水道の栓をひねるように言うと，彼は両手を下げたままである。

手紙を封印するように指示すると，印判でろうそくに火を付けようとし，封蝋を温め，温めた封蝋を印章に押し付ける。葉巻きに火をつけるように言うと，葉巻きをマッチ箱と擦りあわせる。

同年3月4日

ますます不穏になる。時にせん妄患者のような印象を与える。ベッドの布を何度も何度もまとめて1つの束にし，やめようとしない。こうして患者は一日中休みなく同じことをするため，額に汗が浮いてくる。

ますます反抗的になり，こちらの要求に従わなくなる。櫛を差し出すと，それをなめる。自発的にはほとんどしゃべらない。

同年5月5日

他の患者たちが彼に歌を教えた。促すと歌いだす。「皆一緒でとっても楽しいな」。ただその際，いつも歌詞を前もって言ってやらなければならない。メロディはかなり正確である。

同年5月12日

身体検査では瞳孔にも反射にも病的なものはない。乳頭は正常である（右の乳頭はやや異常な形をしている）。

彼に何か質問をすると，たいていは「ハイ」と答え，ばか笑いをする，あるいは（質問を）全く理解していず，質問を繰り返す。復唱はまだ十分でき

る，時に単語を続けて何度も繰り返す．手指を広げる，宣誓の形(右手の親指，人指し指，中指を上げる)のような1つひとつの動きは不器用ではあるが，通常正しくできる．

同年6月12日

そのまま放っておけば，汗だらけなのに止まることなく，庭の円状の道を早いテンポで徘徊する．その際，彼は上着の長いすそを手の周りに巻き付け，それを引き攣ったように握っている．ベッドでも同じことをベッドシーツでやっている．針で突くか，足の裏をくすぐると，しばらくは反応ないが，医師に向かって殴りかかる．一言もしゃべらない．

いずれにしろ患者は高度の痴呆(tiefer Blödsinn)状態にあるが，その粗大な運動能力は，いささかも障害されていない様が明らかである．失調やちょっとした四肢の動きの弱さもみられない．

同年12月14日

患者はあたりかまわず大小便を垂れ流す．もはや全くしゃべらない，絶えずベッドや寝巻きを一生懸命もてあそんでいる．他の患者が先導すればまだ歌える「皆と一緒でとっても楽しいな」

1909年2月3日，数分間持続するてんかん様発作．顔面の攣縮．

同年2月6日，右側，顔面神経支配減弱．

同年2月9日，顔面神経支配の減弱はみられない．

血液，血清の新たな検査で前回と同じ陰性の結果がみられた．患者に何かしようとすると非常に抵抗する．相変わらず，ベッドカバーや寝巻きをいじくっている．もはや一言もしゃべらない，要請にももはや従わない．

1910年5月31日，体重が緩徐ではあるが，絶えず減少していく．いつもと同じくベッドやそれと関係したものに一生懸命になっている．

同年7月29日，2分間続いたてんかん様発作．

同年9月1日，体温が38.5°Cにまで上昇，肺野にラッセル音聴取．

同年10月3日，肺炎症状(pneumonische Erscheinungen)で死亡(59

歳—訳者注：入院後約3年の経過)。

54歳頃が疾患の始まりと考えられるこの患者では，失認，失語，失行の徴候を伴い，しかし意識消失やけいれん発作はみられず緩徐に高度の痴呆へと進んでいった。病巣症状としての言語障害は，かなり後まで復唱は保たれていたことから超皮質性感覚失語と思われる。また早期にみられた著しい発語の乏しさに始まり自発言語の完全消失に至った経過から，超皮質性運動失語と感覚失語の混合型が考えられる。失行は主として観念性失行であろう。

重度の失語や失行に比して麻痺もなく，運動能力はよく保たれていた。末期には，てんかん様発作の反復と，右側の一過性の顔面神経麻痺がみられた。

2) 臨床鑑別診断のポイント

① 54歳頃という早い発症年齢とすでに入院時診察の際，病巣症状を伴う高度の痴呆が確認されたことから老年痴呆は考慮外であった。
② 右側のうっ血乳頭は脳腫瘍をも想定させたが，その他の脳腫瘍を肯定させるような強力な所見を欠く。
③ 脳動脈硬化症は，血管に当該の変化が証明されず，また発症初期にめまいや卒中発作が全くみられず，また高度の痴呆も巣症状も徐々に，かつ卒中発作なく経過していったため否定できる。
④ 典型的な進行麻痺は問題にならなかったが，Lissauer タイプの非定型進行麻痺について患者の死まで除外できなかった。Alzheimer は数か月前に，感覚失語，失認，失行を伴った高度の痴呆がみられ，非常に多くの点で本症例と一致した，非定型の局在を示した進行麻痺の男性患者を経験していたからである。しかし，重度の痴呆のほかに失認，超皮質性失語，失行から見て，本症例はまだ十分わかっていない，広範で重篤な皮質性疾患の1型と考える方が妥当であり，以前私が報告した症例と一致する，とAlzheimer は述べている。

大脳のマクロの解剖所見(台帳番号784)では，脳血管にはほとんど動脈

硬化性の変化はみられず，前額脳，頭頂葉，側頭葉の回転は左右ともかなり萎縮している。脳溝は開大しているが，一方，中心回領域はそれほど萎縮していない。皮質，髄質の軟化もない。その他，病巣性に限局された何らかの変化もない。

脳のミクロの検索によって，びまん性の萎縮がこの疾患像の原因であることが確認された。ただ萎縮の性質だけでは原因を説明することはできない。

　　＊以上に続いて，Alzheimer は約20ページほどにわたって，本症例の組織所見を，主として Bielschowsky 染色によって描出され簡潔明瞭な皮質細胞の変化を示しつつ，詳細，綿密に記述し，検討を加えている。この検索過程の訳は割愛せざるを得ないが，重要な部分のみ簡単に記述する。

大脳皮質はそれぞれ領野によって異なるが，全体にわたってびまん性に Fischersche Plaques(senile Plaques—老人斑)で占められていた。その数は全体として，すでにマクロでみられた大脳の萎縮と一致している。前額脳には数多く，中心回では所々に，頭頂葉と一部側頭葉には大量の Plaques がみられ，後頭葉はより少なく，また線条体，レンズ核，視床には(Plaques が)多く存在し，老人斑の左右差はほとんどみられなかった。こうして形成された大脳皮質にみられる多くの結晶腔(Drusen)は老年痴呆の原因ではなく，これは中枢神経系の老人性の退縮過程の随伴現象である。

　　＊以上のように Alzheimer は結論付け，老年痴呆の組織像における結晶腔の意義を最初に指摘した Fischer には，彼の功績として後々まで残るであろう，と述べた。
　　　この研究報告の最後に，Alzheimer は，この限局性の老人性大脳萎縮に関し，まだ結論は出せないが，これらの症例を報告したのは，これ

らの症例観察が，(いつの日にか)誰かが新しい素材を基にして，なお解決に必要な疑問に答えるきっかけとなってくれることを期待する，と極めて謙虚に語っている。

● ヨハンのまとめ

　先に述べたように神経科学者 Manuel Graeber は，1992 年，Alzheimer の研究室から数千枚の標本を発見した。その膨大なプレパラートの中の保存の良い 150 枚が Alzheimer の第 2 例ヨハン F. のものであった。ヨハン F. は Alzheimer によって，いやおそらく Kraepelin によっても数年にわたって詳細に観察され，記述された。そして本患者の死の 3 か月後，Kraepelin は彼の教科書第 8 版に Morbus Alzheimer の症例を追加した(既述)。

　M. Graeber は学問的意義の高いのは，第 1 例のアウグステ D. ではなく，第 2 例のヨハン F. であると述べている。つまり，この症例では，大脳の組織像で単に老人斑(senile Plaques)のみが発見された(Plaque Only Disease-Phenotyp)。Plaques がなければ，アルツハイマー病ではなく，神経原線維変化は別のタイプの痴呆でも確認されている。したがって，第 2 例のほうがよりアルツハイマー病らしいと述べた。

おわりに

　家族を愛し，家族からも愛され，その包容力ある人柄から同僚らの友情と信頼を一身に受け，学者としても超一流であった Alzheimer の人生に終焉の時がやってくる。彼は 1912 年，ブレスラウ大学(旧 Breslau Friedrich-Wilhelm 大学)の精神神経科の正教授に就任した。1915 年 5 月，彼は長女 Gertrud と彼の教室の主任医局長であった Georg Sterz との結婚式を無事に取りしきったが，彼の健康状態はすでに誰が見てもよくなかった。Alzheimer 自身自らの命の終焉が近いことを自覚し，残される子供たちのことを妹の Elisabeth と義理の息子 Sterz に託すつもりだ，

とブレスラウの彼のもとを訪れた友人 R.Gaupp に打ち明けた。それでも Alzheimer は楽観的姿勢とユーモアを失ってはいなかった。

その時の2人の会話について Gaupp はのちに語っている。例えば，以前ミュンヒエンの研究室で共に仕事をした多くの外国人仲間のことを心配し，戦争(第一次世界大戦)が終わればまた戻って来てくれるだろうし，僕を野蛮人として避けたりはしないだろう…。この野蛮人というのは，Alzheimer が特に繊細で気品を漂わせたイタリア人の同僚たちがプレパラートのスケッチに成功した時など，よく彼らの肩をどやしつけたから，自らを皮肉ってそう呼んでいた。

健康はますます悪化していくが，それでも仕事のことが頭から離れなかった。その年の10月，彼はベッドから起き上がれなくなった。その頃，彼の功績に対し枢密局長の称号が与えられることになったが，彼の薄れゆく意識状態はその栄誉を認識できるはずもなかった。

義理息子の Sterz は前線にいて，12月の始め休暇をもらって岳父のもとへ駆けつけるが，彼は岳父の状態を見て愕然とする。Sterz は，再三にわたり容態を尋ねてきた岳父の友人 Gaupp に語っている。我々は良き父，また良き心の支えを失うのが恐ろしく，悲しいと。義父の大変な時代の重労働と苦労を取り除くことができず大変悲しく，心残りである…，今となっては義父がその最後の苦しみから解放される…ことを見守るしかない…。

1915年12月19日の日曜日，Alzheimer は最愛の家族に見守られ，51歳と半年の生涯を終えた。

1) 多数のアルツハイマーへの弔文

Alzheimer の死後，稀にみる弔文の数々が寄せられた。訳者はこれらの弔文が世間一般の，各界で名を成した故人に贈られる常識的なものを超えていたことを Alzheimer に関する文献を読んでいて感得した。そこで，Alzheimer が当時，いかにあらゆる方面から敬愛されていたかを知るために，以下各方面からの代表的な弔辞を訳出し，本章の締めくくりとしたい。

おわりに

●シュレージエン州立 Breslau, Friedrich-Wilhelm 大学総長弔辞

「深い悲痛を胸に，我が医学部精神神経科正教授ならびに部長…Alzheimer 博士の悲しい死をお知らせしなければならない。医学は深遠で真摯な研究によって顕彰されるべき最良の研究者の1人を失い，狂気と神経病のため(その人生を破壊された)不幸な人たちは父親の慈愛に満ちた巧みな治療者を，野戦病院は重職にあって理想と滅私精神に燃えた1人の兵士仲間を失った。博士が(マイン河畔)フランクフルト市立精神病院の医長(1888〜1903)時代，ならびにハイデルベルク，ミュンヒエンの各大学精神科の助手時代(1903〜1912)に得た学問的名声を，彼は我が大学の精神科において模範となる(教室)主宰と教授職によって確実なものにされた。ここではわずか3年のおつきあいであったが，博士はその並々ならぬ協調性，自然で虚心坦懐な心，学問への奉仕精神によって同僚や学生の尊敬を一身に集めていた。我々は敬愛すべき同僚のためにいついつまでも誠実な思い出を持ち続けたいと思う。」

ブレスラウ大学(Schlesisch Friedrich-Wilhelm 大学)医学部からの弔辞は，内容的には総長による弔辞とさしたる違いはなく，いささか形式的なものであった。

1915年12月23日，Alois Alzheimer の棺は(マイン河畔)フランクフルトの墓地の妻 Cecilie のそばに静かに埋葬された。残された家族に付き添っていた故人の旧友 Nissl は，「こんなにも静かに，あっけなく彼の生命は消え去ってしまったのに，亡骸の埋葬はこれほどささやかに寂しく終わってしまった"denn so still und einfach sein Leben dahin- geflossen sei, so prunklos war sein Leichenbegräbnis"。彼は臨終の言葉を嫌っていた。こうして我々は12月23日永遠の青山まで友人に付き添って行った」と述べた。

Kraepelin は惜別の辞を書き記している。Kraepelin は，かつての共同研究者の"ちょっとしたもたつき"も非難しないではおかなかったにもかかわらず，彼が認めていた(Alzheimer の)畢生の学問的業績は，「その他のいかなる民族も似たようなことをそれと比肩させることができないような，ドイツの学問に対する名誉である」，「慚愧に耐えない」と述べた。

Alzheimer が与えられた状況下で，「その早すぎた人生の終焉までに果たした功績は最高の驚嘆に値する。これからの世代が仕上げねばならないことは精神障害の病理解剖の確かな基礎作りであろう」。いささか高踏的な響きがあり，Kraepelin らしい言葉であろう。

こうして Alzheimer の短い人生は幕を閉じたが，対して彼の死の1年後の1916年，多くの精神医学専門誌に掲載された追悼の辞は嵐のごとくであった。

● Neisser の弔辞

1916年12月9日，ブレスラウで開かれた東ドイツ精神医学協会の年次大会で，ループリニッツの精神病院院長 Clemens Neisser(ナイサー)による Alzheimer への追悼の言葉が一番正鵠を得ており，心がこもっていたとされるので，その一部を抽出訳する。

「…前回の集まりから今日までに，我が協会は重大な損失を被った…。その研究活動によって久しく学問の世界における地位を不動のものにした我らが会長 Alzheimer 教授の死である…。

諸君！医学報道全体にみられる追悼の辞は，Alzheimer のもっていた卓越していた意義，研究者として，人間としてその人格をいかに温かく讃えていることか。私には，Lewandowsky に見る細かく配慮された言葉，故人が当ブレスラウで仕事をしていた間，特に彼の近くにいることのできた Sterz の幸運，敬虔な心をもって彼の畢生の仕事を継ぎ，それを見事に具現した Spielmeyer らにみられる以上に適切なことを述べることはできない。…Alzheimer は脳の解剖─組織研究者として他の誰にも代え難いほど卓越した存在であったことは，(彼の死後の)あらゆる方面からの弔辞，追悼の辞によって強調された。…しかし私から見て，彼は臨床の問題にも同じ程度に関心を示し，解剖の仕事に携わっても常に臨床を忘れず，両方向の境界線を見誤ることなく…。この事実こそ Alzheimer の研究方向とその成果を理解する鍵であり，ここからもなぜ彼が Wernicke に比べ Kraepelin により近かったかがわかるであろう。

Alzheimer は細心，精密な技術を駆使して…実り多い仕事をやり遂げ，その視点の明確さで自らの領域を確保した…。問題追究の一途さと簡潔さ

に，仕事の綿密と信頼が加わり，彼の研究成果が取り消されたり，取り下げられたりした…ことは一度もない。

…研究成果に関して，彼には慎重な懐疑と共に目的達成への楽観と自信がない交ぜにあった。…の20年以上も続いた私と彼との親しい付き合いが…今となってはもはや叶わぬものとなって…戦時での仕事が彼にとって重圧となり…病が彼の天性のやさしさ，陽気さに影を落としていた…。しかし，彼と比較する者を知らない，昔から彼を知らない者でも，なおこの才能豊かで，強くたくましく，愛すべき人物の魅力にはまった。

…諸君，皆さんは，永遠の眠りについたこの貴重な存在に対して心からの敬愛と誠実な思い出を持ち続けられることを信じてやみません。」

この後長い拍手が鳴り止まなかった。

2) 訳者のまとめ

今回訳者がAlzheimerの原典症例だけではなく，その周辺文献，詳しい伝記などを読み終えて感じたことは，Alzheimerは当時すでに彼の優れた臨床眼，研究者としての卓越した資質と努力，それに確かな技術の習熟によってアルツハイマー病の本質を見抜き，指摘したことである。確かに，Alzheimerが初老期発症で，その後早い速度で重度の痴呆状態に至る特有な疾患例を世に示してから，ほぼ100年になろうとしており，その後分子生物学や遺伝学分野の著しい進歩と，多くの研究者の努力が相まって，アルツハイマー病に関する種々の疑問を解決したことは周知のことである。しかし一方，この病態の最終原因，予防，治療などについては不透明な部分が多く，先行きはまだ見えてこない。結局，Alzheimerの見抜いたこの本質部分がどこまで追究解明できるかは今後の先端医学の発展と研究者の努力に期待されるであろう。

以上，アルツハイマー病の原典例の紹介とその解説を記したが，Alzheimerの人物像描写にやや力が入った部分があったと思う。これは訳者が当人に関する文献を読み進むうち，少なからずAlois Alzheimerという巨人の魅力に引き込まれていったせいなのかもしれない。繰り返しになるが，Alzheimerはいくつか貴重な教訓を与えてくれた。優れた学者，

研究者としての姿勢，臨床家としてのあるべき姿，また私人としてのやさしさと魅力など．一体に学者，研究者と臨床家との両立は困難であるのが通例のようであり，またそう考えられている．しかし Alzheimer の場合，この両者はうまく調和が取れ，両立させていた．

　最後に，Alzheimer の死の翌年，彼の後継者 W.Spielmeyer によって書かれた 41 ページにもわたる追悼文の冒頭の一節を挙げておく．
　"Ein Wort des Trostes beim Tod Alzheimers wäre eine Unwahrheit. Alzheimer の死に接して，慰めの一言だけでは真実を語ったことにはならないだろう"．

● 文　献

1) Alzheimer A：Über eine eigenartige Erkrankung der Hirnrinde. Allgemeine Zeitschrift für Psychiatrie und Psychisch-gerichtliche Medizin 64：146-149, 1907.
2) Alzheimer A：Über eigenartige Krankheitsfälle des späteren Alters. Zeitschrift für die Gesamte Neurologie und Psychiatrie 4：356-385, 1911.
3) Maurer, KU：Alzheimer：Das Leben eines Arztes und die Karriere einer Krankheit-Piper München, Zürich, 1998.
4) Jürgs M：Alzheimer-Spurensuche im Niemandsland-List München, 1999.
5) Jürgs M(武田雅俊監修，池村義明，田中稔久訳)：アルツハイマー——無の世界への航跡．アークメディア，2006 年 11 月．
6) Alzheimer-Haus Gedenk-und Tagungsstätte in：Marktbreit bei Würzburg Broschüre.
7) Spielmeyer W：Alzheimers Lebenswerk Ein Nachruf. Z. Gesamte Neurol Psychiatr 33：1-41, 1916.

第3章
ヤーコプ–クロイツフェルト病

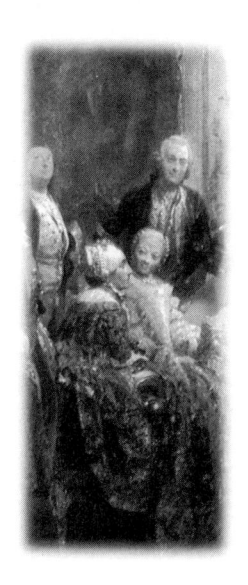

はじめに

周知のようにJakob-Creutzfeldt病の記載は，80年ほど前のほぼ同時期に，相互に関係なく，2人のドイツ人により行われたものである。まずJakobの症例を紹介する。ヤーコプ-クロイツフェルト(以下J.-C.)病は近年，医原性の脳硬膜移植によるもの，近縁疾患としての狂牛病などにより世間を不安に陥れている。分子生物学，遺伝学などの研究により病態解明が進んでいるものの，治療法は未だない。ここで先人の炯眼と叡智を振り返ってみたい。

なお，症例記述の部分は忠実に全訳し，著者のコメント，まとめ，討論などは訳者が必要な部分を適当に抄訳した。あるいは訳者が補足した部分もある。神経病理の章は割愛したことを断っておく。症例も解説も及ぶ限り日本語にしたが，ことの性質上やむを得ない部分は原語のまま残した。

JakobとCreutzfeldtの生涯

1. Alfons Maria Jakob(1884-1931)の経歴と業績

1884年アッシャッフェンブルクに生まれ，医学をミュンヒエン，ベルリン，シュトラースブルクで学ぶ。卒業後ミュンヒエンのAlzheimerのもとで研究し，1911年ハンブルクの国立精神病院フリートリッヒスベルクの神経病理部室長になった。第一次世界大戦後，ミュンヒエンに戻り，そこで1931年47歳の早すぎる死まで研究を続けた。Jakobは数多くの重要な神経病理の研究をしたが，その中でも特に多発性硬化症，フリートライヒ氏失調症，中枢神経梅毒に取り組んだ。1920年，彼はライプツィヒの神経科医会で病理解剖学的に海綿状脳症について3例の初老期痴呆について報告した。この疾患像は，ドイツ神経病学雑誌に掲載された彼の最初の研究のタイトルは "Über eigenartige Erkrankungen des zentralen

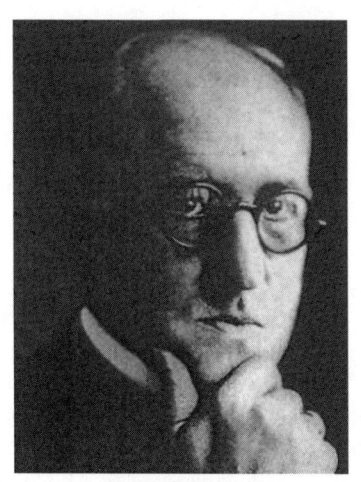

図 3-1　Alfons Maria Jakob(1884-1931)
写真はNervenarzt 1996年6号より転載.

Nervensystems mit bemerkenswertem anatomischen Befunde(spastische Pseudosklerose-Enzephalomyelopathie mit disseminierten Degenerationsherden)"(後述)であった．

　CreutzfeldtとJakobは互いに関係なく，しかも偶然にもほとんど同時に症例に出会い，観察を行った．その臨床分析と，綿密な病理解剖学的な仕事ぶりは彼らの共通の師であるAlzheimerの影響が見て取れる．今日よく知られているJakob-Creutzfeldt！[1]病という病名は，この2人の研究者の業績の顕彰であり，それを正しく評価している(プロフィールはNervenarzt，1996年6号より転載)．

---

[1]　ドイツの文献や医学事典にはJakobが筆頭に来ている．逆転したのは彼がユダヤ人であった！せいか？　z.B.女性の月経周期に関する理論でKnaus-Ogino(ドイツの事典では)は論文発表の時間差からすればOgino-Knaus！が正しかろう．つまり，専門誌掲載はJakobが1年後になっているが，彼はすでにCreutzfeldtに先んじて専門学会発表しており，論文は前もって書き終えていた．

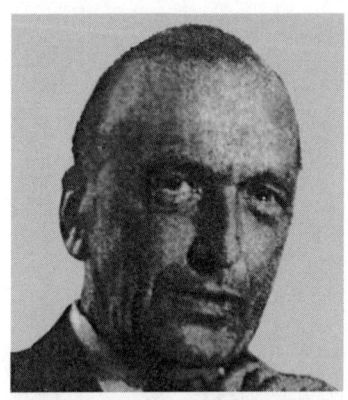

図 3-2　Hans Gerhard Creutzfeldt(1885-1964)
写真はNervenarzt 1996年6号より転載.

2. Hans Gerhard Creutzfeldt(1885-1964)の経歴と業績

　1885年ハンブルクーハーブルクの医師の家庭に生まれた。医学をキール大学で終える。多年船医を勤めた後,神経病理を含む神経学へ進み,ブレスラウ,ミュンヒェン,ベルリンで研究した。1938〜1953年,Creutzfeldtはキール大学の精神-神経学講座を引き受け,その間戦争による破壊後の再建も成し遂げた。彼はナチ嫌いで有名で,ナチの機嫌を損ねるような発言をして勾留されたこともある。またヴュルツブルクの有名な悪玉で,ナチスと緊密に結びついていた無能なWerner Heydeという精神科医が,戦後死刑の判決を受けながらも逃亡し,偽名で仕事までしていたところをCreutzfeldtに発見され,告発された。Heydeは後に獄中で自殺した。Creutzfeldtは1964年,79歳でキールで死亡した。CreutzfeldtはBonhoeffer門下であった。彼のもとにいた時にはすでに教授資格を持っており,当時早々とBonhoefferに認められ神経病理研究室長に登用され,時にはボスの代役を務めた(プロフィールはNervenarzt 1996年6月より転載)。

[抄訳]
Jakob の原典

　A Jakob : Über eigenartige Erkrankungen des zentralen Nervensystems mit bemerkenswertem anatomischen Befunde(spastische Pseudosklerose — Enzephalomyelopathie mit disseminierten Degenerationsherden)注目すべき解剖所見を有する中枢神経系の独特な(奇妙な？)疾患について★[2,3](痙性偽硬化症―播種性変性巣を示す大脳脊髄症)

　著者(所属)：A.Jakob〔ハンブルク大学病院と国立精神病院ハンブルク-フリートリッヒスベルク解剖学研究室長(主任教授-Prof. Dr. Weygandt)★[4]〕

論文の前書き部分(抄訳)

　神経-精神科で我々は，その症候論的特徴や経過の特殊性のため周知のどの疾患グループにも分類できないような症例にしばしば出会う。そういった非定型の症例を研究し，その解剖学的基盤を探索できるのは病理解剖のお陰である…。

- ★2　この論文の要旨は数か月の差ではあるが，クロイツフェルトが論文を書きあげる前，すでに1920年ライプチッヒでのドイツ神経科医集談会でヤーコプが報告していた。
- ★3　1920年9月28日受理
- ★4　W.Weygantd教授は世界各国を旅行するうち，その国から珍しい木や灌木の若芽を持ち帰り，病院の庭に植え付ける趣味を持っていた。趣味が高じ，友だちをして，僕が彼(Weygantd)の友人でなかったなら彼を彼の精神病院へ送り込んでいただろう，と言わしめたほどの奇癖とまでなった。池村義明，上村あき訳：悪魔の医学紳士録. Med. Sci. International社，2003より転載。

次に詳しく論述する3症例は，確かに中枢神経系の器質性疾患であるが，従来の疾患グループいずれにも疾病特異的とはみられないようで，奇妙で，注目に値する症状と経過を示した。一部は多発性硬化症のようであり，一部は偽硬化症のようであり，真の系統疾患をも想起させるが，病像全体を見るとこれらのいずれにも属さない。…この3症例はその局在と本体が同類で，明らかに特別な位置を占める組織所見を示した。症例を研究すると…，特に筋萎縮性側索硬化症との関係もみられる…（…部分割愛）。

Jakob の症例（全訳3例）

症例1：商家の主婦ハイン 1867年生まれ，1919年5月20日当院入院

主人より聴取した前病歴 母親が神経質であったほかは，遺伝負因はない。患者はメイドをしていた。1892年結婚，2人の健康な息子をもうけるが，1人は1918年戦死。梅毒感染はなく，亭主もこれを否定。アルコール嗜癖を否定。患者はいつも健康であったが，気鬱傾向を持ち合わせていた。主婦として有能であり，倹約家，努力家であった。けいれん，めまい，卒中発作もなく，息子の死以来ますますふさぎ込んでいった。厭世的になり，よく泣いた。ここ数年来足の引きつりをしばしば経験，攣縮はなかった。この訴えがもとで，患者は1918年7月15日エッペンドルフの病院の Nonne の病棟に収容された。

聴取された病歴では，患者は当時心悸亢進，めまい，疲れやすさ，両脚の弱さと麻痺感を訴えていた。両脚はしばしば歩行時に硬くなった。身体所見に重要な所見はなく，瞳孔も正常であった。ただ瞳孔を片方に寄せると軽い眼振様の攣縮がみられた。腹壁反射は誘発されず，運動とか感覚のようなその他の反射は正常。歩行と言語にも目立つものなし，精神所見記載なし。ワッセルマン反応，血液卌，髄液卌，細胞3/4，塗擦療法開始（Schmierkur）。

1918年，患者は自覚的にはほとんど良くなっていないにもかかわらず

希望により退院。塗擦療法を続けるようすすめる。

診断 Lues latens(潜伏梅毒)。

経過 退院後軽度の改善，再び家庭の仕事をこなす。1918年12月両脚の痛みと脱力感が出現，1919年1月30日2回目の入院。著明な客観所見なし，膝蓋腱とアキレス腱反射のみ低下。腹壁反射消失，胸部絞扼感のため胸部レントゲン写真……Aortitis luica(梅毒性大動脈炎)。血液ワッセルマン＋＋(＋)。ヨードカリと塗擦療法を開始，しかし続かない，下痢出現。夫は1919年2月27日，患者を家に連れ帰る。

その時から患者は重篤な状態に陥る，家ではただぼんやりと座っているか，横になっているのみ，きちんと食事を摂ろうとせず，立ったり，歩いたりできないという。…不十分な対光反射以外は瞳孔に異常なし，腱反射ほぼ正常，ただ冷覚過敏，(筋)緊張力低下，軽度失調(歩行)が下肢にあり，心尖部に収縮期雑音聴取。精神的には無欲であるが，質問には正しく返答，訴えによる気力の衰えよりは，明らかに意欲の欠如のため何週間も臥床状態。支えられると歩ける，倒れたり，膝が折れる，歩行はTabes特有のものではない。5月初め，ぶつかるような，踏みつけるような足取り。精神状態は不変でしゃべり方は静かで，抑揚のない調子，しかし，構音障害はない。5月11日，彼女は部屋にあるガス栓をひねりおそるおそる自殺を図る。夫がすぐ気づき，意識は失われず。その後，歩くことができない，痛みに耐えられないと強く訴え，患者は1919年5月14日，当地のフライマウラー病院に入院。

フライマウラー病院の病歴から

入院時所見 栄養状態は悪い，時空間の見当識はないが，人物の見当識は保たれている。ベッドにただぼんやりと横臥，手を絶えず動かし，シーツの端をつまみほぐす。表情は悲し気で，時に独語する。質問には答えるが，低い抑揚のない声である。質問が長引くと疲れ，もはや答えなくなる，過去についての陳述は不十分である。1から10までの掛け算は可能，20までになると不可，言語は蹉跌(つまずき…)，知能テストは集中でき

ないため不可。しばしば絶望し頭を抱え込み，"あーなんて悪い女，みんなお金だわ！"（自己非難）。

身体所見 眼球運動正常，瞳孔正円，対光反射遅延，運動障害や末梢の麻痺全くなし。腹壁反射以外はすべて反射あり，左右差なし。鋭，鈍に対して知覚に異常はないが，下肢に失調あり，下肢の痛覚低下があるも，一方の脚を針で刺すと他方を引っ込める★5。内臓器官に異常なし，特に心臓や動脈の濁音界の拡大なし，心音清澄。尿異常なし。

経過 数日のうちに運動不穏増大，患者は絶えず動き，独語する。頭を抱え，シーツをベッドから投げ出す，ベッドカバーをいじっている，立ち上がろうとする，ベッドの格子に脚を突っ込もうとする，それからベッドに半座りの状態になる，など。

食事は自ら摂ろうとしない。口に運んでやると，努力して嚥下する。夜間寝ない，失禁。夫を認識はしている，しかしその訪問は驚いた表情を引き起こし，髪の毛をむしり，威嚇するような態度で夫をドアのほうへ行けと示す。話し方はステレオタイプで，罪業観念を示す。

この状態は Tabesparalyse（脊髄癆進行麻痺）の抑うつとみられ，患者は1919年5月20日フリートリッヒスベルク病院へ移される。

フリートリッヒスベルク病院の臨床所見

眼球運動異常なし，振盪なし，右の瞳孔が左よりやや大きい，両眼とも正円ではない，反射は，患者が目を閉じるため検査が困難，それでも対光反射は緩徐である。眼球の動きに落ち着きがない。患者は呼びかけや手を叩くと応じる。驚き体をピクッと動かす。右の口角がやや下がっている，右の鼻翼の襞が左に比べはっきりしない，口と顎を使って絶えず咀嚼運動や噛み砕くような運動をする。舌は何度も勧めるとゆっくり，かつやや努力した末出すが，萎縮や線維性攣縮はみられない。口蓋帆は弛緩して垂れ下がっている。咽頭から，咳は排出できず，嚥下することができず粘液が

★5 Allästhesie：知覚刺激の体側転倒のこと。

溜まっている。柔らかい食事だけを用心して差し出すと彼女はゆっくり嚥下する。鼻から食事が逆流することはない。声にイントネーションがなく，咳音がしない。咽頭反射は弱く，粘液貯留のため，気管支のラッセル音(がらがら音)に似たラッセル音が絶えず聴かれる，呼吸障害はない。

　腕や脚は自由に動き，ハッキリした麻痺症状はない。患者は緊張テストの際いつも腕を非常に激しく突っ張る。自ら抵抗を乗り切ると本来のスパスムスは現れない，腕や手で舞踏病を思わせるような震えるような失調性の運動を絶えず行い，筋萎縮はない，ベッドに座ったり，立ったり，歩いたりすることは全くできない。

　上肢の腱反射がやや昂進し，拇指反射は正常。腹壁反射誘発をできず，膝間代，足間代はないが，両側にババンスキー，オッペンハイム反射陽性。足底反射両側活発，感覚テスト困難，ただ針刺激には反応するが，温覚，冷覚には反応なし。内臓は以前のフライマウラー病院の所見に同じ。熱発はみられず，失禁状態で，患者は全くぼんやりと仰臥，ちょっとした雑音や触っただけでも攣縮を起こし，全身が硬直する。不安げに周りを見回し，失調した防御運動をする。その時には仮面様の顔貌もやや活発になる，強迫笑いや強迫泣はみられない。

　血中のワッセルマン陰性。差し出された食事はやっとのことで嚥下する。それでも鼻からの逆流はみられない。その後数日間状態は不変，ただ嚥下性肺炎の始まりを示す38.5 °Cまでの体温上昇が出現。1919年5月25日死亡(訳者注：52歳，全経過約12か月，病理解剖)。

鑑別診断

① spätsyphilitische Erkrankung(晩期梅毒)：疾病の経過と珍しい臨床症状から否定。
② Tabes(脊髄癆)：確実な瞳孔症状の欠如と特有な歩行障害から否定，Paralyse(進行麻痺)も除外できる。
③ multiple Sklerose(多発硬化症)：本例は年齢が高い，眼底所見欠如，スパスムス，断綴性言語，企図性失調などの障害から否定。m.S.は

20〜40歳までに多い。

　いずれにしろ疾患の進行とその症状は中枢神経系の広範な領域に広がる進行性の疾患過程を物語っている。球麻痺症状のほかに，ババンスキー陽性の Pseudospasmen, アテトーゼ様偽自発性運動，全身の筋肉の硬直，仮面様顔貌などの独特な運動障害は大脳基底核脳幹神経節の一疾患を暗示する。精神障害は大脳皮質の関与を推測させる。

④運動障害の程度からすると C.ならびに O. Vogt, Bielschowsky のいう Gruppen der Striatum-oder Thalamuserkrankungen（線条体あるいは視床疾患，ウィルソン病，偽硬化症）に属さない。

⑤私(Jakob)は Pseudobulbärparalyse（偽性球麻痺）も考えたが，本例は卒中発作もなく重篤な血管疾患はなく，否定される。

⑥ Encephalitis lethargica（嗜眠性脳炎）なども視野に入れたが，本例の慢性経過によりこれも否定できる。

⑦ atypische postsyphilitische Krankheit（非定型性梅毒後状態）でもないようである。

　本症例は臨床的には特有なもので，[病因の] 説明がつかなかった。

　　＊本稿には徹底したマクロとミクロの解剖ならびに組織所見が約14ページにわたって記述されているが割愛する。ただし，訳者の立場から簡単なコメントを加えると，以下の通りである。
　　1. Affektion der basalen Stammganglien, namentlich in ihrem striren Teile（circumscripte Läsion）－大脳基底核脳幹神経節，特にその線条体部分の障害。
　　2. psychische Erscheinungen（Depression, Apathie, ängstliche deliriöse Verwirrtheit, 抑うつ，無欲状態，不安を伴ったせん妄性錯乱）は大脳皮質の関与が考えられる。

症例2：工員，イエンドロス 1886年生まれ

　生活歴　患者イエンドロスは1886年生まれの工員，1920年5月7日当

院に Dementia praecox（早発性痴呆）の診断で紹介されてきた。

前病歴 患者は1920年2月28日から3月6日まで強い胃の訴えのためエッペンドルフの病院で治療を受けた。彼女が言うには，半年前から胃が痛む，1年前から50ポンドやせた。2年来月経がない。体重は50 kgでひどくやつれた印象を与え，胃液の無酸状態と診断され，1920年3月16日から31日まで2回目の入院。精神遅滞の印象ありと記載されている。何度も嘔吐がみられ，胃潰瘍の疑いのため手術が勧められたが，患者の拒否にあう。入院時46.3 kgあった体重が退院時は45.9 kgであった。忠告を聞かず未治のまま退院。

4月12日，顔面，両手，両前腕部の広範な脂漏性湿疹のため同病院に3回目の入院。内臓器官は正常，血液ワッセルマン陰性。入院時，患者は人物，時空間に関してなんとか見当識を保っていた，非常に訴えが多かった，と記載されている。拒否兆候（返答なし，頭を覆う，食事拒否）のほかに Flexibilitas cerea（蠟屈症），Echolalie（反響言語）の存在を暗示させた。

治療により湿疹は良くなった。しかし，患者はますます不穏になり，絶えず失禁状態にあり，非難するような幻聴を聴く。Dementia praecox の症状のため1920年5月7日に国立精神病院フリートリッヒスベルクへ移された。

フリートリッヒスベルク病院の臨床所見

患者は中背で，栄養状態が悪く，体重42 kgであった。両手や顔面に黒褐色の色素沈着，一部は落せつ部がみられ，これは湿疹の跡である。足指の裏も同じ変化を認める。右第二足指は親指より長く，左親指は著しく外側に突出している。小陰唇と肛門周囲に多くの瘢痕（おそらく昔のコンディロームであろう）がみられる。両側の下腿に軽度の浮腫，同じくそれが腰椎にもある。両側の鼠径部と大腿部に，肥大し固くなったリンパ腺の群塊を認める，内臓器官には重要所見はない。

右眼輪筋にチック様の攣縮があるが，眼球運動に異常なく，眼球振盪は

なく，眼底正常，瞳孔も検査の範囲では特になし．脳神経領域に確かな麻痺症状はない．顔の表情が欠如していることより仮面様といえる．上肢は十分動き，目立った麻痺症状はないがやや緊張している．下肢に強剛はあるも確かな麻痺はない．患者は独歩不能で，ロンベルク徴候強陽性，歩行は両脚を開き，痙性である．その際左に倒れる傾向あり．膀胱，直腸障害はない．言語は緩徐で単調である．腹壁反射すべてのステージで欠如，上肢の反射異常なし，膝蓋腱反射左右差なく，活発，膝蓋間代（クローヌス）もなく，アキレス腱反射両側活発，クローヌスなし．左バビンスキー反射陽性．ワッセルマン（血中）陰性，シュテルン反応★6 わずかに不十分，髄液所見すべて陰性，フェーズ I においてのみ乳濁がみられる．

　患者は入院時ぼんやりと無感覚で，機械的に指示に従うのみ，自ら置かれた状態に対してなんら感情を示さない．質問は理解し，きちんと答えようと努力する際突然はっきりと答えることがあるが，通常のほとんど無感覚で眠っているような，混迷状態を想起させるような印象と対照的である．

　前病歴について彼女は次のようにゆっくりと語る．出生地と年月日は正しく答える．父は酒飲みであった．彼女や兄弟たちも子供の時すでにシュナップス★7 を飲まされていた．学校の成績は悪かった．やがてメイドの職を得るが，職場を頻繁に変えた．1911年男と関係を持ち，1子をもうけるが，子供はすぐに彼女から取り上げられ，現在ベルゲドルファーの孤児院にいる．その後子供に一度も会ったことがない，おおよそ3年前にハンブルクのボルト工場に就職した，そこで今度のように黒い油によるたくさんの発疹ができた．そのためエッペンドルフの病院で治療を受ける，発疹は半年間続いた．"いつも歩くのが不自由でした，しばしばこけたり，たびたび階段からも落ちました．めまいもよくありました．おしっこや便も半年前から我慢できなくて，下着を汚しました"．

★6　ワッセルマン反応の変法
★7　火酒，ドイツ産の強い蒸留酒，40度前後ある（日本の焼酎のようなもの）

時空間の見当識はあり，訴えは一般的なもので，脚が弱く，記憶力も悪いと言う．続く2,3日のうちに患者はさらに無感覚になり，一言もしゃべらないほど状態が悪化する，動かず，硬直した状態でベッドに寝ている．絶えず失禁．

2,3日後(5月11日)，突然虚無的な考えを口にする，自分は"ヘートビッヒ　イエンドロスなんかじゃない，別のヘートビッヒです"などと言う．夕方になると彼女は再び自分の身上を正しく言える．歩行はますます難しくなる．しばしば幻聴があり，記憶力は著しい衰えを見せる．週日が正しく言えない，さらにその後の何日間かで彼女は心身ともに衰えていく，呼びかけにも反応せず，質問も理解しない．発熱とともに両肘関節や臀部に褥瘡ができる．

5月22日，左顔面全体に攣縮が出現，時に歯ぎしりし，独語もしばしば聞かれ，幻聴に返事をしている．

5月25日，眠そうだが非常に不穏で，不安気に興奮している．

5月26日，午後顔面と左身体半側，特に左腕の強い攣縮を伴うけいれん発作が出現．口部は右側に歪んでいる，口から泡が出ている．発作は2,3分続く．その後患者は完全に意識を失い，喉だけごろごろ鳴らす．発作，患者は食事を取ろうとしない，嚥下できない．夜中になって，衰弱状態はさらに著しくなる．

5月27日，死亡(訳者注：34歳，Jakobのもとへ来てから全経過20日，解剖施行)．

●コメント

本症例では確定診断は困難である．顕微鏡による検索では，この症例は驚くほど第1例と酷似しているし，特に中枢神経系変化の場所とその冒され方は第1例と完全に一致している．したがって，2例とも今のところ厳密な診断が不可能な特有の疾患であろう(詳細な組織所見は割愛)．

●鑑別診断

①多発硬化症：それを暗示するものとして歩行と言語の障害，腹壁反射の欠如，ババンスキー反射陽性など，それに反する所見として，眼底所見陰性，明らかな企図失行と断綴性言語の欠如。

② eine postsyphilitische Erkrankung(梅毒後の状態)。

③ Alzheimer による一症例で，1916 年同じ雑誌 33 巻に「球性麻痺症状と四肢の疼痛を伴った痙性けいれん状態を有する中枢神経系の特有な一疾患について」というタイトルで発表された 27 歳の女性，保母のケース(詳細省略)は約 2 年の経過でけいれん重積状態で死亡。解剖所見のうち組織学的に私(Jakob)のケースを想起させるが，Alzheimer の症例は重篤な大脳皮質の変化の欠如，脂肪顆粒球細胞巣の出現により，私の症例とは違う。しかしその他の解剖所見は私(Jakob)の症例と類似性はある。1 つのまとまったグループに入るのか？

④ Creutzfeldtscher Fall, "Über eine eigenartige herdförmige Erkrankung des Zentralnervensystems(diese Zeitschrift 57, 1920)★8。(Creutzfeldt の症例。中枢神経系の病巣性の特有な一疾患について。同雑誌 57, 1920)：症例報告は後述。Creutzfeldt は報告のあと multiple Sklerose との近縁性を主張しているが，やはりその症例はこれまで周知のどの疾患像にも入れることはできないと言っている。Creutzfeldt の研究は私(Jakob)の症例の解剖学的検索が完成し，原稿を完全に書き終えた後で公刊された(訳者コメント：この数行の文章からも，ドイツにおいて一方では C.-J. ではなく Jakob-Creutzfeldt 病と呼称されている証左となろう)。彼の症例は，全く同一の病態とは言えないが，疾病論的には上記 2 例に非常に近いものである，という確信を得た(と，Jakob は Creutzfeldt の症例を詳細に検討している)。ただ Creutzfeldt の症例でいくつかの

★8　Spielmeyer 教授は親切にもこの(Creutzfeldt の)論文のことを指摘してくれたし，さらに Creutzfeldt 博士は非常な好意をもって，彼のイラスト豊富で，Nissl, Alzheimer による大脳皮質の病理組織学的検索を含んだ詳細なる論文(補充版，1920)の別冊を下さった。まだ店頭には出ていない。

点，例えば内因性－つまり2人の同胞に白痴があるが，私(Jakob)の症例には家族負因を含めてそれがない，一致しているのは両者の症例の原因が不明ということである。

⑤ von Ekonomo と Schilder の症例：偽硬化症に近縁な初老期における1疾患(同雑誌55，1920)。彼ら(Ekonomo, Schilder)の症例(詳細省略)は線条体の症状が前面にあり，真の錐体路症状がない。ただ経過と精神症状は私(Jakob)の症例を想起させるが，同じとするには疑問が残る。

⑥ Jakob はその他の文献例と動物実験研究例を綿密，詳細に比較検討し，自験例との異同について報告した。

症例3：国民軍兵士，エルンスト Ka.

　　1876年生まれ，現在セールスマン
　　1919年1月28日，国立精神病院フリートリッヒスベルクに入院

　入院時の妻の陳述　患者は健康な両親より生まれ，特別な疾患を知らず，アルコールやニコチンの嗜癖はない。30歳のとき淋病のため治療を受ける。これに関して当時の主治医に問い合わせたところ，患者には淋病だけで，梅毒罹患はなかったという。

　1916年，彼は徴兵され，最初は国元で役に就いた。この時も疾患については報告なし。1918年ルーマニアに行き，4週間後ブライラの黒海の駐屯地に派遣される(事務仕事に携わる)。1918年5月中旬リウマチに罹り，特に両脚が主であった。めまい，立ちくらみ，胃腸障害があったが7月，8月には良くなった。それまで彼が妻に宛てた手紙は，筆跡も内容も異常はなかったが，8月の終わり頃筆跡が変わった。彼は再び訴えが多くなってきた。特に両脚の脱力感，複視，貧血について書いている。手紙の内容はまだ完全に整っていた。1918年9月中旬には筆跡が非常に不明瞭で，失調性であった。手紙には，目はよくなり，もはや二重に見えることはないが，しかし歩く方はまだそれほどではない，腸の調子は良いと書いている。9月の終わり頃，判読困難な手紙を出すが，そこにはしゃべり方が変わってきてもはや歌が唄えない，記憶も落ちてきたと書いてある。ルーマ

ニアからのその後の手紙は，全く読めないものになっている。

ブライラの野戦病院で治療を受ける（病歴は入手できなかった）。

1918年12月7日，ルーマニアから病院輸送列車でミュンヒエンへ運ばれた。そこで予備軍病院に収容される。患者の病歴は次のとおり。

やや栄養状態の悪い中背の男性，顔色悪く，粘膜の血流不十分。眼球運動に異常なく，瞳孔の対光，輻湊反射迅速，時に物が二重に見えると患者は言うが，眼底所見異常なし。咽頭：口蓋帆やや右に傾斜，その他口蓋筋も舌筋も異常なし，言語は独特で，不明瞭。1つひとつの言葉を非常に長くかかって思い出さねばならない，しかし，難しくはあるが了解は完全である。聴力：患者の話では右がやや落ちていた。皮膚紋画反応強，腹壁ならびに精巣挙筋反射は非常に活発であり，膝蓋腱反射やや昂進，同じくアキレス腱反射もやや昂進，バビンスキー反射両側昂進傾向，ロンベルク徴候：開眼立位で患者は著しく動揺，閉眼では支えてやらなければならない。歩行は非常に動揺する。その際患者は非常な小幅で，動揺のため飛ぶような印象を与えるが，スパスムスの印象ではない。

患者は独特な錯乱状態にあり，何を質問しても長い間答えを考えなければならない，その際，彼はしばしば狼狽するか，言い間違いをする。例えば，「今ドレスデンにいる」と言い，「ミュンヒヘンではないの」と言うと，「そうです，言い間違えただけです」と言う。彼が以前いたいくつかの野戦病院の場所を最初言えなかったが，すぐ後になってそれを全部言えた。場所，日付について完全な見当識はない。一方，最近の記銘力とは反対に昔の記憶は非常によい。患者はホーマーの詩を原語で初めから終りまですらすらと朗読し，生活上の大事なことをすべて淀みなく述べることができた。夜間，彼は時折起き上がり，ひどくよろめきながらホールを徘徊する，その際何度も崩れ落ちる。患者はこの夜間の徘徊について何も知らない。気分は良く，やや多幸状態，軽い興奮状態にあるが病識はない。

経過

1918年12月18日，終始児戯的な印象を与え，断わりもしないで他の

患者の食事を取り上げる。彼らのビールも飲んでしまう。

　12月27日，精神の荒廃が急速に進んでいく。患者はドレスデンにいると思い，しばしば他の町の名前を挙げる，その間違いを注意しても，もはや彼は自らの誤りを認めない。時間に関しても高度な失見当識があり，日付，週日，月について正しく言えない。作話があり，妻がさっきそこにいた，またすぐ後でやってくると話す。夜間非常に落ち着きがなく，頻回にうろうろする。

　1919年1月4日，Tabesparalyseであり，治療の必要ありとして，医師に入院目的でハンブルクの精神病院を紹介された。

　疾患は過酷な戦争体験によって進行が早くなったとして，K.D.B.[★9]が受けられ，稼働制限(就労不能)100%とされた。

　1919年1月28日，患者はフリートリッヒスベルクの予備軍(野戦)病院(Dr.Rautenbergの病棟)に妻に伴われて入院。入院に際して穏和であり，身体的には衰弱ぎみで，空疎な表情で無感覚な印象である。歩行は不確かで，支えられなければならない。

　身体所見では，瞳孔軽度の左右差，右>左，両側とも正円ではないが，光にははっきりと反応する。眼球振蕩なし，顔面神経支配は右が左より良好，口部筋の振動，舌に振戦がみられ，非常にぎこちなく，やや右側へ偏位する，言語不明瞭，明らかな構音障害と言語蹉跌を認める，断綴言語はない。両腕の反射活発，左右差なし，腹壁反射誘発不可，膝蓋腱，アキレス腱各反射両側欠如，足底反射両側活発，著明な(筋緊張)低下，両腕，両脚の失調がある。ババンスキー現象はしばしば陽性傾向がある。

　ロンベルク現象は明らかに陽性，眼底正常，精神的鈍麻状態で，感覚をテストすると，両側下肢に痛覚の低下を認める。明らかな末梢性運動麻痺，末梢神経の圧迫痛は確認できない。歩行は支えた時にのみ可能，非常に不安定，患者は崩れ落ちる。内臓器官に著しい所見はない。精神的には錯乱しており，ぼんやりと多幸的である。思考の流れが非常に緩徐で，強

　★9　おそらく年金のことであろう。

い記銘力障害あり。

　1919年2月1日，非常に不穏，幻視を訴える。カブトムシやモルモットが見えると言う，切迫した様子を見せ，電話で仕事を片付けたいと言う。血液検査で，ワッセルマンもシュテルンも陰性，息子のワッセルマンも陰性，その他息子には歯列や胸廓にくる病の痕跡と舟状肩甲骨がみられる。精神的な知恵遅れであり，重篤な学習障害。

　時間が経つにつれ患者はますます生気を失い，無気力状態で，錯乱，不安が募る。盛んに幻視を訴える。彼の動きは非常に不安定で，言葉はほとんど理解できないが，短時間だけ，特に妻が面会に来た折は多少はっきりしていることがある。2月の終わり頃，精神運動興奮がますます強くなる，患者をベッドに落ち着かせることは無理で，非常に不安がり，絶えず幻視を訴える。ベッドにカブトムシや蛇がいると言い，明らかに当惑した様子を示す。時折脚や頭にも強い痛みを訴える，尿失禁をし，身体的にはますます弱っていく。非常に強い構音障害がある。腰椎穿刺では正常所見だが，フェーズⅠにて弱陽性，ただし細胞変化はない(Dr.Kafka)。

　3月初め，患者は脚で立っていられなくなる。腕や脚の運動は著しく失調性で，特に脚の筋肉は完全に弛緩し，萎縮したようである。右が左より強い，著明な緊張低下，下肢の反射消失。この時点より，精神的にも，身体的にも著しい進行性の経過を示す。気管支炎の兆候を伴って38℃から39℃までの発熱が現れる。精神的には相変わらず不安気で錯乱状態にあり，幻視を伴う。神経学的所見に変化なし，ババンスキーは誘発されない，筋肉の萎縮が進む，右が左より強い。患者は心身ともに急速に衰弱し，38.5℃の発熱の下に3月20日死亡(訳者注：おおよそ9か月の経過で心臓衰弱で死亡。43歳)。

　病理解剖に関するコメント(患者の死後5時間後に病理解剖，Jakobが綿密に行っている解剖と組織学的所見については割愛)

　中枢神経系の組織所見を見ると，いくつかの特徴に違いはみられるものの本例は前2者(症例1,2)と驚くほど一致した脳実質過程を示す。上記3

症例すべての中枢神経系にみられた解剖学的変化は本質的な点で一致がみられる(3例ともびまん性病巣ではあるが，ある系統疾患を思わせる。真の系統疾患との一定の解剖学的近縁性がある)。

鑑別診断

①脊髄の神経学的所見だけなら，amyotrophische Lateralsklerose(筋萎縮性側索硬化症)を疑わせるが，それにしては本例にみられる重篤で，急速に進行する精神障害はアミトロに合わないし，スパスムスもアミトロではさらに強いはずである。筋萎縮もアミトロに比べ比較的後になって出現するなど経過も長い。アミトロでもある程度の精神症状が認められる。例えば，抑うつ気分，知的作業の緩徐化など..........本例との組織学的，類似点は両者ともに灰白質と白質にみられる純粋で著明な実質変性とグリア細胞の群生であり，相違点は，アミトロではその灰白質領域には錐体神経大細胞の非常に高度の脱落がみられ，グリア増殖も線維状である。一方，私(Jakob)の3例ではグリアの増殖も，その萌芽すら見えない。病巣の局在にしても，アミトロではほぼ錐体路の運動系に限局されているが，私の症例では(病変は)一定の系統性を示すが，中枢神経系のまさしくびまん性，汎発性を示している。

② Tabesparalyse(durch Lues bedingt 梅毒による麻痺性脊髄癆)：本例の特有な精神，神経症状，瞳孔症状の欠如，血清と髄液反応陰性などにより否定された。

③ multiple Sklerose：本例にみられた陰性の眼底所見および断綴性言語★10の欠如，重篤な精神症状などにより m. S. は否定される。

★ 10　skandierende Sprache 断綴性言語(z.B.bei m.S.)-Kranke legt zwischen einzelne Silben oder Worten Pause ein，談話が途切れ途切れになる，# Silbenstolpern(言語蹉跌)，個々の文字や音節の Auslassung 脱落 und Versetzung 置き換え，一種の構音障害 z.B.Paralyse, Schlafmittelvergiftung (睡眠剤中毒)，Alkoholrausch(アルコール酩酊)，etc

Jakob はさらにそれまでの文献例，特に類似例を渉猟し，それと自らの3例との詳細な臨床的・組織学的比較検討を行っている(省略)。

　ただこの3例の組織学的所見は，簡単にまとめると，神経節細胞の膨隆状態を伴う神経節細胞変性，神経節細胞や髄質線維のびまん性脱落，グリア増殖，血管内膜の膨隆などがある。これら以外にグリアによる神経細胞貪食，灰白質と白質の広範なグリア群生形成が巣状局在性★11(この疾患の好発部位と考えられる)にみられる。これらを含んだ広範な実質純粋変性と好発部位を示す小病巣障害，つまり播種性小変性巣を伴った脳脊髄症であり，何ら疾患特異的なものではない(例えば，組織変化だけであれば他の疾病でも稀ならず出現する，中枢神経系の重度の感染症や中毒などにおいて)。しかし，本疾患の原因はいまのところ全く不明である！！

　以上，組織学的まとめで述べたように，私(Jakob)のケースは1つひとつを取れば，なんら特異的なものではないが，病巣像の全体を見るとまさしく特徴ある固有なものを示しているように思える。また障害がきわめてびまん性であるが，明らかな局在と好発部位がみられたことが特異であろう。その種類と局在からすれば，我々は特有な(奇妙な？)ある疾病過程と関わっていることになる。今まで比較参照した他のいくつかの疾患像(特に組織学的)や文献例のうち，私(Jakob)の症例は，その組織-解剖所見からすると，最近発表された Creutzfeldt の観察例とのみ同一と見なされる★12。文献を通覧する限り，私(Jakob)の症例と組織学的によく似たもの(z.B. Alzheimer, Ekonomo-Schilder, Fickler, von Staufenberg, Boström らによる症例)はあるが，差し当たって私の症例にほぼ一致するものとしては，Creutzfeldt の症例のみを取り上げたい…。

★11　中心前回，延髄と脊髄の運動性灰白質核，線条体と視床の前部，後部前額回，側頭葉皮質
★12　特に，Creutzfeldt 氏の好意により提供された2,3の標本の検索によってこの(私の)見解を確かなものにした。

まとめ

これまで確認し，詳しく論述したケースは，観察症例数が少ない，材料上の問題など，多くの欠陥がある。症例の症候論もほとんど正確に研究されていない。つまり患者の生存中に疾患過程特異性に気づいておらず，また重度の精神症状が急速進行性経過であったため十分な身体の検索もされていないからである。また解剖に際し，(疾患)過程の検索の方向性も進むべき道も展望できていなかったため，材料自体も(確固たる)目的も決まらず不完全なまま保存されていた。将来，臨床的・組織学的・解剖学的側面から，病態像の詳しい分析を加えることにより，これらのあらゆる問題，困難を回避できることであろう。とは言っても私の以上の叙述を通じて，さらに我々の経験が許す限り，(私の症例は)ある特有な疾患過程であり，1個の疾病単位であることを否定できないものであることを納得していただけたと信じております。　　　　　　　　　　　　　(A.M. Jakob)

〔**補遺**〕そうこうするうちに，さらにもう1例を検索する機会を得た。この症例については1921年のMed. Klin.にて発表の予定であり，この症例でも(私の)上記論述が確証された。　　　　　　　(A.M. Jakob)

＊Jakobの論文は81ページにも及ぶ大論文であり，上述したように詳細綿密な組織学的検討がなされ，個々の症例についての臨床症状の詳しい分析，他の著者の類似例との比較検討も慎重に行われている。訳者は本論文を通読した後，学問の厳しさに感動した。

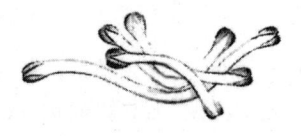

[抄訳]
Creutzfeldtの原典

1920年に初めて公刊されたCreutzfeldtの研究報告のタイトルは，"Über eine eigenartige herdförmige Erkrankung des Zentralnervensystems 中枢神経系の特有〈奇妙な？〉な病巣性１疾患について(予報)" ★13。

著者(所属)：Hans Gerhard Creutzfeldt〔ブレスラウ大学精神-神経科(部長　故 Alzheimer教授)，ドイツ国立精神医学研究所，ミュンヒエン〕

＊Creutzfeldtは報告の中で海綿状脳症の病理-解剖学的所見を，失調，錐体外路性運動症状，ミオクローヌスを合併する急速に進行する痴呆の臨床症状と対応させ，その病像をM.S.(多発硬化)から分離した。

　以下にCreutzfeldtの症例(全訳)を中心に，著者のコメント，討論，考察(前症例同様訳者が適当に抄訳)を紹介する。なお文中に訳者の簡単なコメントも挿入する。神経病理の詳細は省略。

論文緒言(全訳)

　以下に報告する症例は，すでにまとまった１つの疾患の病像を提示するものではない。症例はただ１例であり，症例の観察と検索の仕方が十分ではない。しかしこれが１個の特別な疾患過程であるということは，臨床経

★13　この研究の詳細はNissl-Alzheimerの組織学的，組織病理学的研究の中で発表予定である(追加版)。
G.Fischer, Jena：Zeitschrift für die gesamte Neurologie und Psychiatrie O.LVII

過の上で初めて明らかになった。こうして，本来ならおそらく主張された多くの疑問も投げかけられなかった。中枢神経系の組織変化とその広がりの確認に取り組むべき解剖学的な詳しい検索においても同じであった。多くの臨床症状の持つ意味から来る局在の問題については答えられないままである。したがって，この報告の目的は，私がこれまでどこにもその記載を見ることのできなかった奇妙な一疾患像（の存在）を示唆することであり，その臨床像の，他の痙性疾患との類似性は，おそらくこれまでそのようないくつかの近縁のケースが同じように間違った船籍で航行していたのではないかと考えられる。本症例は，また最初，多発硬化症(multiple Sklerose)と考えられていたが，経過を追ってみてはじめて，我々は診断を変更し，より全般的に把握せざるを得なくなった。結局，解剖と組織学的検索によって，特別で重篤な変化が臨床症状の基礎をなしている病的過程の発現であることがわかった。

Creutzfeldtの症例(全訳)

症例：女性患者，ベルタ E.

1913年6月20日，ブレスラウ大学神経科入院時には23歳であった(1890年12月8日シュレージエンのグルナウで生まれた)。彼女は5人同胞の末子であり，5人の同胞のうち2人は知的に正常とは言えず，以前精神病院にいたが，現在は家庭介護のもとにある。患者は9歳でコエッペルニッヒの孤児院に入り，16歳までそこにとどまった。これまで神経疾患の既往はない。この時から彼女はブレスラウのグーテン ヒルテンの修道院に移った。母親は1904年55歳で正体不明の病気で死亡し，神経病はなかった。修道院では彼女は子供っぽくてわがままで，いつも人形や子供の遊びに夢中で，活発であった。作業は熱心にした。大学病院に入院する2年前，彼女はやせたいという口実によって，食事を暫く拒否した。彼女はいつも何か煮え切らない態度で，概して外からの影響を受けやすかった。

歩行は奇妙にもたもたと不器用であった。入院1年前，1912年の6月下旬から8月初旬まで皮膚科の見解によれば，ヒステリー性落葉状皮膚炎 (Dermatitis exfoliativa hysterica)のためブレスラウ大学病院皮膚科で治療を受けた。皮膚炎は最初左右対称性に顔面，両手，その後会陰部と両足に出現した。患者によれば，皮膚病は入院の8週間前にはあったと言う。両脚痙性(引きつり)症状，膝蓋クローヌス，足部クローヌスがみられた。全身の振戦があり，ババンスキー徴候は入院時陰性，退院時弱いながらも明らかに誘発可能であった。診察後，患者はヒステリー大発作を来すが，用心して倒れ，脚を硬直させ，完全な Arc de cercle(ヒステリー弓，弓形に反り返る)を示す。発作後は何の痙性(引きつり)症状もみられなかった。硬直した歩行や交互に出現する痙性(引きつり)症状は積極的に慰めてやることで大抵は消退させることができるようであった。卵巣痛(Charcot)が顕著であった。

　退院後，修道院で硬直歩行が目立ったが，次第に改善された。1913年5月患者は再び動揺しながら不安定な歩きをし始めた。さらに精神的変化が現れてき，もはや食事を取ろうともせず，風呂にも入らず，自分自身に無関心で，不潔になってきた。心臓のあたりに圧迫感を訴え，左側に傾き，手を心臓部へ押し付けるような奇妙な姿勢を取る。歩行の不安定は急速に増強する。入院14日前に患者は立ち上がろうとして倒れたが，意識は失わなかった。月経は不規則で，数週間来子宮出血があり，熱はない。入院3日前患者は突然大声で，姉が死んだと叫ぶ，「自分のせいで死んだ，悪魔が憑いている，自分も死んでいる，犠牲になりたい」と述べた。入院前夜は非常に興奮し，しゃべりまくり，笑い，歌う。彼女から了解できるような返答を得るのは稀であった。

　所見と経過　患者は中肉中背で，やせ気味，支えがなければ歩くことも立つこともできない。顔面筋が絶えず引きつる，腕にチック様の攣縮。企図振戦がある。瞳孔の対光反射，輻湊反射迅速，著明な眼振を認める。骨膜反射，腱反射昂進，ババンスキー徴候両側陽性，腹壁反射容易に消失する(弱々しい)。全身の知覚過敏，痛覚過敏あり。腕と脚の筋肉肥大，失調

なし，場所によって非常に変わりやすい部分的な拒絶傾向，月経時の出血が多い。体温38.9℃，患者の注意を集中させることが非常に難しい，言語は全く散乱(inkohärent)，時空間の見当識なし，今も生まれ故郷(グーテンヒルテン)にいると思っている。言葉はやや途切れる(staccato，断続的)。気分は変わりやすく，多幸的である。全般的に患者は無欲的(apathisch)で，昏蒙様(benommen)である。質問に対する返答は全く散乱しており，知的機能テストはごく単純な問題に限られる。了解は非常に遅く，明らかな保続がある。

　観察していると，行動に多くの変化がみられる。時には幼児的態度がみられ，冗談を言う時もある。しかし，観念が奔逸し，全く皮相的ではある。例えば時計の金色を見て，"金と銀"を思い付き，"とても好きです"と言う。しばしば気が抜けているように見え，様々に渋面を作る。また断綴した言語に注意を向けさせるかのように奇妙に気取ったしゃべり方をする。意味のない笑い発作が頻繁に起こる。短時間目覚めているように見える時でも注意力はもとのように容易に減退する。当意即答や場当たり的行動があり，時にはカタレプシーのような症状がみられる。攣縮はしばしば非自発性(pseudospontan)のものと考えられ，これは時に上肢や顔面に著明に，ある時は下肢により強くみられる。眼球振盪など身体症状は絶えず変化し，何日も眼球振盪がみられないことがある。そのままにしておくと，患者は全く無欲状態で，その間運動性興奮状態が起こる。例えば何日にもわたって叫び，話しかけると以前の看護婦の名前を大声で言う。その後再びひどい混迷状態が出現。会話可能になったかと思うと，大抵突然，支離滅裂な当意即答を示す。何か読ませようとすると，もう何も読めませんという。突然精神の働きが止まったようである。7月中旬には状態がますます悪化，ある時は左に，ある時には右に強い皮質性の攣縮が絶えずみられる。痙性麻痺は一様にはっきりする。一方，最初患者は時に支えられると2,3歩歩くことができた。痛覚過敏が再び強くなる，周囲の人に対する人物誤認があり，2,3度反響行為がみられ，保続，常同姿勢を伴う反響言語もみられる。眼科の診察の結果(乳頭の)外側方脱色(?)が確認され

た。顔面，腕，手の筋肉の過緊張現象が脚のそれに比べて強く目立つ。8月初め一種のけいれん重積が出現。特に左顔面半分と左腕を襲う皮質性の攣縮が突然出現し，しばしばそれに緊張期が続いて起こる。けいれんはより緊張性のものとなる。目は据わっており，表情がない。反応は痛み刺激に対してのみ保たれている。

　8月6日，右腕の間代性攣縮で始まる正真正銘のけいれん発作が現れ，右顔面にも及び，左側では肩，胸部，顔面の領域に軽い筋肉の攣縮がみられるだけであり，夕方ごろ最初の発作と似た2回目の発作が続く。続く何日は，ある時は右側のみ，ある時は両側に出現する間断なく続く皮質性攣縮を示し，患者は重篤な昏蒙状態で横臥している。時々攣縮は全身性に現れ，真のてんかん発作のそれに似ている。同時期に左耳の周辺で，およそ三叉神経第三枝の領域に相当して多形性水疱性紅斑が現れ，その最初の兆候は純粋に水疱性のヘルペス様であった。死の前の最後の数時間に昏蒙状態が進み，嚥下が障害され，1913年8月11日にけいれん重積状態で死が訪れる(23歳)。

　腰椎穿刺では1mlに一度は2個，一度は7個のリンパ球がみられた。蛋白の病的増加はなく，血液と髄液中のワッセルマン反応は2回とも陰性であった。

（以下は抄訳）

　眼球振盪，乳頭の外縁部の稀白化傾向，痙性麻痺，腹壁反射減退，古典的ではないが企図振戦，断綴性言語，強迫笑い，シューブ性経過などの身体所見からまず多発性硬化を疑ったが，やがてその考えを断念したのは，瞬発性の攣縮，偽性自発運動のような運動性皮質刺激症状や知覚過敏，痛覚過敏のような刺激症状の出現のためである。確かにmultiple Skleroseにおいても皮質性由来の印象を与える刺激現象の記載はある(Gassenbauer)が，これは多発硬化を肯定するというよりはむしろ否定するために用いられるほど散発的なものである。特に，身体症状と精神症状の共存と並行は皮質自身が冒されていることを示唆。したがってまず灰白質に主

座をもつ中枢器官の病巣性疾患に限定せざるを得ない。アメンティア様の精神症状(せん妄症状, "思考"の散乱, 協調障害, 当意即答, 時折みられる混迷状態, 昏蒙)は症候性精神病として把握できる。さらに精神的機構の純粋運動性機構への独特な流動は両者の緊密な関係を推測させる。原因については詳しいことはわかっていない, 遺伝素質も感染や中毒による外因も証明されない。

　(全身解剖が行われ, 中枢神経系の精細な組織検索がなされたが, 詳細は省略する。)

Creutzfeldtによる本症(本患者)の中枢神経系組織所見のまとめ(抄訳)

① 非炎症性過程である。あらゆる血管の滲出性現象を欠く。
② 中枢神経系の灰白質における神経実質の疾患である。
③ 神経実質の病巣には, a. Gliaherde(神経細胞の脱落がグリアによって置き換えられている), b. gefäßreiche Herde mit lebhaften Gefäßproliferation(これは後に, 四方八方へ何重にも蛇行し, またらせん状に巻き付いた血管が病巣を占めるようになる)の2種類がある。
④ 病巣の広がりから見れば, 広範なものと粟粒病巣に区別され, 後者は冒された灰白質(皮質, 大脳基底核領域, 脊髄灰白質)の至るところにみられる。
⑤ 病巣性変化とびまん性の変化が形態学的に分離できるとしても, 両者は病態生理学的には間違いなく緊密な関係にある。ただこの2つの過程のうちどちらが原因で, どちらが結果であるかは不明。
⑥ いずれにせよ, この疾患の成立には, 炎症性のものも中毒性のものも, 臨床的にも解剖学的にも関わってはいない。
⑦ 狭い意味での遺伝も関係はない。また家族性かどうかは, 同胞2人が知的に正常ではないという事実からだけでは結論は引き出せない。しかし, この事実からは何らかの遺伝素因があるのではないかと考えられている。
⑧ また, 錐体路の出発点である皮質がこの重度の病変の部位であるのは

確かであろう。
⑨ 疾病の始まりを確定する材料がない。16歳以前には，すでに歩行障害があったことは間違いない。20歳で最初のシューブが現れ，21歳で次のシューブの出現があり，これが死につながる。シューブの間には回復もみられ，解剖学的に見ても古い病巣と新鮮病巣がこれを証明している。
⑩ 持続性の発熱は，生体の細胞崩壊産物の氾濫による一種の吸収熱と考えられる。
⑪ 死の転帰は，運動領域が冒されたための重度のけいれん状態によるものである。

　鑑別診断としては，multiple Sklerose のみが考慮されよう。しかしこれも本例では皮質の刺激症状が前景にあることから，除外できよう。当然解剖学的にもその違いは明らかである………。また Arteriosklerose (動脈硬化症)に現れる病巣性過程とも，血管に atheromatöse Veränderungen(粥状変化)を欠くことから鑑別可能である………。

まとめ
　本女性患者は，青年期に発症した疾病過程であり，次のような特性により特徴づけられる。
① 原因不明(おそらく家族性素因)
② 寛解を伴うシューブ性経過
③ 運動領域と知覚中枢における皮質性症状(スパスムスと痛覚過敏)
④ 精神運動性現象優位のアメンティア様精神症状
⑤ 進行性経過
⑥ 大脳皮質神経組織の非炎症性病巣性崩壊と，神経細胞貪食と修復性のグリア増殖を伴う(一部血管増殖も)
⑦ ほとんど全灰白質領域にみられる細胞脱落を伴う非炎症性びまん性細胞病変

以上がこの特有な(奇妙な)疾患像の主たる特徴である。私は所見の単なる叙述だけに限った。個々の散発症例がどこに帰属するかがまだ明らかになっていないと思われるからで，不確かな解釈によって，類似症例の研究にあまりにも乏しい手掛かりを伝えたくないからである。とは言っても，ここに，新しい観察と関連して，これまで記載されたことのない一疾患像の提起が思われる2,3の重要な特徴と標識を発見したと信ずる。

● 文　献

1) Creutzfeldt HG：Über eine eigenartige herdförmige Erkrankung des Zentral nervensystems. Zeitschrift für die gesamte Neurologie und Psychiatrie 57：1-18, 1920.
2) Jakob AM：Über eigenartige Erkrankungen des Zentralnervensystems mit bemerkenswertem anatomischen Befunde(spastische Pseudosklerose-Encephalomyelopathie mit disseminierten Degenerationsherden). Zeitschrift für die gesamte Neurologie und Psychiatrie 64：147-228, 1921.

第4章
パラノイア

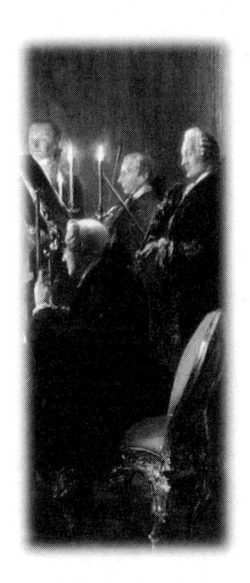

はじめに

　パラノイア問題は精神病理学一般の基本であるにもかかわらず，現代精神医学においてはほとんど議論されていない。いや忘れられているといっても過言ではあるまい。パラノイアとは一体何なのか。その概念はヒポクラテス前の時代に始まり，20世紀半ばに至るまで様々な学者により，様々に定義されたが，未だパラノイアの本質に関する一致した見解はなく，その視点が異なればパラノイア理解に大きな懸隔もみられる。操作診断においては極めて曖昧にしかとらえられていない。

　Kraepelin は長年の思索の結果，彼の教科書第8版(1915)で，「…パラノイア概念を規定しようとするならば，…それは内的原因で起こり，連続して徐々に進行し，何ものにも揺らぐことがない妄想体系への発展であろう。その際，思考，意志，行為の明晰さと秩序は保たれているが，全人生観の深刻な変化や，環境に対する立場の狂い(Verrückung)が起こる。これを Verrücktheit(偏執狂)と呼ぶのが望ましい…」と定式化した。これが現在でも，一番我々の日常臨床でのパラノイア理解の助けとなるのではなかろうか。妄想研究に関してはドイツ，フランスが両雄といえるが，主題追究の深さ，研究者の広がりからすればドイツに軍配が上がるといえよう。ドイツでは Paranoia，フランスでは妄想(病)(délires)として，いずれも分裂病から区別している。

　以上を前提とした上で，パラノイア問題を語る場合，どうしても R. Gaupp と彼による鑑定症例 Ernst Wagner(ヴァークナー，1874-1938)に触れなければならない。ヴァークナーがおよそ90年前に起こした，妄想に基づく大量殺戮と広範な放火事件は当時の世間を震撼させた。39歳の教養ある教師ヴァークナーによるこの犯行は彼の友人，知人，世間にとって晴天の霹靂であった。彼は Gaupp 教授の鑑定により無罪となり，その後一生を精神病院で過ごすことになる。Gaupp はこのケースの個人病歴を当人の死まで24年余にわたって追究していった。Gaupp 畢生の仕事と

いえるであろう。ヴァークナーはまさにパラノイアの原型といえる。

　本症例紹介の重要な意義は，ヴァークナーの鑑定結果に関する種々の議論は別として，現在世界的現象として，動機の不可解な，残忍，陰湿な殺傷事件の頻発があり，当事者に精神障害の疑いがあれば，犯行当事者の責任能力をめぐる問題や触法精神障害患者処遇の問題があるからである。

　ヴァークナーの事件については，故村上仁先生がその著作"精神病理学論集Ⅰ"の「パラノイア問題について」の中で，約1ページほど犯行の粗筋を紹介されている以外は見当たらないようである。筆者はGauppによるヴァークナーの238ページにも及ぶ単行本で鑑定書を読む機会があったので，以下に抄訳を紹介する。

　なお原著タイトルは，"Der Fall Wagner：Ein ärztliches Gutachten. Zugleich eine kriminalpsychologische und psychische Studie von Prof. Dr. Robert Gaupp, Tübingen, (1914) Springer, Berlin"である。

　ヴァークナーが生まれ育ち，教育を受け，職務についた土地，犯行の舞台となった土地やそれと関係する地域などはすべて南西ドイツにあり，南ドイツ第2の都会であり，メルセデス・ベンツ，ポルシェの町として有名であるシュトゥットガルトを中心として，およそ半径20km以内に位置する小さな村々や町である。シュトゥットガルトの少し南に後にテュービンゲン学派で有名になる小さな大学町テュービンゲンがある。

Robert Gaupp(1870-1953)の生涯

　シュトゥットガルトのギムナジウムを卒業後，1888～1894年，テュービンゲンで医学を修得する。その間彼は哲学にも興味を向けた。友人のBonhoefferの勧めで彼は1894年ブレスラウ大学神経科のWernickeの所に行き，そこで極めて徹底した診察技術，臨床体系，形態学を学んだ。1897年父親の希望でヴュルテンベルク州のツビーファルテン精神病院へ呼び戻されるが，わずか3か月で辞め，ブレスラウへ戻り，そこで2年後神経科を開業する。ここでの数年間に，Gauppの研究姿勢はWernicke

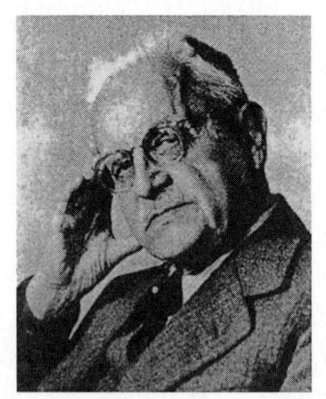

図 4-1　Robert Gaupp (1870-1953)
写真：Nervenarzt 1996 年 3 月号より転載．

の解剖・生理学的観点から Kraepelin のいう臨床精神医学的研究へ転換した．1900 年 12 月 Kraepelin は Gaupp を教授の資格獲得のためにハイデルベルクへ連れていった．Kraepelin は，1900 年に Gaupp が編集を引き受けていた"神経学中央誌 Zentralblatt für Nervenheilkunde"掲載の Gaupp の論文と批判記事により Gaupp の変化を感じていた．Gaupp は 1901 年"渇酒症 Dipsomanie"という著書で教授資格を得た．彼は 1904 年，35 歳の若さでテュービンゲンへの招聘を受ける．

　ここで Gaupp は，大都会ブレスラウ滞在時よりはるかに，疾患の形態と経過に関する病前性格と生活史の問題に触れる機会が多くなった．というのは，ここの患者の一部は生粋のヴュルテンベルク人であり，Gaupp がより親しく知ることになった家族の出身者であったからである．1914 年，彼は妻と 4 人の子供を殺害し，その後彼の故郷に火をつけ，さらに捕らえられるまでに多くの人間を射殺した教頭ヴァークナーを鑑定する．精神病者をその内面から理解し，その人生の精神の法則性に従おうとした Gaupp にとって，ヴァークナーの深奥にある思考と感情，その復讐と破壊計画を記述したその自伝は，彼の学識の源泉の 1 つであった．また，その自伝は 1914 年，1920〜21 年，1926 年，さらにもう一度 1938 年にヴァークナーについて出版するという彼の生産性の源でもあった．第一次世界

大戦中と戦後に書かれた"戦争神経症"についての論文でも，Gauppは参戦者の精神障害は身体の戦傷だけではなく，疲弊や驚愕のような情動も原因である，と主張した。

　Gauppは1936年の引退後，研究や講演でWernickeとKraepelinの学説を統合した。テュービンゲンでの就任講演にみられた心理主義者と身体主義者との間を仲介する立場は時代を超えて通用するようである。一方で大脳に関する知識の増加を評価し，他方，人間の主体面である知覚，感情，観念，意思表示がいかにそれ（大脳自身）とは異なっているかを強調した。1953年8月30日にシュトゥットガルトに没した。

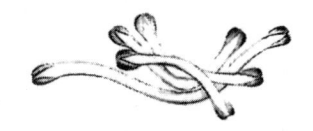

［抄訳］
パラノイアの原典

Robert Gaupp : Der Fall Wagner : Ein ärztliches Gutachten. Zugleich eine kriminalpsychologische und psychische Studie. Springer, Berlin, 1914 より

症例：ヴァークナー E. (1874-1938)

犯行事実（全訳）

　1913年9月3日から4日にかけての夜半，ちょうど夜が白み始めた早朝5時頃，前科のない教頭 Ernst Wagner（エルンスト・ヴァークナー）はデーガーロッホ（以下 Deg.）の自宅で彼の妻と4人の子供を殺害した。この犯行の前日には夕方9時頃まで，この家の持ち主で未亡人のS婦人，

彼の家族と共に一見平和に庭で夕食をし，暖かい夏の日の夕闇を称賛しつつ，未亡人の娘に彼の体育の講義に必要な書物のことについて尋ねていた。この残虐な殺人行為の実行には証人がいなかった。犯行がどのように行われたかについては被疑者の陳述に頼るしかなかった。

ヴァークナーの陳述によれば，彼は夕方9時頃，家族と共に床に就くために引き上げて行った。彼はすでに何年も所有していた長い堅固な短剣と棍棒を犯行に使った。彼がこの2つの武器を夕方にはすでに枕の下に置いていたのか，あるいは朝早く2つを寝室に持ち込んだのか，定かではない。この点について，ヴァークナーの記憶ははっきりしない。

後になって彼は明らかな状況を思い出した。つまり彼は妻を殺害する前にすでにベッドから離れていて，一度しばらく妻を眠りから覚ましていた。犯行直前の朝方ベッドから立ち上がり，棍棒で頭部を殴打して意識を失わせ，続いて頸部や胸部への多くの深い刺し傷によって彼女を殺害した。この刺し傷が大きな頸部の刺傷，心嚢や心臓，肺の重篤な損傷を引き起こした。遺体の法医解剖の結果によると，死は急速であったに違いない。死者はまた腕や左の母指に傷を負っていた，という事情から妻は抵抗したと推測されうる。意識の有無は確認されなかった。ヴァークナー自身，彼女は意識を吹き返すことなく死亡した，と断言している 。死体が発見された状況は(左脚がベッドの端から垂れ下がり)，何らかの争いが起こっていたかどうかについての確かな判断を許さない。しかし私にとっては，ヴァークナーの陳述を何としてでも疑う，という根拠はない。ここで彼自身の陳述に従えば，ただパジャマと靴下のみを付けて，彼は手に短刀をもってまず2人の息子ロベルト(Ro.)とリヒャルト(R.)の寝室へ入り，2人の肺，心臓，頸部に多くの重い傷を負わせ殺害した。解剖記録から，ここでも失血により急速な結末(死)が起こったに違いない，ということである。彼は台所を通って2人の娘クラ(K.)とエルザ(E.)の寝室に入り，2人も心臓と頸部を刺創し，間違いなく即死した。上の娘K.は重傷を負ったとき意識があった，という記録にみられる仮定の当否は不明である。たとえ深い眠りにあったとしても，突然強い痛みが加われば抵抗する。子供

たちあるいはそのうちの1人にも刺す前に気を失わせる目的で一撃を加えた，というヴァークナーの最初の陳述を，彼は後になって，しっかり覚えていないと表現している。ただ確かに，妻を刺す前には，彼女に抵抗させないように気を失わせた，と述べている。ヴァークナーはベッドカバーをそれぞれ遺体の顔と体の上にかけた（彼は家族全員を彼らが寝ている間に殺害したのである）。

遺体は9月5日の午前，警察官によって発見された。

血糊の付いたパジャマがヴァークナーのベッドに投げ置かれていたのが部屋の実地検分の際，発見された。体を洗い，服を着，短剣は付着した血液を拭うことなく飾り棚の引き出しに入れ，3挺の鉄砲，500個以上の十分な弾薬と鉄の棒を上の屋根裏部屋からとってきて，妻の黒いベール，革の帯，縁なし帽子，シュヴァーベンアルプ登山協会カードの切り抜きなどを旅行鞄に入れた。ただ小型の連発ピストルだけは上着のポケットに突っ込み，家を後にした。住居の中の各部屋は9月5日警察当局によって捜索された時には，全くきれいに片づけられており，部屋はすべて施錠され，カーテンは降ろされ，窓は閉じられ，ベッドにはカバーがかけられていた。

ヴァークナーは家を後にする前に，小さい石盤にしっかりした字体で以下のように書き残し，それを廊下側のドアの前に吊るしておいた。「ルートビッヒスブルク辺りへ遠出してきます」。さらにS婦人のため同じような小さな石盤に2,3の言葉を書きつけ，1.5リットルのミルクを注文し，そこに35プフェニッヒを添えておいた。その後彼は材木小屋から自転車を出し，銃火器と弾薬で重くなった旅行鞄を前輪の前にしっかりと結び付けて，ブドウ畑を下りシュトゥットガルトに向かって走るつもりであった。駅で自転車を旅客手荷物として預け，8時1分発のルートビッヒスブルク行きの汽車に乗った。途中，彼は一緒に持ってきた2つのモーゼルピストルの1つを(万が一 Deg. での殺人が発見された時のことを考えて)，万一の逮捕に備えて身を護るため，鞄から取り出した。駅で何も疑いがかけられなかったので，彼は駅のトイレに入りピストルを再び旅行鞄に納

め,自転車を手荷物預かり所に預けた。そして手に鞄を持ってゆっくりと町へと歩いていった。途中で彼はある店でリュックサックを買ったが,店の革細工職人 K. にとってはよい印象こそ与え,決して取り乱したようなところはなかったと語っている。それから彼は城の庭を通り,庭にある長椅子の1つに座り,旅行鞄から中のものの一部を取り出し,リュックサックに詰め替えた。C. 醸造所まで歩いていき,そこでハムを挟んだパンを食べ,グラス1杯のミネラルウォーターを飲んだ。彼は再びお城の中庭を通って,ゆっくりとエグロスハイム(Eg.)に向けて出発した。

　11時頃,兄に会おうと兄の家に行ったが,彼はおらず,兄の妻(M. ヴァークナー婦人)には会ったらしい。彼女とは見たところ穏やかに自分の家族の話をし,何の疑いも抱かせなかった。彼女に語ったところでは,今からミュールハウゼン(Mhl.)へ子供4人を迎えにいくところだが,シャツが汗だらけなので新しいのをほしいと言った。彼女が後に語ったところでは,義弟のシャツは「まさしく水に浸かっていた」ようだったと。彼女は,彼に何か食べ物を与えようとしたが,彼は何も受け取らなかった。代わりに750 cc のビールを飲み,彼女に3マルクを渡した。

　その後,彼は甥にウサギ小屋を見せてもらった。M. ヴァークナー婦人の述べるところでは甥はヴァークナーを怖がっていたという。彼女が不審に思ったのは,彼女の家をぶらぶらと見て回り,家全体を詳しく検分し,荷物は終始手から離さず,一時も目を離さなかったことである。したがって姉にとって,彼はいささか興奮しており,不気味に映ったと後になって述べている。彼はまた彼女と,最近あまりにも安く売りすぎた両親の実家について話をした。ヴァークナー家は全くついていない…。やがて彼は1人になった瞬間に,旅行鞄あるいはリュックサックに入れていた上着に隠していたタバコの箱から228個の弾薬を取り出し,それを家のそばにある庭のウサギ小屋の上の麦わらや,あるいは干し草の中に隠した。姉には,帰りが遅くなったら,彼女の所に泊まりたい,夜遅くなるかもしれないから家を開けておいてほしいと言った。こうして,普段は甥の1人が寝ている屋根裏の1部屋を彼のため空けておくことになった。カギの保管場所を

教えてもらった。

　出かける際，彼はずぶぬれになった自分自身のシャツを義理の姉から借りた兄のメリヤスシャツの上に羽織り，古いカラーが汗で濡れてしまったので，道中前もって買っておいた新しいワイシャツのカラーを付けた。旅行鞄は兄の2人の子供に手押し車で駅まで運んでもらった。リュックサックは自分で持った。姪の E. が駅まで付いて来てくれ，道々彼は姪のダンス教室のことを話題にした。そしてまだ汽車には時間があったので，彼は駅のホテル内の喫茶店でコーヒーを1杯飲み，自転車でビーティッヒハイムへ向かう予定は諦め，13 時の汽車でビーティッヒハイムへ向かった。

　汽車の中で，彼は Deg. の家主の未亡人 S. あてにしっかりした筆跡で，以下のような1枚のはがきを書いた(駅頭でおそらく書いたのでは？)。「何の意味もないと知りながらも失礼します。あれ以外に方法がありませんでした。E. ヴァークナー」

　はがきは午後遅くなってグロースザクセンハイムで投函された。ビーティッヒハイムでは彼はまず手荷物を預け，自転車でグロースザクセンハイムへ向かった，そこで彼は姉の B. と，Z. にいる義理の兄 H.M., Deg. の校長，シュトゥットガルトの年金局，シュトゥットガルトの新日刊紙 (Neues Tagesblatt) の編集部，E. にいる X 教授，S. にいる教頭 H, M. にいる義理の兄 B. あてにそれぞれ手紙を書き，投函した。そして彼は山裾の町ビッシンゲンを経てビーティッヒハイムの駅へ引き返し，"偵察旅行"を行った。

　この自転車の旅は彼を非常に疲れさせたらしい。ビーティッヒハイムの駅で彼は旅行鞄を取り，町へ入り，自転車を自転車屋へ持っていき，悪い所を修繕してもらった，その後郵便局に行って，原稿の包みを営林署員 S. と X. 教授あてに送った。そして彼はなお短時間，居酒屋「冠亭」に立ち寄り，果物少しと一切れのケーキを食べ，250 cc のワインを注文した。しかし後で彼は全部は飲まなかったと主張している。夕方7時直後，彼はビーティッヒハイムを後にした。途中激しいのどの渇きに襲われ，しばしば水を飲まねばならなかった。彼はグロースザクセンハイム，ゼルスハイ

ム，ヴァイヒンゲン，クライングラットバッハ，イリンゲンを経て Mhl. の高地に達した．Gr. ではさらに 2,3 通の手紙を投函した．彼が Mhl. の高地に到着したのは夜 11 時頃であった．そこで出会ったミュールアッカ出身の補助監視員 F. に，「そこにいるのは誰だ」と誰何されたとき，ヴァークナーは何も答えず，そのままイリンゲンに向かって進んだ．彼は前もってとうもろこし畑に置いておいた自転車を取りにいき，皮バンドを身体にしっかり巻き付け，モーゼルピストルの 1 挺を上着の下に隠した，一方，別のピストル，弾薬，カギ釘，やすり，黒いベールを手荷物入れに入れた．そして持ってきた縁なし帽子をかぶった．その時，雨が激しく降り出したことが彼にとってはわずらわしく，いやであった．

「それはちょうど私に当てこすっているようで，恨めしく，無性に腹が立ちました」と彼は後に述べている．

自転車，これまでかぶっていたフェルト帽，小型ピストルなどはとうもろこし畑に残した後，Mhl. の村を歩いて抜け（お城の狭い道を抜け，エンツ河を経て，エンツ小路を通り水車小屋の上の橋を渡る），ロースバックヴァイヒンゲン（R-V.）の道を抜け，その下に位置する高地まで達した．そこにある 1 本の電話用の電柱の所で足を止め，手提げ鞄を開き，その中から何本かの鉄のカギ釘を取り出し，それを 1 本ずつ 50 cm 間隔で電柱に打ち込もうとした．つまり Mhl. とその他の駅（中継地点）ミュールアッカ，ビーティッヒハイムの電話連絡を断つために電柱に登り，電話線をやすりで切断するためであった．しかし，犯行前の 3 週間前の散歩の折下見したよりは高く見え，彼自身ずぶ濡れであり，2 番目の電柱は計画の実行が難しそうだったので，その計画を諦め，道具を投げ出し，旅行鞄を持って Mhl. 村に引き返し，そこの噴水から帽子で水を汲み，その水を飲んだ．

そして学園通りにある納屋に入り，次なる行動に備えて身支度をしようと思った．その時，彼は 2 つ持っていた大きなモーゼルピストルの 1 つがないことに気づき，村を通って最初の電柱の所まで引き返し，ピストルを発見し，上の村と呼ばれている Mhl. 村へとって返し，そこで百姓 M.,

B., W., N. 4軒の納屋に火を放った。これらの納屋の持ち主は彼の知らない人たちであった。放火に当たって，彼はガソリンライターを使った。

彼は村を歩き始めた。顔の下半分を黒いベールで覆い，腰の革バンドに大きなモーゼルピストルを左右に1挺ずつ固定して，弾薬は妻のハンドバッグに入れていた。この恐ろしい歩みの1つひとつの行程はそれぞれ書類に記載されている。

ヴァークナーの記憶は完全ではないが，確かなのは，彼は4か所で火を放ち，S.家所有の居酒屋旅館「鷲亭」に火をつけ，彼の目に入った男性はすべて所持していたモーゼルピストルで無差別に射殺した。そのほとんどは数メートルの距離からであった。それは通りでばったり出会った人々であれ，住居の窓から見えた人であれ，無関係であった。通りに走り出てきたL.夫人と村長夫人だけは撃たなかった。対して彼が確信をもって言ったことは，意図に反し，2人の女の子，さらに21歳の女性，2人の婦人，2頭の家畜に命中したということである。F.夫人に近づきながら彼は，途切れ途切れの言葉で校長はどこにいるかと尋ねた。すると彼女は不安のあまり近くにいた何人かの男性を指し，そして「あそこに歩いている人です」と言った。F.夫人には彼は何もしなかった。

ここではこれ以上の詳細は述べないが，負傷者のうち8人はまもなく死亡し，12人が重傷であったことに言及すれば十分であろう。重傷者のうち1人は2,3時間後に死亡した。射殺された者のうち2,3人は何発もの銃弾を受けていた。即死したのは8人であった。

そのほとんどが心臓近くに銃弾を受けていた。負傷者の1人は，9月5日に死亡したが，その他の10人は負傷ですんだ。負傷者の一部は完全回復した。その他の人たちは9週間後でもなお全く就労不能であった。一方，B.夫人と警察署の小使い氏は限定就労可能であった。2頭の家畜は即死であった。この恐るべき殺戮行為のさなか，ヴァークナーは興奮していて，さらにそれぞれ10発ずつ入れていたピストルを2挺とも空撃ちしていたことを見過ごしていた。

その機に，彼は勇敢な男たち，警察署の小使いK.，鉄道夫B.，Chr.M.

らによって取り押さえられた。彼は顔面に2つパンチを食らい，彼の左手は潰された。B. がツルハシで彼の手からモーゼルピストルをたたき落とした際，右手に重傷を負った。彼は床に倒れ，当初は意識を失っていたので，死んだものとみられていた。B. は革バンドに固定されていた細長い，空のモーゼルピストルを彼から取り上げた。198個の未使用の弾薬が発見された（さらにライター，長い鋭く尖った鉄のカギ釘，ナイフ，黒い女性用のベール，レンズのない曲った眼鏡の枠，黒い絹製のリゾート用帽子，小型ピストルの入ったリュックサック，腕輪のついた短い黒い棍棒）。駐留司令官 D. は彼が夜中2時頭部，両腕，両手に傷を負って道端に斜めに横たわっているところを発見した。ヴァークナーにはまだ息があり，両目を開けていたので，彼は空家となっている貧民救済院へ運び込まれた。その折，激昂した多くの住民が威嚇的態度を取った。ヴァークナーを住民から守るため，ヴァークナーは多くの地方警察官に保護されなければならなかった。当人は両足を縛られマットの上に横にされていた。「鷲亭」の主人は彼が義理の弟であることに気づいた。火災は偶然近所に駐留していた軍の助けで消火された。その時にはすでに5棟の母屋と2,3の別棟が火災の犠牲になっていた。

　ヴァークナーが再び意識を取り戻したとき，その犯行の動機についてのあらゆる陳述を拒否し，ヴァイヒンゲンでしゃべると述べた。この陳述拒否は警察当局を蔑視しているためではなく，彼はヴァイヒンゲンに行ってしゃべるのが正しいことだと思っていると。自分を長く Mhl. に置いておくべきではない，そうしなければ自分は病気になるかもしれない，と言う。ただし，警察官 S. には直ちに自分は Deg. で自分の家族を殴打して気を失わせ，短刀で刺し殺したと供述している。これはその後すぐ Deg. からの電話で確認された。また彼は，最後に自分も命を断つつもりであったとほのめかしたが，これはもはやできなくなった，と述べる。彼はもはや生きていくつもりがないので，首を刎ねてもらうのがよい，と言う。「早く連れ去ってほしい，そうすればもう黙り込んだりはしません」と。最

寄りの上級当局の町エンツ河畔のヴァイヒンゲンへの移送は2,3時間後，9月5日の夕方に行われた。彼はヴァイヒンゲンの地区総合病院に搬送された。そこで傷の治療が行われ，潰れた左前腕部は切断された。ヴァークナーは右前額部にサーベルによる傷を受け，左頬部，上唇，下唇には殴打による傷，下顎にも殴られた傷があった。さらに歯が1本なくなっていた。右手の手背には1マルク大の皮膚創，それに小さい殴打創があり，それによって中指は切断され，中手骨と中指の間の関節は解放状態にあった。頸部，項，両肩には青斑を認めた。左前腕の切断後の傷は順調に治癒した。

1913年9月6日にヴァイヒンゲンの上級裁判官による最初の法廷尋問が行われた。当裁判官は，すでにMhl.での恐るべき夜にはヴァークナーは清明な意識状態であったと見ていた。彼はその行為の動機のメモをいろいろな宛名のもとへ送っており，このメモが手に入れば裁判所は事件の全容が解明でき，彼の同意はすぐに得られると聞き出していた。

9月6日の地区総合病院における尋問に際して，ヴァークナーはDeg.でどのように家族を殺害したかを述べ，その犯行の動機として12年前に遡る道徳上の過ち，すなわち獣姦を挙げた。この過ちが彼の良心の呵責となり，Mhl.やラーデルシュテッテンの人々の言葉や当てこすりから，彼らは彼の道徳上の過ちを知っている，と結論せざるを得なかった。その折彼らが示したというほくそ笑みが彼をいたく怒らせ，その後彼は家族を道連れにして，自分も命を断つ決心をした。しかし，彼のその過ちが知られたと思えたMhl.に復讐しようと考えた。

さらに，彼はいかにして犯行を計画し，いつから殺人と放火の意図をもっていたか，何がこれまで繰り返し犯行の実行を阻んだかを語り，書簡をX教授や友人のS.あてに送ったこと，彼の抑制により挫折した弟一家の殺戮やEg.の放火計画について説明した。ヴァークナーは勾留され，彼が数週間後にハイルブロンの未決勾留刑務所に送られるまでヴァイヒンゲンにとどまった。

予審判事は頻回の審理召喚を重ねながらヴァークナーの詳しい尋問を行った。さらに数多くの証人が喚問された。Mhl. と Rd. 地区の公務員，一般市民，多くの教師，ヴァークナーの上司らが犯行前のヴァークナーの具体的人物像について述べた。彼の文書類が集められ，それは1つの証拠となった。文書類の中には，3部に分けられた膨大なヴァークナーの自伝も含まれていたから，1人の人間の人物像の解明の資料としては完全に近いものと考えられた。また彼の陳述と比較した限りでは，ヴァークナーは決して取り繕ったりしないで事実を愛する稀な人間であり，陳述すべきでないと思えば，いかなる情報の提供も断固拒否すると明言している。こうして嘘のない陳述を行い，ずる賢く相手を欺こうという気もないため，彼の人物像の観察と判断は容易になる。

後で詳しく述べるが，数多くの証人尋問の中で一番特徴的だったのは，Rd., Mhl., Deg. のどこでも，誰一人として事件に関連した微細にわたる質問にもかかわらず，Mhl. でのヴァークナーの道徳，風紀上の過ちについて知る者はいなかったことである。その結果，わかったことは，まずヴァイヒンゲンでの上級裁判官の前での告白，X. 教授と森林監視官 S. への彼自身の自伝の送付と，シュトゥットガルトの"新日刊紙 Neues Tagblatt"への手紙などによって10年以上長く守ってきた秘密を暴露したのは彼自身であったということであった。これら証人尋問の結果は，彼の道徳上の過ちの結果被ったとする嘲笑，愚弄，迫害についての彼の告白と際立った対照をなしているので，ここに精神的病的過程が関与していると言って差しつかえない，という推測が浮上した。

こうして，ヴァイヒンゲンの行政担当医(1913年10月28日)も，さらに乞われてヴァークナーを診察する機会をもったハイルブロンの司法医(1913年10月30日)も，ヴァークナーは刑事訴訟法81条に則って精神状態観察のため，テュービンゲンの K. 精神病院に6週間まで入院させるべきであると申請した。法廷は K. 検事局と弁護士の希望に同調してこの申請に応じ，ヴァークナーは，11月11日，自動車でテュービンゲンに護送された。彼は1913年12月24日の朝までここにとどまり，その後ハイブ

ロンの拘置所に送り返された後，刑法手続きが取り下げられ，ヴィネンタール精神病院に引き渡された(1914年2月)。

＊次に鑑定人Gauppによる被鑑定人との対決が始まる。診察記録は34ページに及ぶが，紙幅の関係で，中略(点線部)を挟んで，ヴァークナーの人物が彷彿とされる程度に骨子部分の抽出訳を行う(ヴァークナーの連続2枚写真添付，Gauppによる鑑定書収載)。

テュービンゲン大学病院精神科での診察と観察
(1913年11月11日〜12月24日)

ヴァークナーは1913年11月11日の午前(大学病院)精神科に収容された。直ちに男性病棟の診察室に移され，私の教室の医師がいる前でまず私の診察を受けた。彼は直立し，威厳に満ちた姿勢で部屋に入ってきた。表情は非常にけわしく，いささかやつれていた。勧められて彼は椅子に腰かける，着衣はよく，清潔，意識清明，完全に見当識はあり，選び抜いた標準(ドイツ)語をしゃべるが，気取りはない。本精神科に滞在し，私にいろいろ話をして情報を与えてくれる気持ちがあるのかの問いに対し，彼は同意する。…自分の精神状態を調べるためにここにいることはわかっており，「自分は正常であり，列席している殿方の誰にも自分が精神病だという印象を与えないと確信している。自分の精神状態に疑問がもたれていることに気づくことはこれまで一度もありません」。

…彼は死刑が目前に迫っていることは理解し，またそれを望んでいる。

Mhl.の住民への憎しみと復讐心から殺人を行い，女子供は避けたかったが，夜だったから誰を撃つかわからなかった。女性が亡くなったのは気の毒だった…。後々，彼が女性や子供に暴行を加えた，と噂にならないよう望んでいた。家族は彼らをその恥と悲惨から護るために死ぬ運命にあった。

彼はMhl.に対する殺人と放火の計画を数年前から練っていた。計画は

考え抜かれ，完全に意識清明の状態で実行された。誰を殺害したのかはわからない，無差別に多くの人を殺す目的で Mhl. に向かった…最後に，彼は自殺するつもりであった。…「刑務所，精神病院へは行きたくなかった。妻には何の憎しみもありません。普段なら彼女はそのままにしておいたでしょう。もし前もって妻を殺さなかったなら4人の子供も殺すことはできなかった，と思います。Mhl. での動機は単に憎しみと復讐心にしかすぎなかったのです」。

普段，法律に基づいて生活している以上，憎しみと復讐心だけでは大量殺戮と放火の十分な動機ではない，という私の反論に対して，彼は人間の生命に対して全く違った価値観をもっている，と答えた。長年にわたって自分は死んで地獄に落ちる運命にあり，「皆，私を迫害しようとしていたので，いつも自殺を考えていた」。

…彼が12年前に Mhl. で獣姦(Sodomie)という風紀上の過ちを犯したこと，今や何年も前から世間でそのことが噂になり，嘲笑され，それについての皮肉を言うことで彼を追い詰めていると気付いた。…「それは話し方や当てこすりでわかり，多くの人の独特な笑いで感じ取れました。…Mhl. ではそのことが囁かれ，笑い者になっていました，居酒屋では冗談にまでなっていました。やがてそれは Rd. にまでも伝えられ，Deg. でも最近，多くの人がそのことについて知っているという印象をもちました。

「この中傷と迫害に決着をつける以外には，自分には逃げ道は残されていません。つまり私がいたところへ出向く以外は。しかし，家族を先に行かせなければなりませんでした…」。

一体その迫害というのは絶対確かなのか，という私の疑問に対し，彼は，「それほど自分の人生を台なしにされたくなかったし，そしてそのことを必ずしも信じていなかったなら，殺人を犯すという権利を不等に使用しなかったでしょう。…私はちゃんと聞いたのです，それを決して疑ってはいません。そのことが私の頭から離れませんでした。12年前からそれを耳にしていました，当てこすり，嫌みとかいったものです」。

そして彼は心からの興奮で震える，大きな声で続ける，「それ以上聞か

ないで下さい！…何も言うつもりはありません。私にとってすべてがあまりにも汚らわしく，淫らなことなのです。…もうしゃべるつもりはありませんし，…人々の侮蔑，軽蔑するような会話から聞き取ったことをしゃべる決心もつきません」。

当時その人たちはハッキリと彼の名前を挙げて彼を非難していたのか，という質問に対し，否定する…。ただいつも漠然としたもので，誰がそう考えていたのか，という疑いは生じなかった。

そういった自己救済を大声で叫ぶ前に，実際迫害されているという確信を得る義務があるのではないか，という疑問に対して，彼はすかさず，「いえ，そういった真相解明の試みを行うことは全く不可能でした」と反論した。

…彼の陳述だけからすると，実際あった(らしい)出来事について噂をしあい，嘲笑していたと思われる人々に対して復讐する権利があるのか，と尋ねられると，「その人たちは確かなことは知らなかったし，私が猥雑な行為をしたとき，そこには誰もいませんでした…」。

「それではそこに誰もいなかったとすれば，一体どうやってそのことを知ることができたのでしょう」とさらに質問すると，ヴァークナーは，おそらく彼の素振りからそれを見て取り，彼の性格から，彼は重い罪を担っていると気づいた，と言う。「最初は単なる憶測にしかすぎませんでした」。

彼は確かに耳の病気があったそうだから，聞き間違いをしたかもしれず，そのため思い違いが起こったのではないか，と尋ねると…

「この10年間，私は，それを目にし，耳で聞いたという妄想の中を駆け巡ってはいません。私は，人々の軽い笑いや目付きからそれを感じ取り，それを実際聞いたことには全く疑いを抱いてはいません。確かに，私は耳が悪く4年前に右側の中耳炎をやりました。しかし12年前のMhl.時代には耳の異常は感じませんでした。ですから私が勘違いした，ということは除外できます。人々が私の過ちを知らなかった，というのは正しくありません。ほとんどの人が嘘をついています…」。

…ハイブロンの予審裁判官によって Mhl., Rd., シュミーデンに住む多くの証人が事情を聴かれ，そのうち誰一人知っている人はいなかったのだがと間を置くと，ヴァークナーは不機嫌な調子で答える。

「誰も監視なんてできません，皆嘘つきだと思います。彼らは単に私をもっと苦しめようと，それ以上の面倒なことから逃れようとしているだけです」。

「…もし私が間違っているとしたら，それこそ恐ろしいことです。そうであるなら，私は長年妄想の中で生きていたことになり，私は不法行為を犯したことになります。しかし，私が聞き間違いをしたなんて考えられません」。…さらに低い声で付け加える。私(Gaupp)は，「もし世間中がこのことを知っていたとすると，それは家族の耳にも入っているはずだが」と，彼にほのめかしてみる…と彼はそれを否定する。

殺人を犯したり放火をし，法廷に引き出されることで迫害から逃れるという方法以外に良い方法はなかったのか，という質問に，

「そんなことは考えたことはありませんし，決して逮捕もさせなかったでしょう。そのためにいつもピストルを携えていました」と答える。

診察の最後に私は，教師という彼の職業に話題をもっていった。「…ある時は楽しく，ある時は嫌々仕事をしていました」とヴァークナーは述べる。「…宗教教育は好きでなかったので，…」病室に連れていかれる前に，彼は誇りをもった態度で，自信に満ち，しかし決して高慢ではない調子で，病院ではあらゆる規則に従うと約束する。逃げたり，自ら命を絶ったりはしません…。

彼が病棟へ連れていかれる前に，居並ぶ医師たちに一瞥を送りながら，「先生方皆さんは，私が精神病ではないという印象をもたれた，と思っております」と付け加えた。

ヴァークナーはベッド，机，椅子しかない個室に入れられ，……不平も言わず病院の規則には従った。彼はナイフとフォークのない食事やその受け渡しに苦情も言わなかった。医者や看護士に対していつも丁寧で，思いやりがあり，姿勢や挙措振る舞いは毅然とした教養ある男であった。…私

がそこで半時間ほど彼を訪ねたとき，…何か読みたい本があるか，と尋ねると頷く。しかし，キリスト教の新聞だけは見たくない，と願い出る。教養をつけるために，ひとり静かに何か真摯なものを読めればと思っていますが…そうなると何か良い小説でもお願いしたい。軽薄なものは望みません」と言った。

その後すぐ病棟医が彼の身体検査をした，…対話している中で，彼は病棟医に，「先生，先生方が私の精神状態についてどうお考えか，お尋ねするのは，本来非常に無礼なことでしょうか？」と聞いてきた。

ヴァークナーは病棟でも自ら犯した犯罪，その準備について事細かに率直に腹蔵なく述べた。…驚いたのは，彼の行為の報告が，彼がここ病院で語ったことと，予審裁判官調書と文字通りほとんど正確に一致していることである。…ただ彼の文学上の業績に関しては以前よりやや控えめであったように思えた。彼はゲーテとシラーを同列に並べるのを断固として拒否したが…自分の詩作は文学的に価値あるものであり，内面的にも体験しているから心理学的にも真実である，と言って譲らない。…血塗られた行為によって彼の民族浄化思想を実現させる考えは毛頭なかったし…彼の人生の苦悩に満ちた12年は彼の悲観論を増幅し，彼の神経衰弱と退廃が人生を破壊し，弱者や病人を抹殺することが人類にとっての善行ではなかろうか，という確信へとますます傾斜していった。

…ヴァークナーは性に対する判断において尋常ではなく(Gaupp)…彼は，以前より強い性欲をもっていたと告白する，…18歳で性的に成熟して(夢精が始まってそれに気づいた)からは，クラス仲間に誘われたわけではなく，手淫に耽るようになった。ホモセクシュアルには全く無縁であった，…自慰行為を彼は本気で大きな不幸と見ていた。…性体験をしたり，ある時はシュトウットガルトの売春婦と関係をもったにもかかわらず，Mhl.時代に至るまで自慰行為から解放されることはなかった。Mhl.で飲酒後，酒場からの帰途，動物との姦淫(獣姦)を彼は理解しがたい，呪うべきほどの無力さと弱さの状態で行ったという…。彼は最初から，獣姦(Sodomie)をいささか軽蔑すべきもの，嫌悪すべきものと考え，彼はそ

の後，際限なく苦しんだ。この嫌悪は次第に増強した。今日この獣姦者は殺人者より軽蔑すべきものとなっている。彼は殺人者以上に多くの名誉を失った，という。なぜなら，彼は彼のこの行為によって全人類を辱しめたからである。

　獣姦は他の人間を決して苦しめることはないが，殺人は他の人間を亡きものにするのでは，という一般的異論は役に立たなかった。…何回くらい獣姦を行ったかという質問に対し，彼は返事を拒んだ。ところが後に，長い間話をしているうちに一度だけ，「いつも夕方酒を飲んだ後，酒場から家に帰る時だけで，決して素面の状態ではやらなかった」と打ち明けた…。

　調書には，ヴァークナーは Mhl. で取り押さえられ，縛られて貧民救済院で寝かされていたとき，健康が心配になり，長いことずぶ濡れの状態で放っておかないでほしい…と言った。（殺人者が自分の健康を心配するという，倫理上の矛盾を突かれると），…彼は非常に驚き，いや怒りを露にし，…（当然だという態度を示した）。

　11月15日の会話の一部をここで文字通り挙げれば〔訳者注：Gaupp を示す G は訳者が加筆した〕，
G　あなたはいつ，どこで，噂になっていることに初めて気づきましたか？
ヴァークナー　私が Mhl. で職に就いていた時です…。
G　噂になっていることに気づいたのは，…どういうことからですか？
ヴァークナー　…噂は街頭とか酒場で耳にしました。むろん私の名前は挙がっていませんでしたが…。
ヴァークナー　ハイ，私がそこの人々に背を向けるとき，当てこすりや含み笑いや嘲笑が彼らの顔に現れていたと思いました…。
G　あなたは Deg. でも不愉快な観察を受けましたか？
ヴァークナー　私の過去に悩むことがなければ，Deg. は気に入っていたのですが…私は，そこでも公になってしまったと考えました。居酒屋で聞いた言い回しから推測しました。人々がいつも私を笑い者にし，話題にし

ている，と思いました…。
G　あなたの道徳上の過ちについて，今はどう考えていますか？
ヴァークナー　…いつも下劣な行為と考えていました…。
G　あなたの勘違いではないのですね？それとも，あなたはその通り聞いたのですね？
ヴァークナー　その通り，私は聞きました。
G　でも，証人の人たちは揃って，何も聞かなかったと言っていますが。
ヴァークナー　あっちこっちの居酒屋で，人々がひそひそ話をしているのではないか，どうか弁論が済むまで，少し待ちましょう。
G　それでは，なぜその人々は偽証の罪に問われないのでしょう？
ヴァークナー　宣誓をした以上彼らは何もしないでしょう…。私は，この人たちはすべて知っていたことはわかっています。
G　それでは，住民全部が，皆何も知らないと誓いを立てるとしたら？
ヴァークナー　(自信がなさそう)ハイ，それは私を…その時，自分の考えに疑いを抱いていたなら，私は何もしなかったでしょう。
G　しかし，人間，聞き間違いをすることはありますよ。
ヴァークナー　その通り，人間，聞き間違いをすることがあることは知ってはいますが，でも(張りのある声で)私は聞き間違いをしていません。
G　含み笑いだって簡単に誤解することはありますよ？
ヴァークナー　確かに，それは，でも含み笑いだけではありませんでした，含み笑いと僕に対する噂が相前後していました…。
G　繰り返しますが，人々は何も知ってはいませんよ。
ヴァークナー　皆何も知らないのは，一方では全くその通りです。でも皆口を閉ざしているはずです。
G　すべてあなたの妄想にすぎないかもしれませんね？
ヴァークナー　(興奮して)妄想のため私は人生をそのように送ってきたのでしょうか？
G　これがもし妄想だとしたら，そんなに恐れることはないと思いますが，あなたは自分だけ一方的に考えているのでは？あなたはひょっとした

ら何の罪もない村を襲ったのかもしれませんね？

ヴァークナー　私は追い立てられた野獣のようでしたから，もっぱら自分のことだけを考えました。

G　するとあなたは詳しいことを墓場までもっていくつもりですか。

ヴァークナー　その通りです，そうします。私は笑い者になる気はありません。

1）ヴァークナーとの会話
● 11月17日

G　事情を聞かれて，あなたの過ちについては全く何も知らないと述べている人たちはなぜ嘘をつく必要があったのでしょう？

ヴァークナー　なぜなら（本当のことを言うと）彼らの良心が痛むからですし，さらに，あの男を我々はそこまで説得した，とも思っているからです。

G　それで，あなたは1つの妄想にとらわれていた，とは結論しないのですね？

ヴァークナー　どうして私が，人には理解できないようなことを言わねばならないのですか。私には良心というものがあります。ただ私にはそれを実行する権利はなかったかもしれない，とは言わねばなりません。

G　それでもあなたはMhl.での行為について慚愧の念はないのですか？

ヴァークナー　遺憾には思っています…。

　…彼の古くからの信頼できる友人Ho.やS.たちからは嘲笑されているとは受け取っていないことを確認した後，…彼は一度この問題に関してHo.と話がしたい，と希望を述べた。彼はHo.への質問は私の同席のもとでする，と私に保証したので，私は予審判事にこの古い彼の友達を病院へ召喚したいと願い出た。召喚は応じられ，1913年12月4日，予審判事と私の同席のもとでヴァークナーとHo.の対決が実現した…。

　Ho.は，断固として，彼やその他の者たちは全く予想しなかったし，…

絶対にヴァークナーのことを当てこすっていたのではない，と否定する。その他の者すべてが自分(Ho.)と同じことを言っているよと…。
Ho.（私-Gauppのほうへ向いて）：彼は完全に妄想に取り憑かれていました。我々は全く何も知りません…。
予審判事　（ヴァークナーの方を向いて）どう話が噛み合うんですか？ Ho.は全く何も聞いていないし，あなたは居酒屋でそれを聞いた，と言うし。
ヴァークナー　私はそれについて何も言いません…実際ムカムカします，皆さんもう失礼したいのですが。
Ho.　僕は，君は完全に妄想にとらわれ行動した，と思うよ。
　ヴァークナーはここでは，Ho.やその他の友人たちは彼の過ちについて何も知らなかったことに疑いはないことを認める…。
G　日記にはずーっと前から，何をするつもりであったか，を書いているね。
ヴァークナー　そうです，前からやろうと思っていました…。
G　ヴァークナーは詩人として他の人たちからお世辞を言われていましたか？
Ho.　私は言いました。「ヴァークナー君，何とも思わないよ」。S.は「こんなもの何の価値もないよ，でも道楽よりはいいよ」と言っていました。S.は特に褒めませんでした…。
Ho.　（ヴァークナーの残酷さについて聞かれると）…彼は例えば鳩を殺そうとしたり，そういうことはできませんでした。例え鳩を殺さなくても，彼ならそのまま飼っておくより逃がしてやったでしょう…。
　この2人の教師(ヴァークナーとHo.)の別れ際はヴァークナーを非常にセンチメンタルにさせた。彼は目に涙を浮かべてHo.に感謝した…その後，彼は物思いに沈んで，意気消沈したように見受けられた。体をベッドに投げ出し，長い間泣いていた。…その次の日，彼は眠れなかったと報告する…その日，彼はしばらく泣いていた，断固たる自信のある姿勢を維持することが難しくなってきた(ようであった)…。
　彼は，私に一度非常にていねいに，「私はあなた(Gaupp)が私の極めて

危険な敵に見えます。いつも私は，あなたが私を責任能力なしと宣告されるのではないかと恐れています。あなた自身とあなたの鑑定だけが恐いのです。それで私はあなたの意のままだと思わないで下さい。もう死にたいです。刑務所には行きません，あなたも，私がここにいる人たちと同じではないことを認めるでしょう。」(その時，彼は外を示す，その前の部屋では痴呆の患者が徘徊している。)…

● 11月18日
G　どうして私があなたの敵なのですか？
ヴァークナー　それがあたかも妄想のように言い，私の立場の多くを失うことになるように封じ込めようとなさっているからです…もしそれが妄想であったとすれば，私は無実だと言わなければなりません…私の行動が軽卒で，私が正しいかどうか前もって確かめるべきであったと，人々は言うでしょう…適切な時にないような知識が何の役に立つでしょう？…

● 11月19日
ヴァークナー　振り返ってみる限り，私の生活における基本気分はいつも非常に悲観的でした，…私はもう年寄りです，同世代の人と比べて20年以上老けています。…Gaupp先生，私は自分を笑い者にしたくないという理由から多くのことをしゃべるつもりはありません…。

● 11月22日
ヴァークナー　もし今，2つの犯罪(獣姦，あるいは殺人と放火)のどちらを無効にしたいか，と選択を迫られれば，わかりませんが重い方を選択するかもしれません。
G　しかしそれは非常にエゴイスティックな判断です。
ヴァークナー　その通りです…。私はエゴイストです…。
ヴァークナー(語気を強めて)　私が法廷でしゃべることを基にすれば，陪審員たちは，私は正常であるという確実な印象をもつでしょう。ヴァーク

ナーという名前が挙がればどんな話になるでしょうね？私の性的過ちですか。これは人々にとって放火殺人よりはるかに重要ですが！

● 12月9日

　甥の訪問を受ける。甥が部屋に入ってきた，…親しそうに近寄り，握手しようとした。甥は手を引っ込め，握手したくないと言った。ヴァークナーは痛々しく動顚し…お前は私のことが何もわかっていない，と言った。
甥　あなたは恐ろしい犯行によって家族全員を不幸と恥に突き落としました，あなたはこの恐ろしい行為を後悔していないのか。
ヴァークナー　後悔していない。家族は憐憫の情から殺害したし，お前の母親（ヴァークナーの姉で甥の継母を指す）も殺したかったが，しかしそれはできなかった。

　甥がこの言葉に激怒すると…「お前にはわからんよ」と言った。
ヴァークナー（ちょっと間を置いて甥のほうへ向く）　…私は全く健康だ。…私は精神病ではない…。

　ヴァークナーはセンチメンタルになって…これ以上誰にも面会に来させないよう頼んだ。…この訪問は彼の心を苛立たせたから，と…。

● 12月11日

　…甥に対して言った，「なんら後悔はしていない」という彼の言葉を糸口にすると…彼はいまなお嘲笑され，迫害されていたと信じている…と言った。「私は，お前は復讐しないままで去ることはできないと，自分に言い聞かせました…」。会話をさらに続けていると，ヴァークナーはRd.（他村）の人たちも彼の過ちについて知っていたと言い…彼が新たな妄想に引き込まれていくのがわかる…。

　ヴァークナーは長い会話が進むうちに，勘違いの可能性を告白する様子を見せた…。それでは罪のない人たちを殺害した事実といかに折り合うのか…平気なのか，という質問に彼は興奮し，「そうです…これ以上後悔す

るつもりはありません，土壇場になっても後悔しません…。」
G それは頑固さと別のものですね？
ヴァークナー 頑固かもしれません。…この人たちは皆，私ほど苦しんではいません(泣いている)…世界中の誰よりも苦しんでいます。
G あなたは，その苦しみの大きさをキリストと比較しているのですか？
ヴァークナーは…特に彼がキリストのように彼岸での救済を信じていないとしても，まさしく彼の苦悩がいかに世界最大のものかを述べ立てる。
G 罪悪感と憎しみのうち，あなたはどちらが強かったのですか？
ヴァークナー 罪悪感です。そのせいで，私にとって家族の抹殺がMhl.の破壊よりは重要でした。私が法廷で最後の言葉をしゃべるなんて考えないでください。私は決してしゃべりません，ほとんど笑い者になっていないような場合だけを探し出すでしょう。…世間では皆，私に責任能力があることに全く疑いを抱いていない，と確信しています…。
G …今1人の人間が，間違ったところで全く罪のない人間に復讐したのでは…。
ヴァークナー …(苦悩の表情を浮かべ)ああ，できればもう何も知りたくありませんし，それ以上の話を聞きたくありません…。
ヴァークナー …私が責任能力なしと判断されて，おそらく何年間も，一度たりと自由にならない片輪者として，…撃ち殺された人たちが夢の中で私を苦しめ，子供たちは真っ昼間に私を呼んでいるかも(…泣いている)…。
G しかし，あなたにとって，あなたが正当な行動を取ったのか，あるいは不当な行為であったのかを明らかにすることが大事なはずですが？
ヴァークナー 言いました通り，私は今総括するつもりはありません…。
G なぜあなたはそれほど強情なのですか？
ヴァークナー それは何年か経てば申し上げるかもしれません，そうすると私は永遠に笑い者にされることになりましょう…。

(その後)ヴァークナーは一日中うちひしがれ，落ち込んでいた，昼食をとるとすぐベッドに行き，庭の散歩を拒み…彼がテュービンゲンにいる

間, いかに自信と心の落ち着きを失い, ますます考え込むようになっていたか…。何十年にもわたって迫害の念が強まり…彼は「死を望む, 恩赦はいらない。精神病でもなく, そうでありたくもない」という。国民は復讐を要求し, たとえ私が鑑定書において, 彼を精神病だと明言したとしても, 彼は処刑される, と確信しているという…。

彼の書き物の多くの箇所には, 予言者の使命のようなものを感じ取っている, と思わせるところがある…。

G　あなたは伝記に, 100年後に復活するであろう, と書いていますね…。あなたは, 病人や弱者を淘汰することによって人類を救わなければならない…?

ヴァークナー　私の行為はそれとは関係ありません…。むろん, 一度は浄化すべきである, と思っていますが…。

テュービンゲンでの観察期間が終わりに近付いたとき, 私は再度, ヴァークナーに強く促して, 彼の恐るべき行為の動機, 迫害されているという確信の基本を明らかにしなければならないあらゆる理由を詳しく説明し, 彼に沈黙を破る決心をさせるよう努力した。その結果は, 実際上最後まで否定的であった。…「私は自分だけでなく, 我が家系全部が変質していると考えました」。…彼はこれまでの嘲り(特にMhl.での)の勘違いの可能性を断固として否定した…。

「私に何が残されているかと, いえばそれは無情で, 強情になることです」と。

ヴァークナーの書いたものには, 彼の殺人計画は時として彼の使命, 畢生の仕事と形容されている…。「我が家族を殺すのは義務と感じました。Mhl.の人々を殺すのは義務としてではなく, 復讐をしたかったのです…。先生, あなたは全く立派な成果を挙げられました, 私をだめにすることに成功なさった。私がこちらへ来たとき, 身体が弱かったのにもかかわらず, さらに闘う勇気が出てきました。スムーズに死刑の判決が下されることを望みます。しかしついでに裁判によって私は悪い人間ではないことが確認されるべきだと思います。」

2) 身体所見

最後に，ヴァークナーの身体所見について簡単にまとめておく。

身長171.5 cm で，入院時65 kg あった体重が退院時は68 kg であった。中背，筋肉中等度で，脂肪の付き具合もわずかである。頭髪は白髪が多く，外観では早く老けた男であり，おそらく50歳とみられるかもしれない。犯行直後住民らにより取り押さえられた時の外傷による瘢痕が顔面，頭部，両手などに多く認められるが，目立つのは外傷後の手術による左腕の手関節のおよそ4 cm 上での切断である。胸部，腹部臓器には異常なし。近視があり，左側に難聴がある。

1913年12月24日，ヴァークナーはハイルブロンの未決拘置所に送り返された。別れに際し，彼はテュービンゲンで受けた思いやりある扱いに対して，ていねいで威厳ある態度で感謝を述べた。その後結局，ヴァークナーは1914年2月，刑法手続きが取り下げられた後，ヴィンネンタール精神病院へ送られ，そこで一生を終えた。病院生活の間いくつかの小説，戯曲，詩を書くがほとんど価値のあるものではなかった。彼の妄想は生涯にわたって訂正されることなく，妄想は発展し続けた。

Gaupp 教授によるヴァークナーの鑑定意見
犯罪心理学と，精神医学のまとめ

犯行に及ぶ日まで Deg. の小学校の教頭であり，規律ある生活を営んでいたこれまで一度も前科のない39歳の男が，1913年9月4日と5日に恐るべき殺人と放火を計画し実行した。彼はこの計画を，その自伝の最初の部分から見て取れるように，4年前から詳細に練り上げ，犯行の瞬間まで，誰も予想だにしなかった。この極めて重大な一連の犯罪は彼によって実行された。彼を取り押さえられたために，実行された犯罪と同様規模の犯罪が未然に防がれた。Mhl. に住んでいるすべての成人した市民を殺害するという計画は失敗に終わった。同じくその他の計画，つまり村全体を灰燼に帰する，Eg. の彼の兄一家7人を殺害する，その家ならびに Eg. の

建物すべてに放火し，破壊する。そしてルートビッヒスブルクで彼が火を放つ予定であった国王のお城の中で自ら命を絶つ，という計画であった。

また彼自身から知り得たのは，もしMhl. からEg. とルートビッヒスブルクへ向かう途中の道路で見知らぬ人たちに出会っていたなら，この人たちも撃ち殺す予定であったという。いや，さらに彼はルートビッヒスブルク城で，王家の家族が彼の殺戮計画の仕上げを邪魔するならば，彼らの射殺もいとわなかった可能性もある。Mhl. に到着すると，彼は相手構わず出会う男性に銃を向け，撃った。彼は過って2,3人の女子供を狙った。彼の憎しみと破壊衝動は個人にではなく，国民全体に向けられた。そこからすぐ読み取れ，無条件に被疑者(の述べること)を信じてよいのは，彼の家族殺害の動機は，Mhl. での殺人のそれとは根本的に異なっていたことである。Deg. では彼は憐憫の情から家族を彼の死の道連れにしょうと思った。また全ヴァークナー家の者を世界から抹殺するという計画へと彼を動かしたのも同じ憐憫の情であった。Mhl. での行為は憎しみと復讐からであった。そうすると彼の犯罪を判断する場合，その動機の2つのカテゴリーを区別する必要があろう。

…つまり，彼の犯した行為の虚飾のない告白だけでなく，計画全部，その動機，珍しい真実愛，犯行前に起草し，完結させた3巻に及ぶ自伝，その他の彼による書き物，家族，職業，個人生活，家族や同僚，友人に対する態度などについての豊富な裁判調書，当精神科面接における自らや人生についての腹蔵ない陳述などから被告人の全人格と人物像が得られた。

まず出自から始めよう…。

1) ヴァークナーの成育歴

ヴァークナーは1874年9月22日にルートビッヒスブルク郊外のエグロスハイムの小作人の家庭に，10人の子供の9番目に生まれた。

ヴァークナーの父親はうぬぼれの強い，不満もち，かつ酒飲みで，百姓の仕事をかえりみず，死後は"酒代"のつけを家族に残した。

母親は陰気で，悲観的な人生観をもち，ぼんやりした迫害感情をもちや

すく, 性的に異常に興奮しやすかった。彼女はヴァークナーの父親との結婚で10人の子供をもうけた後, 夫の亡き後すぐに不道徳行為に奔ってしまい, …同時に多くの男性と関係をもち, …裁判所や官憲に対して不信感と怒りを抱いており, …これらの徴候と片頭痛や, 比較的早くからみられた頭の震えを一緒に考えると, 母親は精神医学的な意味で変質者であった, と結論できる。…彼女には多くの精神病の血縁者があった, 例えば2人の兄など。その1人は精神病状態で迫害念慮と誇大念慮をもち, 好んで聖書の金言や恋の詩を引用し, その妄想観念の中でオナニーが重要な役を演じていた。ヴァークナー自身は父親を家族の変質の根源と見ていた。彼はその両親から精神的な遺伝負因を受け継いでいたという想定は間違いなかろう。…すなわち, 自我感情の高揚, 思い込み, 暴飲傾向, 人生に対する不満を父親から受け継ぎ, 悲観主義, 迫害観念傾向, 性的興奮の昂揚, 神経衰弱一般は母親から与えられた, …こうしてヴァークナーは(遺伝)負因が一身に集まった産物である。また彼の同胞のうち2, 3の者, 特に兄の1人は病的傾向から免れてはいないようである。

2) 青年期

ヴァークナー自体, すでに少年の時, …十分な才能, 大変な努力, 活発で柔軟な精神, 学問と芸術など次元の高いものに対する感受性が, 早熟ででしゃばった特質を見せ, …非常に敏感で, 傷つきやすく, 野心家で思い込みが強かった。…強く依存していた母親から, 少年時代すでに官憲に対する嫌悪感を受け継いだ。家庭の貧困化が彼の感情に重苦しい影響を与えた, 差し押えは彼にとって恐ろしく, かつ名誉を傷つけるものとなった。"後家の息子"に対する村の軽蔑の態度は彼の感情を傷つけた(自伝)。…しかしこれらの不幸にもかかわらず彼は強い名誉心と強い自我感情に取り憑かれ, 彼が後に自分自身について語っているように当時すでに謙虚さに欠けていた。「今でもなお, そうであるが, 子供を茶化し, 大人を笑い者にする」(自伝)。

　彼の精神構造において, 早くから批判的要素が目立った。彼の優れた才

能は受験予備校への入学を可能にした…。当時の同級生たちから寄せられた数多くの報告や，自伝から多くのことがわかる。強い自我感情，文学好き，精神の自律性，閉じこもり，抑圧のかかった，決して陽気になれない性格，強い真実愛などが報告されている。若い時の羽目をはずした行動（飲酒，カード遊び，恋愛遊びなど）には他の連中ほどは参加しなかった。…ほどんどの人には当時まだ優しく，愛されていたようであり，ただ一部の人にはすでに厚かましいか，傲慢に映った。標準ドイツ語への愛着と，何かより高尚でよいものにふさわしいという彼の思いは，調書からすると，すでに教員養成所時代に遡れる。彼はとっくに教会信仰を失っていた。彼の悲観主義がいかに深く彼の素質に根ざしていたかは，…17歳の若者として…以下のように書き記していることから明らかである。「最もよいのは，生まれてこなければよかったか，生まれてきたとしても，急いで目的を達してしまうことです」。ここでは，…厭世感と自殺念慮についての彼の叙述が見てとれる…。

18歳の時に，日常茶飯の出来事だったとはいえ，彼の運命にとって致命的な意味をもったある出来事が，彼の人生に起こる。手淫（オナニー）であった。彼の自我感情，率直さ，悲観論，心気症傾向などが強烈な打撃を被る，初めて深い亀裂が彼の人格を貫くことになる。深い深い沈うつな気分で彼は神経科医を訪れるが…。この若い時の混乱が，彼の人生を「深い不幸へ導いていった」と彼は報告している。…長年克服できなかったこの罪悪は彼の中に深い罪の感情と自己蔑視の感情をもたらした。この自己蔑視は彼の高い自尊心，芸術的感覚，若い女性への憧れなどとは調和しない。…この罪悪感を背負って，彼は，他の人たちが彼の秘密におそらく気づいて，そのことを当てこすっているのではないか気を配り始めた。

その後の彼の人生を破壊した心の病的過程が，…宿命的影響を及ぼし始めた。（ここに）パラノイアの基本症状が成立する（関係妄想，注察妄想）。良心の呵責から心の平静を失って，ヴァークナーは外界の害のない出来事さえ誤って解釈する。「私には誰も直接に言いませんでしたが，私はあちこちで当てこすりを耳にしました。」ある時，彼は立派な丸形ラテン文字

で書かれた若い同級生の紙切れ，それには「この放蕩野郎早く起きろ」と書かれていた…を鏡のそばで見つけ，直ちに，これは彼のオナニーを指しているのだ，と確信した。「恥ずかしさと苦悩のため私は絶えず抑うつ状態にあった，…自然は，男のもっとも敏感な部分を傷つけられれば，男を情け容赦なく破滅させてしまうものだ…」。

彼のこの内的葛藤は，はじめ彼の職業活動や同僚との交友になんら影響を及ぼさなかった。最初の試験は無事終え，続く補助教員としての数年間はその義務を果たし，同僚には親しみやすいが，やや気取った，感じやすい，しばしば高慢になる若い男として映った。宗教や政治面ではやがて彼は過激な状況にはまる。我々は，22歳の彼を社会主義熱狂者(訳者注：社会主義者で革命的婦人運動指導者K. Zetkin信奉者)であり，現代自由思想家と見ている。…ハイネの風刺的作品に熱中し，自らも文学に挑戦する。…恋愛関係ももち，売春と縁遠かったわけではないようである。

しかし，彼は1900年，28歳になってもなおオナニーから離れられなかった。…この悪癖から抜け出そうという真剣さはスイスにおける治療の試みから明らかである。試みは失敗し，…当時の彼は，自分は無神論者で，社会主義者で，いや多くの点で無政府主義者であると言って憚らなかった。当時すでに，注意深い観察者の目には，彼は精神的に危険なものをもっているように映ったであろう。彼の燃え盛る奇妙なアイディアや考え方，熱狂的正義感，根深い人間蔑視，精神的傲慢，官憲から見くびられ，悪く扱われていると感じ取る傾向など…この"問題を抱えた性格"…その本性には深い亀裂があり，亀裂の中には優れた素質とともに悪魔が眠っており，その心には暗い欲望が宿っている。傲慢な性質と他を蔑むような性格は…シュミーデンの上級教師との争いも彼に責任があった…他を軽蔑するようで気取った性格，大袈裟な上品ぶった態度，奇妙なドイツ語など…。

3) 教員生活と風紀上の過ち

1901年夏，ヴァークナーは助教員としてMhl.にやってきた。…彼を信じるとすれば，1901年の夏，あるいは秋に，何度にもわたって(何度かは

不明であるが)居酒屋からの帰り道アルコールを飲んで獣姦(Sodomie)という自然に背く犯罪を犯した。この行為が正確にどんなものであったか(どんな動物と？どんな場所で？)は今日まで不明である。…オナニーがこの性的倒錯の基礎をなし，いつも異常な反応を示した…。

ヴァークナーは27歳で犯罪に走り，アルコールが性衝動を高め，それがための忌まわしき行為を長い間呪い，嘆き，そしてほとんど今日まで，彼の思考と感情の主たる内容を形成している。野心に燃え，自尊心が高く，あらゆる虚偽，性的不自然を軽蔑し，高尚な人生に憧れた彼は不自然にわい曲された荒々しい本能に屈服してしまった。これらの風俗犯罪は1901年の夏か，初秋のことになる。というのは1901年秋，2回目の試験の際，彼はポケットにピストルを忍ばせ，地方警察に逮捕されるという覚悟でおり，(彼の後の陳述を信じれば)逮捕が迫れば直ちに生命を絶つ覚悟がいつもできていたとのことである。調書では，彼の犯罪は子牛か，あるいは牛との姦淫であった可能性が暗示されている。しかし証拠はなく，証人はいないし，彼自身が秘密を守っている限り，おそらく(証拠の)提出はできない。

その場合，これらの犯罪が実際行われたのか，あるいは後の病的精神過程の展開のうちに生じた彼の偽造記憶(いわゆる"逆向性偽造記憶 retrograde Erinnerungsfälschung")なのか…病める精神の産物にすぎないのかどうか…，

彼の義母であるS.婦人は彼の獣姦の自己告発は妄想だと述べているが，…私(Gaupp)は，ヴァークナーのMhl.での風俗犯罪は事実であると思う。…過去を彼の記憶の中で妄想加工したという考えに対する根拠はない。彼の陳述を客観的な調書記述と比較することが可能であったなら，彼の記憶の信憑性は明るみに出ていた…。

…我々は，ヴァークナーは1901年の夏か秋に，しばらく獣姦に耽っていたと仮定しなければならない。獣姦は風俗犯罪である。田舎では決して珍しくはない，しかし大抵はヴァークナーとは違った精神構造の持ち主によって遂行される。青年期の若者，孤独な牧童，従僕，知的障害者，精神

病者らがこの嘔吐を催すような性的倒錯に耽る。ただヴァークナーのような人生の状況にある男なら…自然な性的交わりを得るのは困難ではなかったであろう。…それにはアルコールの作用が必要であった。

　…彼はそのため絶望に陥った。恥と罪の感情が彼の心を捕らえ，この重い情動の動揺とともに，以前一度，彼を不穏状態にした精神病過程が出現した。病的な自己関係と注察妄想である。過ちが発見されはしないかという不安，人間の堕落についての苦悩，激しい性欲を抑制する空しい努力，これらすべてが彼の精神に消えることのない深い傷をなしている。ヴァークナーはその不安に満ちた自虐的気分を外に向かって投影する。…猜疑心が呼び覚まされる。彼のことが囁かれ，噂になっていると…。

　この12年後になされた陳述が客観的に見て正しいのかどうか，もちろん信憑性はない。正常にしろ，異常にしろ記憶の不確実さがこの発言に作用している可能性があろう。しかし，彼の陳述を否定する根拠もない。…彼の主観的確信に疑いを抱いてはならないし，…被告人の意識の中にその犯行直後，根本的な変化が起こったことはあり得るとみなければならない。外界把握は過大な不安感情と，罪責感情の影響下で偽造される，…ヴァークナーは，不安状態で…良心の呵責はその外見，表情，振る舞いに現われ，…彼は注目と観察の対象となる。…誰も彼の過ちを知らないのであり，12年間にわたりただ1人さえ，ヴァークナーの道徳上の過ちを考えもしなかった。

　…彼にとって本来結婚自体がいとわしかった…。…彼の書いた自伝第1部によると，…彼はMhl.ではあらゆる所で観察され，嘲笑われ，罪を着せられ，中傷されていると思い，こじつけ，含み笑い，嘲笑，話振り，コメントなどが彼の目や耳を刺激し，それがもとで，彼の獣姦が勘づかれ，想像され，話題になり，酒場では酒の肴にされ，冗談となり，彼の淫らなこと，卑猥なことが話されていると考え，最初は心が揺れていたが，結局それは確信となった。…その後彼は文字どおり少しずつ"扇動され"，"慣らされ"，"迫害される"ようになった。…精神の高慢にあふれて周りを見下しているような誇り高く，自我意識の強い彼に，嘲笑のみが届けられた

のであり，人々の"道化役"になって…。こうして悔恨と苦悩に怒りが加わる，つまり，彼の人生を破壊し，笑いとからかいの種として利用されたという怒りである。…怒りはますます増長し，解放されることもなかった。

…彼は一体どうすればよかったのか？ 嘲弄者の1人を捕らえ，殴るか，あるいはその張本人を法廷に引っ張り出すとすれば，彼は自らの行為が世間に知れ渡り，彼は職とパンを失うことになるとなるのでないか。彼は沈黙を守らなければならず，ポケットの中でこぶしを握るしかできなかった。後に感動的言葉で語ったように，彼は無防備であり，なす術もなく，敵に身を委ねるしかなかった。

ヴァークナーがMhl.で教師として働いていた間，誰も彼の過ちについて予想できなかったし，…上司の評判は悪くなかった。…つまりヴァークナーがMhl.とその住民，彼の職場，名望に別れを告げる際に残したイメージと事実を比較してみると，彼の考えがいかに妄想として変造され，彼の住民に対して取った立場がいかに常軌を逸していたかがはっきりとわかる。…ここで同時に，…病的自己関係づけと並んで，彼の妄想形成に妄覚（幻覚）も作用しているのかどうか，…〔断固として，この疑問は解決できない，なぜなら，…ことの詳細について（彼は）決して我々に語らなかったからである。〕…自分の考え，心配，不安，自嘲を結局幻覚として感じ取ったのかもしれない。疾患の全容判断にとってこれはそれ以上の意味はなかろう。

4) ヴァークナーの苦悩と怒り

1902年12月，ヴァークナーはRd.へやってきた。そこから彼の人生の悲劇の第二部が始まる。…Mhl.における彼の過ちについての憤り，自責の念，内面の葛藤，これらすべてが新しい任地にまで伴ってきた。…彼はしばしば居酒屋で気を紛らわし，忘れようとした。…平生は，内気で控えめで謙虚で愛すべき人物の彼が2,3杯のビールで興奮し，饒舌になり，抑制が取れ，反宗教感情を露わにし，愛と結婚に関する彼の自由な考えを披瀝する。さらに彼の強い自意識がグロテスクな形で現われる。自らの文学

上の業績を自慢し，最近の80年代の大作家の著作を見下す…。

　酔いが醒めると，自らの行為を憤り，後悔する。…Rd. では，彼が…Mhl. で感じた怒りの原因は最初は見あたらなかった。しかし…稀なことであったが，家族の訪問に Mhl. へ下っていって，自分が過ちを犯した場所を一瞥した時，苦悩と不安に襲われ，…そこで今もなお嘲笑の対象であると…再認識した。…そして彼の道徳上の罪による絶望や，彼を嘲笑した Mhl. の人々に対する怒りに，この村全体に対する憎しみが加わった。…人間は自らが道を過った場所を憎んでいる，…という心理学的法則の中につまずきの石があった。…そして Mhl. の住民1人ひとりに限られていた憎しみは，1906年か1907年頃，村全体，つまり人間だけではなく，村の家々にまでも広がり始めた。

　彼の計画は最初，彼自身の抹殺にだけ向けられていたが，…さらに，遺伝と変質という呪いを恐れて子供たちも道連れにする，という考えが加わった。彼の強い官能性，さらに強度のアルコール過剰に用心して使用した避妊薬にもかかわらず次々と4人も子供ができ，…この子沢山が彼をひどく圧迫した。子供は1人としてほしくなかった，…内面の葛藤が蓄積していった。完全に悲観論が染み込んだ強直したヴァークナーの感情生活において，苦悩，後悔，自責と自嘲の念のため心が休まる時はなかった。台なしになったその人生に別れを告げる，という意志の邪魔になったのは，時に浮上する生命欲，悲惨な神経に原因がある彼の臆病さ，成長していく家族に対する責任感などであった。どんな暴力行為も嫌い，…たとえ1羽の鳩さえ殺さなかったし，人が血を流すのを見ることさえできなかった，…こうして彼は内面の分裂した，自嘲に苦しむ人間となった。男は自らのファンタジーの世界に生き，彼の深奥にある考えや苦悩と世間からだけではなく，妻にも隠し，孤独な散歩の折に大声で泣き，いや，…憤懣や怒りを文字どおり大声で吐き出したのである。学校での義務は果たし，教師としての名声は得た。同僚として愛され，親切で，好感を与えた。…彼の親友の教師 Ho. は1913年12月4日にここ精神科で…「Rd. の人々が絶大な信用を置いていた人はヴァークナーのほかに1人もおりませんでした」と述

べている…。

　その後，彼の運命は最悪の事態にまで悪化した。徐々に，1人ひとりの当てこすりとコメント，表情や行動から，彼の獣姦はRd.にまで広まっている，という確信を得るようになる。ここだけではなく，隣のシュミーデンでも彼について嘲り，笑っており，他人の不幸を喜ぶ居酒屋でのおしゃべりの対象になってしまった，と思った。…病的感情生活から生まれたこの確信は理性的反論によっても訂正不可能であることがわかる。

　…友人たちは彼の説得を試みるがむだである。1909年に，ヴァークナーの中では嘲笑，迫害についての確信がますます確固たるものとなる。…確かに彼の友人や同僚が悪いのではなく，反対に彼らは他の連中に沈黙を守るよう説得し，彼の職と生活を守ってやるようかばってくれている，と考えた。…彼の中に少しずつさらに巨大な復讐計画が形をなしていった…。この復讐計画は彼の自伝の第1部にある。彼は当初，Mhl.の村と男性住民全員を破滅させ，彼の家族を殺し，自分自身も最後に銃で撃つつもりであった。1909年の夏，この計画は細大漏らさずきっちり仕上げられていた。彼はその実行をためらっていたので，自分自身に焚きつけるため，それは大きな"使命"，高い"畢生の仕事"…という…ファンタジーの世界に酔っていた。彼の自伝の第1部の始めと終わりはこの気分の中で書かれている。

　彼は良質の武器で武装し，森の中で射撃の練習をし，自転車を調達し，家族を静かに殺害するために短剣と棍棒を準備し，…しかしその実行に彼は繰り返し身震いした。…子供たちを殺害するために夜中何度か彼らのベッドのわきに立ったが，しかし彼には不可能だった…。

　こうして，彼にとって人生が少しずつ堪え難い苦悩となっていった。キリストの苦悩は彼のそれに比べたら小さなものに思えた，彼から粗野な言葉が飛び出す。「私は汝らに乞う，ナザレのイエスを十字架から降ろし，私を吊るしなさい，私は肉化した受難である。私はゴルゴダの生け贄の羊を思うとただ笑えてくる」，「私には一年中が受難日(聖金曜日)であり，彷徨っている所はゴルゴダである」と。

1912年5月までの数年間，ヴァークナーには野生の動物が駆り立てられるように，嘲笑され，迫害され，四方八方を敵に囲まれているという確信がますます揺るがしがたいものになってきた。それでも…彼はなお職務についていた。…憤懣と絶望が彼の中で増長するほど，嘲笑者と敵の数がそれだけ増えていくように思え，さらに一層復讐の意義が増大していった。…生来強かった彼の自我感情が妄想へと成長していく。…彼は時代を超えるような尋常ならざる人間であり，…「私の苦しみは私の誇りと自意識を再び高めた」。こうして彼の中に，…詩人，政治家，心理学者，民族優生思想家としての偉大な観念が生まれる。1911年から彼の著作の中でこれらがますます目立ってきた。最初は大言壮語であったのが，やがて居酒屋での際限のない自己称賛(神として崇めるような)にまで発展する。彼はやがてシェークスピア，ゲーテ，シラーと並んで自らを世界史の偉人と名乗る。…彼はその考えを日記に書き記し，詩にする。…ヴァークナーの憤懣と怒りが自分自身，犯行を行った場所，周りの人間の嘲りの上に雪崩のごとく降りかかった。…"シュトゥットガルトの散歩(注：彼の著作)"の中で，健康な自然への回帰，あらゆる病人，弱者の淘汰，あらゆる性的異常を呪い，何百万もの人間の抹殺により，強い者，健康な者に光と空気を与えようと祈りを捧げている。…人類全体のこの問題を目の前にすると，個々の人間の生命は彼にとって些事に属する。…彼の獣姦がそこでも周知のことから…結局殺人計画を実行に移すことになったのであろう。

5） ヴァークナーの病い

…彼の家族に加えられた外傷の重度と数の多さが，特に残酷であった証拠と見ようとするのは間違っていよう。全く逆である。家族を速やかに，痛みなく，長く苦しむことなく抹殺する…(それは)宿命である，という確信のみが彼に実行する力を与えた。…「私の元々の憎しみはMhl.だけにあり，そこからすべてが始まり，Rd.に伝わったのです…。全地域がこの世から消え去る運命にあったのです。私は，Mhl.の人々に金銭的損害を与えるために火をつけたのではありません。…私は犯行の場所をこの世か

らなくしたかったです。…土地と住民は"皆害虫です"，…廃物であり，人を苦しめる連中，陰険な意地悪をする人のように思えた」…。他人の不幸を喜ぶ心境で，彼を何十年にわたって責め苛んだ…彼らに復讐をすることが彼の人生の意味と目的となった。「私の苦悩の海に対してこれら悲惨な雫は何を意味するのだろうか？」と自伝第3部の中で書いている。

　こうして…彼の苦悩の程度がもはや耐えられなくなり，被迫害者と苦悩を背負った者は迫害する者になった，…"Persécuté-persécuteur（迫害する被迫害者）"である。ここに，いかにヴァークナーの観念世界と現実の間に橋渡し不可能な裂け目が口を開けているかが見て取れる。…彼が12年間，Mhl.にいた間，罵り，嘲笑，軽蔑，苦悩，責め苦に苦しんでいたというのは，すべてが妄想の結果であった。…この妄想こそが長年の間に，彼の世間に対する立場，周囲に対する態度を偽造し，彼の自我，その意義，人間的生活，世界の意味などについての考えを沈うつな悲観（的人生）論によって病的に歪め，誇りと悲惨，自尊と人間の嘲笑のコントラストによって，彼の誇大観念を測り知れないものに増長させたのである。…彼の運命に関係した問題に限り，彼は正義と不正義，罪と贖罪に対する規範を失っていった。…問題の病像は慢性の系統的迫害妄想，つまりパラノイアである…。

　非精神病者でも，彼らがアルコールの影響下に犯した反風俗的行為を長い間恥じ入ることはよくある。しかし，健康者の感情と情動は時間の法則に従う。それはやがて，減衰し，色褪せ，他の感情などにとって変わる。そして記憶に残る苦痛に満ちたものも，その後の何年間か間違いを再び正し，新しい仕事が始まれば失われる。これらの条件がヴァークナーに備わっていれば，彼は健康な男であったろう。…場所場所について回る迫害妄想は彼の罪の感情を鎮静させることはなく，あるのは死のみである。…彼は自らを変質した病的家系出身の子孫と見ており，…家族への愛が彼らを死への道連れにすることを要求する。家族を敵の嘲笑に曝すことはできないし，またしてはならない，と。

　…ヴァークナーの犯罪的行為と，彼によって計画された殺人と放火は彼

の精神病の結果であり，その深い破壊作用は，ヴァークナーがその思考と感情の世界を自らの中に封じ込め，誰にも漏らさなかったがゆえに，長い間隠蔽されたままにあった…多くのパラノイア患者は年余，いや何十年にもわたって病人とは気付かれないままであった。

　ここで，ヴァークナーが一時主張した思い違いが，…妄想と区別できるのは，…思い違いは単純に知らないこと，あるいは以前の間違った報告を土台とした正しくない見解である。知識が獲得されれば，思い違いは糺される。妄想は精神生活の深い内面過程の産物であり，ほとんどいつも重篤な気分変調を土台として生じる。ヴァークナーの場合は病的自己関係づけ過程によって獲得されたものである…。妄想患者も実地検証に教えられて，しばしば自らの妄想体系の2, 3の断片を放棄することがある。もちろんそれはしばしば一過性のことではあるが。ただ基本障害は残る，…パラノイア患者を形作るのは単に妄想の内容ではなくて，妄想を考え，感じなければならないという病的強迫である。…彼が我々の証拠提出を聞いた後に，「自分は勘違いをしていたし，決して誰からも迫害されていない」という可能性を認めた瞬間，彼の心は彼の怒りと迫害妄想の新しい対象を獲得した。…「あなたのおっしゃる通りであり，私は12年間にわたってむだに不安を抱え，苦しんでいたとしたら，誰も経験しなかったほど，運命はそれほど残酷に私を弄んだことになります」と陰うつな表情で言った。

　…1914年2月25日，彼は　ヴィンネンタールの精神病院から私あてに手紙を書いた。「…私がこれまで述べたことは一言も撤回するつもりはありませんし，…私はまだ私のことが終わったとは思ってはいません。」

　…この病的基礎気分，つまり迫害されていると感じる強迫は，今日でもなおヴァークナーにおいて，彼の犯した犯罪に対する人間として理解できる態度を許さないような強迫でもある。私の診察室に連れてこられたとき，…自分(Gaupp)が間違った先入観によっていたことがわかった。威厳ある態度で，深刻に悲しみに打ちひしがれた1人の男が私の前に現れ，丁寧で，何にでも順応しようという気があり，その態度全体で教養ある人間だとわかった。彼の運命を語り，その行為の宿命性を説明し，また12

症例：ヴァークナー E.　　159

年間の獣姦を原因とし，耐え忍んだ苦悩を語る時にのみ激情し，また私(Gaupp)に非常な苦労をかけなければならないと気の毒がり，別れ際には，彼を理解しようと努めてくれたこと，彼を思いやりをもって扱ってくれたことを謝し，その様すべてが粗野で残酷な犯罪者ではなく，一精神病者が恐ろしい妄想の犠牲者として恐ろしい行為に及んだことを証明している。

　ヴァークナー自身は今もなお精神病であることを否定している。…自分で決心して犯行を行ったと言う。したがってその結果について自ら責任をとり，死を望むと。…この態度もまた誇り高く，自意識の強いパラノイア患者(パラノイア人格)の態度と一致する。

　1914年2月25日，彼は ヴィンネンタールから，「あなたを個人的には心から尊敬申し上げますが，あなたは私の敵と見なければなりません。私の勘は正しかったと思います。」…病識のないのがパラノイアの1つの基本症状である。

　パラノイアというのは人格から徐々に発展する精神障害の一形態であり，これは変質を基盤として生じる。病的素質は妄想が発現するずっと前に多くの徴候によって気づかれる。ヴァークナーの場合，生まれつきの高く強い感受性，無視されている，いや迫害されていると感じる傾向，精神機能の不調和，完全に自己中心的な思考法や感じ方，これは"汝のことと関係があり Tua res agitur"ということであり，"神経衰弱"の多彩な症状，身体障害の時には心気的気分状態，異常に強い性衝動，長年のオナニー，性的なものに対する誇大的評価，アルコール不耐性，純粋に地方の住民がいてさえ，シュヴァーベン地方の方言を嫌い奇妙な印象を与えるような上品ぶった態度，青少年時代の不安に満ちた夢，恐ろしい場面を生々しく，目に浮かべながらのファンタジーに満ちた思考，自らに話しかける，大声で吠えながら森の中で孤独に過ごすような強い感情の発露，本来の妄想形成以前の不安抑うつ期の病的自己関係づけの出現などである。

　…これらが本来の精神病の発症に先行し，その発現を準備し，可能にしていく。患者を変えることはない。妄想と共に増強される。ただし，優格

観念以外，知覚は障害されていない，論理思考は無傷であり，行為は拘束を受けない。こうしたパラノイア患者は昔から紡いだ妄想に支配されているが，沈黙していれば，外界には健常者と映り，職業が妄想の圏内に含まれていなければ，有能な仕事をすることもできる…。

　ヴァークナーはパラノイアであり，彼の犯行は系統化された迫害妄想によるものであることに疑いがないとすると，この精神病はそれによって自由な意思決定が除外されているほどかどうかという別の疑問が検証されなければならない。というのは，精神の異常はどんなものも刑法51条の意味でその当人に責任なしとはならないからである。皮相から観察をすると，おそらくヴァークナーの病気は彼の自由な意思決定を完全には停止させていなかったように見えるかもしれない。生活の多くの領域で彼は正常な判断を下し，仕事も行い，彼のほとんどの行為は理性ある者，熟慮した者の行為であった。彼はすべてをその妄想に取り込んだのではない。決して一般化し，普遍化した迫害妄想ではない。むしろ，その体系は限局されたままであった。彼の性的罪責感による優格観念や悲観論と関係したものだけが妄想加工されたのである。病的自己関係づけの過程がいつも作用したわけではなかった。例えば精神科では彼はその過程から免れていた。彼はいかにしてこの恐ろしい犯行の実行に内面的に抵抗し，子供のベッドのそばに立ちながら，なぜ殺人を思いとどまろうとしなかったかを彼から読み取り，聴き取れたとき，彼は深く考え，動機を熟慮し，その是非を検証したあと，自由に決定できなかったのは性的罪責感や優格観念から来ているのではなかろうか？と自問しなければならない。

　今日の考え方からすれば，自由な意思決定を何か哲学的で，把握しがたいものとしてではなく，現実の動機による人間の正常な決定能力と理解するならば(von Liszt, Frank ら)，動機を考える際，まず第1の前提はその動機自体妄想性のものではないとしなければならないことは当然である。ヴァークナーの主動機は何十年にわたる恐ろしい迫害と嘲笑であり，これが彼に短剣とピストルを手にもたせた。しかし，彼の場合，動機は現実のいかなるものにも合致しない妄想である。しかも妄想は重篤な全般性

精神の変化の産物で，ヴァークナーという人間の人格の副産物ではなく，核である。そして彼はこの妄想を土台に彼を取り巻く人間と，結局は全人類を見ていたのである。この妄想から出発して，彼は奈落のように深い悲観論，人間蔑視，激しいネロファンタジー（Nero-Fantasie），そして何年もかけて練り上げ，"彼の脳髄の中にハンマーで打ち込まれた"殺人計画へと至った。自伝や後年の詩作にみられるように，彼が深奥の精神生活を打ち明けるところには，どこでもその中心に妄想があった。しかしこの妄想は，罪としてその担い手のせいにされて良いような動機ではないし，またこの妄想が種々の罪責感から犯罪行為の最初の原動力を獲得したとしても，行為の（了解可能な）動機とはならない。妄想成立の特殊なあり様は，現にここにある精神病という問題にとってはいかなる司法上の意味ももたない。ここで問題となるのは，遠の昔に時効となっている彼の風紀上の過ちではなく，9月4日と5日の殺人と放火行為である。

こうして教養があり，教職にある1人の男の謎に満ちて，かつ恐怖を引き起こした事態は被告人の中の静かに進行し，しかし常に少しずつ作用を及ぼしていく精神病の恐ろしい悲劇から説明される。

●補遺

ヴァークナーの精神状態は，Wollenberg教授の二次鑑定により同じ結論に到達した。1914年2月3日に訴追外に置かれ，その直後ヴィネンタールの精神病院へ搬送された。1914年2月4日，裁判長であり，地方裁判所長官であるFischbachはヴァークナーについて以下のように意見表明をした。

「私個人として付け加えたい。私は過去4週間，ヴァークナーを何度も独房に訪ね，詳細に話を聞いた。この男から得られる個人的印象にはまさに圧倒された。39歳の男は重大な犯罪者であると予想されたが，しかし彼はおよそ55歳の男という印象を受け，慇懃で，内気で，しばしばほとんど子供のような性格を示し，話がMhl.のことに及ぶとある感情状態に陥り，まもなく裁判を受け，首を刎ねられるならば幸いですと嘆願してい

るように見える時には，なお活気を取り戻してくるようであるが，そうでない時には，うちひしがれた1人の男を目の前に見るようであった。首を刎ねてほしいなどと，あたかも日常茶飯事であるかのように，笑いながら述べた。

　ヴァークナーの人物と詳しく関わった人なら誰でも，これは1人の精神病者である，という確信を得るに違いない。ヴァークナーは今日早朝精神病院へ移送された。そこで彼は長期間，安全な状態で保護されることになろう」。

おわりに　訳者による結語

　このように R.Gaupp はヴァークナーに"魅了され"，上記鑑定以後24年余にわたり，彼をその死に至るまで追究していった。まさに，妄想病患者に取り憑かれていったと言え，この症例がパラノイア患者の原型となるのである。やがて Kraepelin, Tilling, Gaupp, Reiss らに示唆を受けて E. Kretschmer に至るいわゆるテュービンゲン学派が成立する。Kretschmer の人格と精神病をテーマとした「敏感関係妄想」はあまりにも有名であり，名著として一世を風靡した。彼はその中で，パラノイア状態は性格，体験，環境の3つの力動的錯綜とその交互作用から生じ(Gesetzmässigkeit des Individuellen 個人にみられる法則性)，心理反応性に了解できるものである，と主張した。生物学と精神病理学(医学的異常心理学)との融合であり，統合と言えるであろう。彼による，以下のような金言がある。es gibt Paranoiker, aber keine Paranoia(妄想-病-患者は世に居れど，しかしパラノイアなるものは存在しない)，と。

　さらに Schulte(1924)は，パラノイアには人間の共同意識と連帯感の脆弱化が基本にあると見ており，その脆弱化が修復されないと，自己関係づけを主体化することで間に合わせの連帯感(surrogatives Wir)を生み，やがて周囲が立ち向かってくる，つまり迫害される(Verfolgt-Werden)

という体験へと発展する。この Surrogat-Wir(間に合わせの連帯)が迫害される者と迫害する者の間の関係を保証するのである。

また Gruhle(1929)は"radikal einsam sein kann man nicht, aber verfolgt sein, kann man(人間は，徹底して孤独ではあり得ない。しかし迫害されていることには，まだ耐えられる。)"と言い，Kahn(1929)も，"Lieber mit der ganzen Welt oder unter der ganzen Welt leiden, als radikal einsam sein(徹底して孤独であるよりは，全世界を相手に戦うか，全世界の下で苦しむほうがましだ)"と表現し，妄想病患者の本質をうまく言い当てている。卓越した精神病理学的形容ではなかろうか。妄想は妄想者の計り知れない不安を伴った孤独のシンボルであり，それには自尊心を守る意味が内在している。そして妄想病患者の社会的姿勢には"Miteinander im Geschiedensein(孤立してはいるが共にある)"という悲劇的パラドックス(tragisches Paradoxon)がみられ，その中ではまだ妄想病患者と他者との間に直接的弁証法的関係が有効である。そのため精神科医や周囲の者が妄想に巻き込まれる誘惑と危険があり，いったん取り込まれてしまうと，両者が一体となって奈落の感情を経験することになる。奈落から抜け出すためには，昇華として，妄想病患者に共感あるいは憐憫の情が湧いても不思議ではない。

Gaupp の 24 余年の研究にみられる，ヴァークナーを人道主義的に理解しようとした姿勢は高く評価されてよいであろう。むろん彼は，他者と妄想病患者との間には対峙すべき共通の土俵が欠如していることも認めている。しかし，彼によるヴァークナーの"文学"に対する評価と，当時蔓延していたヒトラー率いる国家社会主義党のファシストもどきの考えにシンパシーを示したヴァークナーに教養と学識のある Gaupp が安易に共感を憶えていったことには首をかしげざるを得ない。ここに彼の政治的退廃が見てとれないであろうか。Gaupp がヴァークナーの人格に魅入られ，彼を理想化し，その恐ろしい破壊性を隠蔽しようとしたのは，ヴァークナーのイライラさせるような人間の魅力に，一部アイデンティティを覚えた彼の防衛であろうか[11]。

パラノイア論を検討していて思うのは，パラノイアは病態である半面，

人間学的にみれば,これは人間存在のあり様を具現しているのでは,と。
人間である以上,何人もその対人関係,対人接触という状況や場面におい
て,相手に対していぶかる,警戒する,猜疑を抱く…という本性を互いに
心の闇としてもっているのではないだろうか。すなわちそこには,Par-
anoikerたりうる萌芽が認められる。これが *homo homini lupus*(人間は
人間にとって狼である)というラテン語の箴言に見事に含蓄されている。

● 文　献

(GauppのヴァークナーIに関する文献を挙げておく。筆者が通読したもの以外
も含む。ただしR. Gaupp鑑定書原著を除く)

1) Gaupp R: Über paranoische Veranlagung und abortive Paranoia. Centralblatt f. Nervenheilkunde und Psychiat 33: 65-68, 1910.
2) Gaupp R: Die wissenschaftliche Bedeutung des "Falls Wagner", Münchner Med Wochenschr 61: 632-637, 1914.
3) Gaupp R: Der Fall Wagner Eine Katamnese, zugleich ein Beitrag zur Lehre von der Paranoia. Z g Neurol Psychiat 60: 312-327, 1920.
4) Gaupp R: Die dramatische Dichtung eines Paranoikers über den "Wahn". Ein weiterer Beitrag zur Lehre von der Paranoia. Z g Neurol Psychiat 69: 182-198, 1921.
5) Gaupp R: Krankheit und Tod des paranoischen Massenmörders Hauptlehrer Wagner Eine Epikrise. Z g Neurol Psychiat 163: 48-82, 1938.
6) Gaupp R: Zur Lehre der Paranoia. Z g Neurol Psychiat 163: 762-810, 1942.
7) Gaupp R: Zur Lehre der Paranoia. Nervenarzt 18: 167-169, 1947.
8) Huber G: (Gr. Gross) Psychiatrie 7. Auflage Schattauer, 2005.
9) 池村義明:教頭ヴァークナーの大量殺人. In 松下正明総編集:鑑定例集. pp 116-122, 中山書店, 2006.
9) Kraepelin E: Psychiatrie 8. Aufla. Bd. VI, 1915.
10) Schmidt-Degenhard M: Disposition und Vulnerabilität in der Problemgeschite von Persöhnlichkeit und Psychose, 1988.
11) Schmidt-Degenhard M: Zur Problemgeschichte und Psychopathologie der Paranoia. Fortschr Neurol Psychiat 66: 313-325, 1998.
12) Kolle K: Verrückt oder normal? Psychiatrie in Wissenschaft und

Praxis, 1970, Rowohlt, 1970.
13) Huber G, Gross G(木村定, 池村義明訳):Wahn―分裂病の既述現象学的研究. 金剛出版, 1983.
14) 村上　仁:精神病理学論集Ｉ―パラノイア問題について. pp 159-184, みすず書房, 1971.

第5章

単一精神病論への反証
Ludwig Snell による精神障害の一次形態（初発型）
としてのモノマニー症例

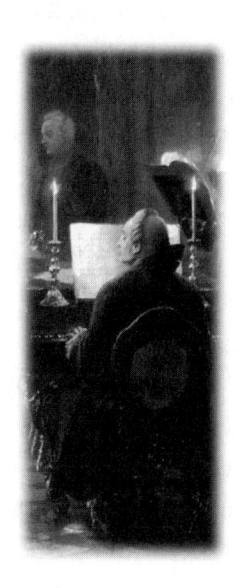

はじめに

＊Ludwig Snell(スネル)と言えば，かって Griesinger(グリージンガー)が唱えた単一精神病論に異議を申し立てたことで注目されたが，主として Griesinger に関して書かれた刊行物に名前が登場するくらいで，彼に関する詳細は意外に知られていないのではないかと思う。

筆者自身も Griesinger に関する文献を読んでいるうちに，幾度か Snell の名前を目にして，次第に彼に興味をおぼえ，彼について知りたいと思うようになった。ただ，彼の人柄や業績についての文献を探すにはいささか難渋した。その他の文献中に名前が出てくるものの，当該の文献目録に掲載されていなかったりして，そのまましばらく忘れていたころ，救いの主が現れた。

シューベリンにある州立 Carl-Friedrich-Flemming 病院院長 Prof. Dr.Michael Schmidt-Degenhard—ハイデルベルク学派(2003年4月より，Leitender Arzt an der Klinik für Psychiatrie und Psychotherapie am Florence-Nightingale-Krankenhaus Düsseldorf)である。すでに周知のことと思うが，彼は2002年10月に栃木県宇都宮市で開催された第25回日本精神病理学会で招待講演をし，次いで東京大学でも講演し，最終的に筆者らが世話人をしている大阪精神科懇話会で，"単一精神病，肯定か？否定か？"という演題で話をお願いした。講演後，懇親会で Schmidt-Degenhard 教授と Snell を話題にしたら話が弾み，後日いくつかの貴重な資料文献を送ってくれた。その中に教授自身が起草し，書き進められた懐かしいヒゲ文字の"タイトル：Ludwig Snell (1817-1892) Ein bedeutender Hildesheimer Arzt und Wissenschaftler des 19. Jahrhunderts"(1989)が同封してあった。むろん，Snell の原著論文のコピーもあり，さっそく読んだ。

以下に，1865年9月ハノファーで開かれた自然研究者集会，精神医学部門で Snell が行った講演の講演録から8例の症例(と2例の激発例)

報告を紹介する。

　症例は極めて簡潔, 明瞭に要領よく報告されている。特にこの8例報告が, いわば Griesinger に対する"挑戦状"ともいうべき歴史的記念症例である。

　Snell は 36 年間 (1856-1892), Hildesheim の "施療院と養護施設 (Heil—und Pflegeanstalt) の院長として奉職していた。その間, 彼はその力を, 患者をいかに処遇, 治療するか, 病院の改善をいかに進めるかに注ぎ, さらに彼の温厚, 寛容な人柄もあずかって病院精神医学発展におおいに貢献した。在職中には, 例えばゲッティンゲンに大学精神医学講座を開くために力を貸し(1866), 自ら講義を行った。彼は多くの学術論文をまとめ, そのほとんど全部を郷土内の集会, 研究会で報告し, またその全部を雑誌 (Allg. Z. Psychiatr.) に発表したが, それほど知られることがなかった。

　Snell による症例を紹介するについては, Griesinger(1817-1868)に触れないわけにはいかない。単一精神病に関して, Snell は Griesinger との同列対比の線上で語るべきであるからである。夭折したとは言え, Griesinger の精神医学, あるいは精神医療領域における広い視野, 積極的行動, 学問的活躍は周知のことであろうが, 今回は Snell とのかかわりにおいてのみ記す。

　Snell と Griesinger は, 同年生まれである。これも1つのキーポイントになる。以下に, この2人が活躍した時代の精神医学の学問的背景を簡単に思い起こし, そして本稿で問題となる単一精神病について必要最小限に記述する。

ドイツ精神医学の時代背景

　19世紀のドイツ精神医学と言えば, 精神医学の体系化の歴史により刻印されている。19世紀初頭, 精神医学が徐々に独立科学として自己

を確立しはじめた時，当然精神障害の分類の必要性が生じた。それは，彼らの前に実際の臨床場面で患者を目の前にし，臨床事実を綿密かつ正確に観察しながら，それを忠実に写し取る作業を行った Pinel(1745-1826)，Esquirol(1772-1840) から大いに学んだことである。ただ彼ら（フランス学派）の分類は大雑把であったようである。ドイツでの精神医学の進歩は，例えば南西ドイツに位置するヴィンネンタールや，南ドイツ・バーデンのイレナウなどの大規模精神病院から出発している。Snell や Griesinger は その青壮年時代にはこれらの病院を訪問し，一時期そこで働いていただけでなく，2人に共通しているのは，よく旅行をし，当時ヨーロッパで有名ないくつかの施設に訪問滞在した。イギリスの John Conolly が19世紀半ば導入した精神病不穏患者に対する non restraint（非抑制）法の共鳴者であったのも2人の一致点であり，特に Griesinger はその方法導入の急先鋒的存在であった。

　豊富で，多様多彩な精神障害病像の分類には，方々で様々な試みがなされた。試みが絶えず変化することもあり，精神病について起草する学者の数だけ分類法があるとも言われていた。さらに分類してゆくに従って使用する専門用語も増え，ギリシャ語，ラテン語の氾濫現象も手伝い，学問的疎通を測るにも困難が生じる（babylonische Verwirrung 用語の混乱，griechisch-lateinischer Barbarismus der Terminologie ギリシャ，ラテン語による用語の氾濫，誤用）。例えば，精神障害は人間の犯す罪の結果であるとか，間違った生き方のせいだとか，情熱の制御に失敗して自ら招いたものとか，人格とその発展からも生ずる，など神学，道徳，思弁的思想を主張するロマン派精神医学の代表J.C.A. Heinroth などは，ロマン派が後に残した業績は別として，精神障害を48に分類した。Heinroth はこの19世紀前半のロマン主義を背景にして成立したロマン派精神医学の代表者であり，彼ら Psychiker（心理主義者）としてつとに有名である。ちなみに，Griesinger と同列には論じられない面があり，やはり単一精神病を刻印していた H. Neumann（ノイマン，1814-1884）は悪い分類をするなら，しない方がましであり，（悪い）分類は精神医学の進歩を阻む，と断じた。Psychiker の対極

にSomatiker oder Organiker(身体論者)と呼ばれる一派があった。Griesingerは，確かに狂気は任意の身体疾患の上部現象であり，精神病状態には脳の病巣障害が決定的であるという身体論の基本を主張し，1861年出版された彼の教科書第2版"Pathologie und Therapie der psychischen Krankheiten 精神疾患の病理と治療"が，精神医学におけるパラダイムシフトの端緒となった。この教科書は当時よく読まれていた。しかし"Geisteskrankheiten sind Gehirnkrankheiten 精神病は脳病である"と彼が言った，と絶対化されGriesingerはその命題の中に封じ込められ，長い間彼は身体論者の権化のように語られたが，事実は異なるようである。彼が宣言したとされるこの命題は，彼の書いた本には出てこない。後世になってそう読み替えられたのであろう。実際は以下の文章から，上記のごとく読み替えたのであろう。

"Welches Organ muß also überall und immer notwendig erkrankt sein,wo Irresein vorhanden ist‐?----Zeigen uns physiologische und pathologische Thatsachen,daß dieses Organ nur das Gehirn sein kann,so haben wir vor allem in den psychischen Krankheiten jedesmal Erkrankungen des Gehirns zu erkennen"(Griesinger 1845)

"狂気が存在するなら，いずれにしろ，必然的に病んでいるのは(どこか)どの器官でなければならないのか？.....ただこの器官が大脳をおいては他にない，ということを生理学と病理学が事実として明らかにしてくれるなら，特に精神疾患である場合，それをそのつど，大脳の罹患として認定できるのではないか.....(Wilhelm Griesingers magna charta der Psychiatrie, R.Tölle, Fortschr Neurol Psychiatr 70：613-619, 2002より引用)"

Griesingerもその思想の源をたどれば，もともとロマン派の色合いを宿した学者であり，硬直した身体論者ではない。ロマン派の世界観はもともと単元的思考を押し進め，存在の全体性を把握しようと努力した。ただ，Griesingerはより分化した考えをもち，当時の精神医学，つまり一方は哲学-思弁的に考えていた心理主義者に対し，一方彼が極

めて批判的に対峙していた。例えば Jacobi のような身体論者から距離を置くつもりで，様々な立場を考慮に入れていた。彼は誤解されている部分が多い。

Griesinger は，40年もの間ヴィネンタールの精神病院長を務めた E. A. Zeller(1804-1877)のもとで仕事(1840-1842)をし，彼から著しい影響を受けた。単一精神病に関して，いかなる精神障害も心の痛みに対する反応であり，その痛みから狂気の原初形態としてメランコリーが生じる，と Guislain(ギラン)は唱え，Zeller は精神病の病態因は心の器官(Seelenorgan)の力と気分の変化にあるとし，メランコリーが精神病の支配的な基本形と考えた。ここで2人の考えは一致した。その前に Zeller にはすでに疾病間の内的近縁性理論を唱えた Sydenham(ジュデンハム，1624-1689)や，1つの疾患から他の疾患への移行の可能性(transmotio morborum)を主張したテュービンゲンの内科医 Authenrieth (アウテンリート，1782-1835)のことが念頭にあった。そしてこの Guislan と Zeller から思想を吸収して，Griesinger の単一精神病論が生まれた。

出来上がった Griesinger の単一精神病モデルの根底にある基本思想は，狂気は，そのつど違った局面の精神病理現象を表しつつ段階的，経時的に経過し，最後は精神生活の崩壊に至る，という段階理論(Stadienlehre)である。こうすることで多様な精神病理現象を単元的(unizistisch)に解釈するものである。

Zeller が①メランコリーあるいは krankhaftes In-Sich-Sein(病的閉じこもり)，②マニーあるいは krankhaftes Außer-Sich-Sein(我を忘れた状態)，③狂妄(幻覚妄想)あるいはパラノイア，④痴呆あるいはアメンティア(amentia)，と区別したのを，Griesinger は第一段階 psychische Depression, Melancholie, 第二段階 psychische Exaltationszustnäde(興奮状態), Manie, → Tobsucht(狂躁), → Wahnsinn(狂妄，幻覚を含む), 第三段階 psychische Schwächezustände(精神衰弱状態), partielle Verrücktheit(Monomanie, 部分妄想), → Blödsinn(おいぼれた-ほうけた-状態あるいは慢性の精神衰弱

としておく，これは今日の精神器質性症候群の意味での Demenz―痴呆は区別されなければならないから）分別した．その際，Griesinger は，狂妄，(幻覚)妄想状態は二次的なものにしか過ぎず，それは先行する情動のメランコリーかマニー障害の結果であって，一次性(幻覚)妄想の出現はあり得ないと主張した．

次に 19 世紀前半までのドイツ精神医学のめぐる状況を念頭に置いた上で，本題である L.Snell に登場してもらおう．

Ludwig Snell(Daniel Christian)の生涯

Snell は 1817 年 10 月 18 日福音派牧師(プロテスタント)の息子として当時の公爵領ナッサウのナウハイムに生まれた．16 世紀にオランダから移住した家系で，血縁からは名前を成した幾人かの学者を輩出した．学校には行かず，祖父から教育を受け，1834 年ギーセンでアビトウアーを終え，その後ギーセン，ハイデルベルク，ヴュルツブルクで医学課程を修了，ヴュルツブルクで 1839 年，über "Wiesbadens Heilquellen"(ヴイースバーデンの薬用泉について)という研究により博士号を取得し，当時まだ医師はすべて国家公務員であった公爵領で医師国家試験に合格(1839)，1841 年ホッホハイムで開業医に任命され，そこで 3 年ほど働いた．公爵領の精神病患者はそれまで囚人と一緒に，当時エーベルバッハのシトー修道会修道院に設立された"矯正施設と精神病院"に収容されていた．

1844 年から，彼はロンドン，パリを皮切りにウイーンを経てプラハ，ハレ，ジークブルク，イレナウ，ヴィネンタールへ旅行，研究滞在する．その間ヒルデスハイムも訪れ，その頃ドイツ語圏で著名であった精神科医，例えば，M.Jacobi(確信的身体論者)，H.P.A.Damerow，E.A.Zeller，Chr. F.W. Roller(イレナウの精神病院管理者で，精神病患者は人里離れた静かな地方で分離治療すべしと主張)らに出会って種々影響を受けた．1849 年，彼によって作られたアイヒベルクの施療なら

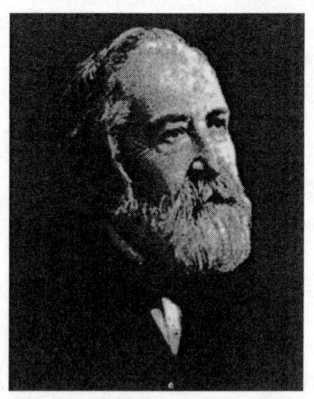

図 5-1 Ludmig Snell(Daniel Christian)(1817-1892)

びに保護施設の院長に任命された。1852年，ヴィースバーデンにて陸軍少将の娘と結婚し，2人の娘と2人の息子をもうけた。息子は後に父親と同じ職業を選んだ。1856年，ハノーファー公国王立政府より600床以上を擁するドイツ最大の"精神病院"（ヒルデスハイム）院長の要請を受け，すでに授与された"衛生顧問官"という称号でもって職務に就いた。

　Snellは1862年には，オランダ，ベルギー，フランスに精神医学旅行を実施する。ベルギーのゲントではすでにJ. Guislan(1797-1860)によって唱えられた模範的精神病院の構想を知ることとなった。1872年には"プロイセン王国枢密顧問官"に任命された。彼はなんといっても精神医療の実務家としてその力量を発揮した。まず彼のイニシアティブで1868年10月に"ニーダーザクセン州とヴェストファーレン州精神病院協会"が設立された。目的は同業者間の個人的，学問的交流と実際精神医学奨励であった。Snellはその死まで協会長を務めた。彼の学問的刊行物の大半はその協会の会議で行われた講演に基づいている。彼は精神科医には欠かせない徳性である，患者への愛と敬意を生来性に供えると同時に，自信に満ちていていい意味での族長のような権威的自己像(patriarchalisch-autoritatives Selbstverständnis)を発揮していたの

で，これは精神療法的(psychagogisch-therapeutisch)効果があった。一方，外面はむしろ物静かで，謙虚，控えめに映ったが，ユーモアも忘れてはいなかった。Snell はその人間性に加え，学問，実務の両面で優れた業績をあげ，臨床能力を発揮した。彼の名声はますます増し，彼の運営する施設の名も上がっていった。Snell は，Griesinger ほど果敢，積極的ではなかったが，イギリス由来の患者"非拘束 non restraint"の共鳴者であり，制限付きではあるがこの方法を実行に移した。また彼の大きな業績の1つは，1864 年精神科患者のための治療-生活共同体としての農業コロニーを企画し，同 75 年にはコロニー内での患者の完全開放化を完成させ，82 年にはすでに模範コロニーとなっており，その共同体で働く患者もすでに 80 人を数えていた。コロニーは結局創設以来 100 年続いた。Snell はこれら一連の包括的精神医療実践の傍ら，"Allgemeine Pathologie der Seele 心の病理学総論(1859)"を著したり，ゲッチンゲン大学における精神医学講座開設に尽力し，講義も行っていた。彼は Griesinger と並びドイツにおける大学精神医学設立の重要な発議者の1人でもある。Snell は Griesinger と同年生まれで，後者は早世したとは言え，2人とも並行してほぼ同じ軌跡を生き，同じ航跡を残した。2人の詳しい比較，対照は後述する。

L.Snell は 1892 年 6 月 12 日，まだ十分治りきっていなかったインフルエンザのため亡くなった。退官数週間前のことだった。

Snell の原典

über Monomanie als primäre Form der Seelenstörung Von Ludwig Snell. Allg Z Psychiat 22：368-381, 1865

＊以下に，Snell の綿密な患者観察から導かれた初発形態としてのモノマ

ニー(幻覚妄想状態)の症例を訳出する。症例は8例であるが，Snellはその記念碑的講演の中で激発例として，簡略ながら2例を追加しているので，それも紹介する。

　彼の症例記載は簡潔，明瞭で要領よくなされているので，すべて訳出する。なお，彼は講演の冒頭で，自らも，モノマニーはメランコリーとマニーに由来する二次形態にすぎないと長い間信じていたと断っている。

精神障害の一次形態としてのモノマニー症例8例

　私が狂気Wahnsinn(幻覚妄想状態)あるいはモノマニーと理解しているのは，以下のような精神疾患である。幻覚を伴った一連の妄想観念の出現により特徴づけられ，一方では自我感情高揚によりメランコリーから，他方では観念奔逸や全般的な感情昂揚(Ergriffensein)欠如のため躁病とは区別でき，結局は自余の精神障害の諸形式に比べ精神生活の全体を冒していることが少ない疾患である。それゆえ，(周知の誤った解釈は別として)モノマニーという名称がこの疾患にはふさわしくないとは言えない。
　しかし，この疾患型に関しても精神病医(Irrenärzte)の意見は分かれてはいない。精神病医の2,3の者は躁病の自我感情昂揚と自己過大評価(überschätzungsidee＝Größenidee)の点から，別の同僚達はメランコリーにみられる迫害観念という点からこの疾患を整理しなければならないと思った。しかし，特にドイツの精神病医にとって最も一般的な意見は，モノマニーはメランコリーや躁病から発展した二次的な形態にしかすぎない，ということである。
　私自身も長い間この見解を共有してきた。しかし，私は(患者の)病歴の中にこの見解の証拠を見つけていなかったため，おそらく観察者の目を逃れて，ひそかに経過していくメランコリーあるいは短期間しか続かない躁病が(それに)先行していたのであろうと考えて自ら満足していた。しかし

この件は私にとって不満足であったので，モノマニーの病態因(Pathogenese)に接近するため，ますますの関心をもって観察可能であった躁病やメランコリーの経過をこの方法で追究していった。しかし私はここでも勘違いをしていた。私は上記の疾患形態(躁病やメランコリー)は種々の精神衰弱状態，全般性錯乱興奮状態を呈した痴呆や無欲性痴呆へと移行していき，純粋のモノマニーには至らないことがわかった。したがって，この形態(モノマニー)は一次性に発展するという考えの方が納得がいく。事実その後ますます，モノマニーを基本形態として，メランコリーや躁病と同列に並べなければならないという確信に到達した。

　私がモノマニーあるいは幻覚妄想(Wahnsinn)をどう理解しているかに関して誤解を招かないように，まず2,3病歴のスケッチをしてみたい。

症例1：64歳 将校，男性

　現在64歳の将校は約30年前に，認めるべき原因なくし，極めて緩徐に幻覚を伴った迫害妄想を訴えるようになった。彼が言うには，彼の考えを変えるか，彼自身を変えるために，奇妙な物質が食べ物や飲み物の中に混入されていると。これは子供時代から彼の教育を指導して来たフリーメイスンの各支所に由来するものである。そうすると，以上のような指示は"教育の一環"であり，音響装置を仕掛け，聴力に影響を及ぼし，プロンプター(舞台の影で役者に台詞を教える役)が彼の耳に何かを囁いてくる。彼は人間から遠ざかり，引きこもる。何も食べなかったこともしばしばあった。発病後およそ2年して，彼は迫害者から逃れるためにスペインへ移住するという意図を漏らした。このことと，また時々脅迫を口にし，しばしば弾丸を装填したピストルを所持していたので，ヒルデスハイムの精神病院に収容された。彼は当時何度も自制心を示し，妄想を隠蔽するすべを心得ていた。

28年後の現状態　患者は今も以下のような妄想体系を語る。自分は高貴な出で，権威，権力があるのに，不法に勾留された。彼を解放するために絶えず戦争が行われている，これは"謀略戦争"(Minenkrieg)である。彼

の敵は"悪魔に取り替えられた醜い子"(Wechselbalg)であり，彼や彼の友人達を殺そうと，彼から血液を抜き取り，身体を衰弱させようとした。彼はこの敵と"溶岩流や導火線"で闘う，と言う。彼の"マジック計器板"が絶えず大きな戦争の状態について教えてくれるので，彼は毎日その戦争が勝利をおさめるよう祈っている。彼を取り巻くすべてのことを自らの妄想観念の圏内に取り込み，誰に対してもあからさまにこの妄想を口にするが，しかしそれは言葉短かに仄めかすだけである。というのは，彼が知っているのと同様にすべてが他人に知れわたっている，と思っているからである。彼は知的には減弱しているが，行動は確かに自立できている。

症例2：56歳 農夫，男性

　最終的には農夫であった，現在56歳の男性は24年前に迫害観念を口にしていた。彼が寄宿していた家の家族が彼の食事に毒物を混入する，その家族に毒殺されるという妄想観念が徐々に発展してきた。ある日，彼は激しい興奮状態で隣町に住んでいた母親に向かって，農家の主人の娘に毒物の入ったコーヒーを飲まされたと語った。彼は胃の辺りの灼熱感を訴えた。その2,3日後になって彼はいくぶんか落ち着いてきたが，しかし迫害妄想はそのまま残った。妄想の原因として彼は宗教的根拠，政治的理由を述べた。2年後，再び同じような被毒妄想を伴う強い興奮状態が出現した。患者は(周囲を)威嚇し暴力的になったため，精神病院に引き渡された。病院ではまもなく迫害妄想のほかに誇大妄想が現れた。自分は王家の出身であると言って，自分の敵には重い罰を与えると脅した。

22年後の現状態　彼は自分を北の国，あるいは"社会階級"の支配者であると言う。彼は世界を支配するために生まれてきたが，敵どもが彼を子供の時から虐待し，殺そうとした。彼に毒を盛り，体中の関節という関節を打ち砕き，責め苛んだ。"監視と戦争"が彼のモットーであると言う。彼はあらゆることを妄想の中へ取り込んでいるが，自分の所有物に関しては杓子定規な規律を守っている。

症例3：67歳 商人，男性

　健康そのものでたくましい体つき，幸せな結婚をし，7人の子宝に恵まれ，67歳の商人で大きな商業都市で実入りのよい商売を営んでいた。8年前に店をたたみ，田舎へ引っ越した。まもなく，彼は妄想観念のため引きこもっていることがわかった。彼が言うには，彼によって考え出された最善の投機計画が敵の陰謀により妨害された。やがて彼はこの迫害(妄想)を彼の妻が不貞を働いているという思い込みと関係づけた。彼は多額の賠償金を払って妻と離婚した，と後に主張している。いまはメイドを装っているが，実はある王女である女性との新たな結婚の申し出がなされているとも述べた。7年前に，ヒルデスハイムの精神病院に収容された。

　長い間病院では彼は控えめで，自制がきいており，妄想観念も単に仄めかす程度にしか口にしなかった。しかし次第に，スパイに取り囲まれ，彼の考えは皆に知れわたっているとか，彼は死んだ人間を再び生き返らせることができる，などの発言が聞かれるようになった。今ではそのことを彼が信用している人間に対してもおおっぴらに述べている。彼はある国から別の国に通じる地下水路を見つけ，新しく発明した機械を備えている大蒸気船で世界一周できる航海を企画していると述べる。さらに，不毛の土地を暑い国々の農作物に適したように整備し，結果，巨大な山岳地域にコーヒーやさとうきびを作ることができるようになった，と語る。彼の妄想観念は最近数年間ますます膨張，拡大していった。しかし新たな妄想形成には至らず，あらゆる出来事や事件について正確かつ明晰に述べることができる。

症例4：54歳 主婦，女性

　旅館経営者の妻で，4人の子供のある54歳の主婦。およそ6年前，幻聴に基づく迫害観念を口にし始めた。彼女は夫が浮気をしており，愛人を囲っていると思い，夜になると通りから子供達の泣き悲しむ声が聞こえ，子供が他所の人たちから虐待を受けた。また，彼女の家にやって来る隣人や男性達が彼女の悪口を言っていると主張する。そんな時でも彼女は非常

に忙しく働き，商売を完璧に切り盛りし，妄想を除けば，あらゆることに関し非常に分別ある態度で話をする。そうこうするうちに彼女は好訴的になり，裁判所に訴えたりして，非常に近所迷惑になってきたので，発病3年後にヒルデスハイムの精神病院に収容された。病院ではすぐに落ち着き，1年後に改善し，とりあえず退院することができた。しかし2,3週間後，再び病院に収容された，自宅に帰ってから再び迷惑行為があらわになったからである。彼女は中傷されたり，物が盗まれると妄想し始め，再び裁判所に助けを求めた。しばしば夜間に，泥棒を見つけるつもりで家の中をうろつきまわりつつ，泥棒の声を聞いたと言う。現在の彼女の一般的な精神状態はほとんど変わらない。彼女の妄覚とは関係のない事柄に関して話をする時は全くものわかり良く，正常に見える。それに対し，気分の高揚した自己過大評価は以前よりはやや頻回に認められた。彼女は自分の経済状態のよさについて積極的に語り，彼女の権利のために助けようとしなかった役人達は免職されるのがよいと希望を述べた。

症例5：30歳 設計士，男性

設計士で30歳の時に迫害観念を伴う精神障害を呈した。毒物と磁気の作用で彼を迫害している周囲の者達に対する猜疑心をあらわにし，いろいろな人の顔に悪い意図が読み取れると言う。神のお告げだそうである。
5年後の患者の状態　迫害観念は残り拡大した。常時，昼となく，夜となく磁気バッテリーが彼に向けられた。フリーメースンや別の一群の人が彼や彼の友人達を殺そうと画策している。五官全部の幻覚。その場合，過大評価観念を伴う。患者はポーランド王の末裔で，ポーランドの王位を継承する権利があると言いながらでも患者は目的に応じて十分仕事をする能力はあり，芸術史の研究をしている。

症例6：37歳 鉄道員，男性

およそ10年前に自信過剰を伴う妄想観念を述べてた。しかし非常にゆっくり進行したのと知的能力に障害がなかったので，近親者の誰も彼の

精神障害を疑いもしなかった。彼はある摂政者（支配者）の息子である，と仄めかしていた。それは冗談だと思われ，からかわれた。しかし，4年前に偶然の機会（彼の子供の洗礼式）に著しい興奮状態に陥り，声高に自分は帝位に就くことになっていると宣言，妄想観念についてあからさまに語った。4年前にある1軒の写真屋で彼の妄想上の父親の顔にある傷跡を見て，自分は彼（支配者）の息子であるとか，かってある高貴な人の誕生祝いに一発の礼砲を聴いて，それは彼が高貴な運命を担っている徴であると公言し，突然平手打ちを食らったなどと述べた。こうして迫害観念が明らかになった。彼の敵が彼を毒殺しようとしている。子供のとき彼は高貴な身分の家庭からさらわれたが，彼には王位を継がせないために知らない人の所に彼を隠したなど。その時幻視，幻聴もあった。

4年後の患者の現状態　妄想観念はさらに紡ぎ続けられ，膨張していった。一般的になってきて，患者は，神の属性を備えていると言う。彼はもはやこれらの妄想観念を隠蔽しようと努力しない。しかし妄想について尋ねると彼はすぐ不機嫌になる。なぜなら，彼はそのことはすべての人たちが承知していることなのに，と述べる。これは周知のように，このような患者には一般的なことである。彼の知的能力はおそらく減退しているか，彼の妄想観念によって奪い取られてしまった。しかし，彼はまだどんな仕事をする能力をもっている。

症例7：61歳　時計職人，男性

　61歳の時計職人。ある大きな町で商売を営み，見たところ非常に幸福な結婚生活を送っていた20年前頃，極めてゆっくり発症した。彼は，多くの演劇が彼を嘲笑するために舞台で演じられている，と言って警察に訴えた。彼の思い込みによる敵の迫害から逃れるために，小さな町に引っ越した。しかし残念ながら彼は運命から逃れることはできなかった。やがて彼に，妻に対する病的嫉妬が芽生えてきた。彼はいろいろ数多くの誘惑者（女たらし）を挙げた。この迫害から逃れるために，彼はロンドンに住んでいる弟あてに，そこまで迎えに行くと手紙を書いた。弟は兄の切羽詰まっ

た希望を叶えるために帰ってきた。やがて弟が驚いたことには，兄はこれまで誰も予想しなかった立派な狂気(Wahnsinn 幻覚妄想)を病んでいた。患者はその後ヒルデスハイムの精神病院に引き渡された(1849年5月)。自己過大評価はそれまで確認されなかった用心深く，おずおずと語る妄想以外には多くのことを予見，予言できる才能を母親から受け継いだという。しかし，彼はますます止めどなく幻覚を伴う妄想に陥っていった。主たる妄想観念は彼の敵による毒殺であり，このことを妻の不貞と関係づけた。敵は彼に実に様々な方法で様々の毒を盛り，特に食事の中やあるいは睡眠中身体のあらゆる開口部から毒を入れた。身体の内部が破壊されているのがわかり，肺臓がいかに喰い尽くされているかなど。

現在の患者の状態　迫害観念は全く同じである。むろん患者がいう妄想に関与した人物は2，3代わっている。2年前から自己誇大評価観念が加わった。患者は聖書の多くの箇所に，彼が神の使命を帯びていることを仄めかしたのを見つけたと言う。また彼は，カソリック信者やユダヤ人をルター教会に改宗させる使命を神から受けていた。彼の敵が彼らの恐ろしい毒物によって彼の使命遂行を不可能にさえしていなかったならこの使命はとうの昔に成就されていたであろう。

　上記の妄想観念は稀に述べるだけであり，主に彼の信頼している範囲の人物に対してだけである。彼はどこでも自制する術を心得ており，精神障害が20年経過した後も知能や労働力の減弱はほとんどみられない。

症例8：50歳 主婦，女性

　ある船乗りの妻。6年前，50歳の時に幻聴と感情錯誤を伴う迫害観念を訴えた。彼女は"自分は悪い人間"ですと述べ，"その連中が山頂に身を隠し，私の耳に恥ずかしい言葉や侮辱するような言葉を吹き込む"と述べる。迫害者はまた彼女の身体や頭に痛みを与える。眠りを邪魔し，教会でも彼女をつけ回す。牧師までが敵と共謀し，説教の中で彼女を嘲笑の対象にする。彼女は自分の仕事はきちんと行っていたのに，しばしば非常に興奮し迫害者から守ってほしいと裁判を求めた。迫害者を陪審員法廷に呼ぶため

の計画を進めた。精神障害発症1年後，彼女はヒルデスハイムの精神病院に収容された。彼女は身体的には全く健康であり，妄想観念を除けば非常に分別があり，よく働き，やや昂揚した自我感情を示した。感情興奮と妄覚は病院にいる間には消失し，入院14か月後に退院することができた。彼女の挙措振る舞いは全く正常だが，ただ以前の妄想観念それ自体を妄想だと認めようとはしなかった。彼女は教科書的には完全に治癒したとは言えなかった。しかし，自宅の家族のもとへ帰ってからはもはや症状はみられなかった。

退院後4年が経過した今日まで全く健康な状態にあった。

モノマニーの症状分析

読者が嫌気を感じないために，これ以上の疾患病像の紹介はやめよう。精神科に実際に携わっている人なら誰でも毎日こういったケースを目の前にしているであろうから。

モノマニーの症状分析に際しまず我々が直面するのは迫害観念である。私は，この観念がどのような症例にもみられるから，これを最も重要な症状と考える。モノマニーの迫害観念は，背景にある自我感情の昂揚によってメランコリーの迫害観念から区別される。メランコリーでは，患者はその迫害観念に屈服し，そこからの救いを見い出せないでいる。メランコリー患者は迫害観念を訴えて嘆息するだけで防衛を試みるとしても受け身である。それに対し，モノマニーでは患者は迫害観念に対して精力的に闘志をもって対処する。彼は敵を憎み，軽蔑し，敵に対して勝利をおさめようと考える。

モノマニーが示す誇大自己評価が躁病から区別されるのは，モノマニーのそれが系統的で，計算づくであり，妄想構築が終始一貫していることと，前者では進行麻痺にみられる知的解体が欠如していることによってである。

モノマニーにみられる幻覚は，何らかの別の精神障害におけるよりは，より一般的かつより本質的に疾患と結びついている。幻覚はほとんどすべての症例で確実に証明される。幻覚が欠如しているように見える珍しい症例では，妄想観念はあらゆる疑念を抹殺するような直接的力で患者の自我意識を捕らえて離さないため，この種の思考の偽造は妄覚(Sinnestäuschung)に酷似し，同じ病的意味をもっている。モノマニーに特徴的なのは，躁病やメランコリーにみられるような病識がしばしば欠如していることである。モノマニーの進行は大多数の症例で緩徐である。別の症例では，著しい感情の動きや身体への全般的侵襲(不眠，食欲減退)を伴う激烈な(stürmisch)症状が疾患の始まりを特徴づけている。この種のより急性な発症を証明するために，私自身が病院以外でその発症を観察した2症例を以下に引用する。

1) 激烈な症状で始まった急性発症例：症例1

　身体の発達が遅れ，いつも弱々しく，怒りっぽく，しかし知的には非常に才能のある24歳の若い女性に(軽度の感情動揺を別とすれば)特別の原因なく突然幻覚が発来した。彼女は身の回り，特に母親の表情に敵愾心がみられると主張し，彼らを猜疑の目で見た。食事もとらず，天使がやってきて彼女に食事をくれると未知の声が約束したと言う。彼女は食事や飲み物の味を猜疑的用心深さで確認する。2,3週間後，感情の動揺は弱まった。患者は通常の生活環境に戻った。しかし妄想観念は残った。患者は絶えず回りの人の表情や動きを猜疑的に観察した。彼女はやがて世界は変革を迎え，彼女自身さらに美しくなり，新しい身体を獲得し，世界一幸せな女性の役を担うことになる，という啓示を受けたことについてはもはや語らなくなった。彼女は数年後結核で死亡した。

2) 激烈な症状で始まった急性発症例：症例2

　以前は健康であった40歳の別の女性が突然幻聴を訴えた。彼女は家の回りで人間の声を聞いたという。その声は彼女を威嚇するような，罵るよ

うな言葉で呼びかけた。2,3週間後，このケースでも強い感情興奮は消失した。しかし，自己過大評価を伴う一部はエロチックな，一部は彼女の敵が隠しているという財産の要求に関しての妄想(形成)が加わった。

3) 急性発症例のまとめ

　この両症例では不安，メランコリーにみられる抑圧された自我感情や同じく躁病の観念奔逸と全般性興奮が欠けている。

　モノマニーの妄想形成の順序は通常迫害観念が先行し，自己過大評価が後に続く。しばしば両種の妄想形成が最初から並列して経過する。まれには自己過大評価で始まり，すべての症例で，その後に迫害観念が加わる。モノマニーはまた迫害観念のみで，過大評価妄想(überschätzungswahn)なしで経過することがあることは上の1症例で提示した。

　モノマニーの予後は周知のように良くない。ただモノマニーは極端に稀な症例を除いて，残念ながら我々がその他のすべての精神障害の終末状態としてしばしば見ているような深刻で救いようのない狂気に移行することは決してない，という限りでは予後は良い。完成された病形では完全な治癒は非常に稀である。しかししばしば患者は感情の平穏を取り戻し，再び自らの仕事を何とかこなせるようになるという程度においては，妄想観念と幻覚は色褪せる。経過が悪ければ，妄想観念はますます普遍性を帯びる。患者はあらゆることを彼の病的観念の中に引き込む。ごく普通に，ますます理解できないような全く新しい，患者自身にしか通用しないような言葉(Terminologie)を考え出す。なぜなら，患者の内面で起こることすべてが知れ渡っていると思い込むほど，客観性は失われているからである。この著しい主観性は，しばしば自身は永遠に生き続け，決して死ぬことはないと考えるほど普遍化される。患者は，我々他人にとって乗り越えることのできない間仕切りを形成しているものすべてを自らの人格(Person)の中で一体化し，まとめもっている。

　モノマニーはどのような脳疾患であるのかについて，病理解剖は周知のように現在までも示唆も与えていない。その際，大脳が直接冒されている

ことを証明され，いくつかのことが，大脳はその他の精神障害形態に比べて，その全体性(in Totalität)において病んではいないことも正しいと見ているようである。

　しかし，現在の学識から見れば，何か結論的なことを述べることはできない。

　以上をいま一度簡単にまとめると，以下のように言える。

①モノマニー(あるいは幻覚妄想　Wahnsinn)はその純粋型では一次性精神障害として展開する。

②躁病とメランコリーによる類似の病態は，(両者の場合)精神生活が全般的に障害されることによって純粋なモノマニーと区別される。

③モノマニーの展開は二通りある，症例の大多数では徐々に，稀な場合では急性でより激越な(stürmisch)症状として現れる。

④自我感情の昂揚を伴う迫害観念は，この精神疾患型の基本性格を形成する。

⑤過大評価観念(Überschätzungsidee)は通常二次的なものである。しかしまた迫害観念に先行するか，あるいは互いに同時に進行する。

おわりに

　　まず最初の4例を読み進んで，感心したのはSnellの病歴，病態記述が極めて簡潔，明確で，的確に要点をとらえていることであり，その正確，繊細な表現で，一見して似て見えるメランコリーあるいはマニーの患者が呈する病態を区別している。Snellはすでに記述精神病理学の模範となっているのではないか。

　　一方，独特な精神病観を主張したGuislanを知り，彼と論争の末，当時の著名な内科学者(Sydenham, Authenrieth)の影響を受け，神学や宗教哲学からの思想(Schleiermacher)を吸収し，自らの精神病理体系を定式化したZellerを師にもったGriesingerは，最終的に独自の

Einheitspsychotische Stadienlehre(単一精神病の段階理論)を唱えた。ただ，GriesingerがZellerと一線を画していたのは，彼はそれぞれ段階ごとの精神病には，そのつど脳の疾患が認められるとしたことである。もともとロマン派精神医学に端を発し，また精神障害の分類，精神医学理論が錯綜した19世紀ドイツで誕生し，当時支配的であったGriesingerの単一精神病論に対してL. Snellは自ら運営していた当時ドイツ最大の精神病院での十分な観察例をもとにして，反論を加えたのである。その反証となったのが上記症例群である。

このSnellの報告により，教条的(dogmatisch)で臨床精神病理学の形態論のさらなる分化発展を阻害すると言われていたZeller-Griesinger流の単一精神病論の根底がゆさぶられた。前半に記載した8症例は，もちろん今日の精神医学疾病論から見れば，幻覚妄想型分裂病と言える。一次性に"精神性"，すなわち思考と表象の実行を冒し，慢性に経過する型である。つまり，現代精神医学ではごくありふれた症例であり，その位置づけもほぼ織り込み済みであろうが，Snellの報告は当時の精神医学界においては大きな出来事であり，疾病論創設時代と診断や分類のカオスへと学界を導くことになった。

しかし，同時にSnellのこの観察は，同時代の人々の間では広く共感と賛同を得たのも事実である。Griesingerは，Snellによる歴史的講演の2年後，後に有名になった1867年の"Vortrag zur Eröffnung der Psychiatrischen Klinik zu Berlin ベルリン大学精神科開院の講演"の中で，一次性(幻覚)妄想はあり得ないとしていた彼の見解を改め，Snellが報告したような症例は一次性にも発生し，もはや二次性のものとは見ていないと告白し，Snellの見解を素直に認めた。

Snellの学識の決定は，経験的観察にのみ支えられ，理論的疾病論的仮説による独立した原発性精神障害の提示に依拠してはいない。かつ彼は精神的事態の把握を純粋に記述をもとにし，そこから得られた精神病理学的認識を，障害像の精神的原因や身体的原因に関して思弁より得られたものから区別している。もはや単一精神病モデルは維持できなくなった。Snellのこの臨床精神病理学的研究が精神医学疾病論の発展への

革新的貢献となった。この貢献は20世紀初頭に展開されたE. Kraepelin(1856-1926)とBleulerという名前と深く関わる分裂病の基本と見てよい。これが"いわゆる分裂病の フォアゲシュタルト Vorgestalt"を形成することになり，K.L. Kahlbaum(カールバウム, 1828-1899)の臨床精神病理学体系を経て，疾病論者KraepelinのDementia praecoxにおいて"分裂病は分裂病としてのゲシュタルト Gestalt"を獲得する。彼は(幻覚)妄想病 Dementia paranoides(1903)も上位概念であるDementia praecoxに包み込んだ。1908年には，E.Bleuler(1857-1939)が"Schizophrenie--Schizophrenien(Spaltungsirresein)"と命名した。

本来，分裂病概念の歴史は医学上の発見の歴史ではなく，精神医学が指針とする思考モデルの歴史である。分裂病問題史の初期に精神医学疾病論のパラダイム・シフトが始まる ヒルデスハイムの精神科医 L. Snell のモノマニー講演があったことは忘れてはなるまい。一方，Snellのモノマニー論は，続いて起こったParanoia論争へと発展し，論争は現在に至って未だ結末を見ていない。

2人の比較

L. Snell と W. Griesinger は同年生まれであり，その活動，活躍を含めて2人の人生は並行しつつ，同じ平面上を歩んだ。大きな違いは，Snellは75歳まで生きたが，Griesingerは51歳で世を去ったことである。それ以外では共通点が多い。2人は特に青壮年時代にヨーロッパの主要国に"精神医学旅行"を行い，その専門を見聞し，学識を広め，精神医療の"民主化"に努めた。また，2人とも終の住処に落ち着くまではいくつかの施設，病院，大学などで働いた。

1) Griesinger

GriesingerはベルリンのCharitéに腰を据えるまで波乱万丈の生き

方であった.エジプトの副王の主治医になったり,内科教授に任命され,他臨床科(例えば,外科)と親しく交流し,専門雑誌の創刊に関わったり,その間,精神医療の近代化について様々な提言,実践も行っている.また E.Bleuler で名を成したチューリッヒの精神科 Burghölzli(ブルクヘルツリ)を立案,実現させた.Griesinger は「動」の人で,積極的,果敢,時には攻撃的に,案件に立ち向かった.Charité に落ち着いてから 3 年半たらずで亡くなった.Charité に着任してから,当時神経科医の Romberg が主宰していた神経科を Romerg 引退後,精神科と統合させ,新たに精神神経科を創設した.

2) Snell

Snell は,青壮年時代のヨーロッパ"精神医学旅行"が終わってからは 1856 年から 1892 年の退官直前まで 36 年間,当時ヒルデスハイムの Heil—und Pflegeanstalt 施療院と養護施設と呼ばれた精神病院院長として働いた.彼はヒルデスハイムというドイツ中北部のニーダーザクセン州の小都市に住み,精神科医としてだけでなく,文化人としても郷土を代表する人であった.Snell も Griesinger 同様,進取の気性に富み,在職中は粘り強く,精神医療の改革を提言し,可能な限りそれを実行に移した.non restraint methode(非抑制法)の導入努力,全開放の農業コロニー開設,精神障害者の施設外の治療の計画,大学精神医学の設立提言,2 州(ニーダーザクセン,ヴェストファーレン)にまたがる会長職,精神科医や各精神病院のリーダーシップ役,特に郷土での学問活動,啓蒙運動などである.

Snell は Griesinger の「動」とは違って,性格は鷹揚でゆったりと構え,温和,穏健派で,ことを着実に進めていく人であった.

Snell は,もとは単一精神病に共感していた時期もあり,精神医学の基本的観点において非常に近い位置にいた Griesinger とは対話も交わしていた.

Snell とほぼ軌を一にした生涯を送った Griesinger が Snell 同様長生きしていたなら,当時の精神医学はどう展開していっただろうか.

● 文 献

1) Hoff P, Hippius H：Wilhelm Griesinger(1817-1868)-sein Psychiatrieverstandnis aus historischer und aktueller Perspektive. Nervenarzt 11：885-892, 2001.
2) 池村義明：ドイツの精神医療. Excerpta Medica Newsletter Psychiatry Update 8-8, No.4. 2002.
3) Klosterkötter J：Psychiatrische Klassifikation—Grundidee und bisherige Entwicklung eines unabgeschlossenen Prozesses. Fortschr Neurol Psychiat 67：558-573, 1999.
4) Peters U H：Ein Jahrhundert der deutschen Psychiatrie(1899-1999). Fortschr Neurol Psychiat 67：540-557, 1999.
5) Schmidt-Degenhard M： Ludwig Snell(1817-1892) Ein bedeutender Hildesheimer Arzt und Wissenschaftler des 19. Jahrhunderts. Jahrbuch für Stadt und Stift-Hildesheim Band 60, Bernward Verlag, 1-98, 1989.
6) Schmidt-Degenhard M：Einheitspsychose-Begriff und Idee-in Für und wider die Einheitspsychose. Herausgegeben von C.Mundt und H. Saß. Georg Thieme Verlag, pp 1-11, 1992.
7) Schmidt-Degenhard M：Zur Problemgeschichte und Psychopathologie der Paranoia. Fortschr Neurol Psychiat 66：313-325, 1998.
8) Tölle R：Wilhelm Griesingers magna charta der Psychiatrie—Zur Rezeption—und Wirkungsgeschichte. Fortschr Neurol Psychiat 70：613-619, 2002.
9) Vliegen J：Die Einheitspsychose 217-220 in Lexikon der Psychiatrie II. Neubearbeitete und erweiterte Auflage. Herausgegeben von Christian Müller, Springer Verlag, 1986.

第6章

外因性精神病の成立
Karl Ludwig Bonhoeffer による外因反応型の記述
その後の症候性精神病概念の変遷と発展

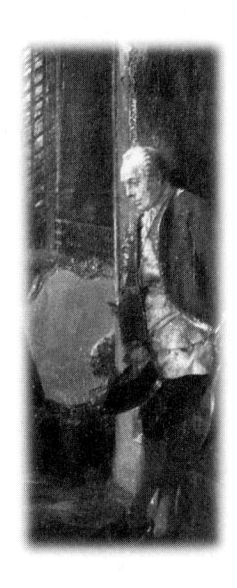

第6章 外因性精神病の成立

はじめに

＊K. Bonhoeffer(ボンヘッファー)がはじめてブレスラウの"母国文化協会医学分科会"で"症候性精神病の分類の問題について"の講演を行った頃(1908),確信的疾病論学者 E. Kraepelin(クレペリン)の権威と名声は爛熟期にあり,2年後に彼の教科書第8版が世に出た(第9版は未刊に終わる)。Kraepelin は精神障害の疾患単位作りに傾倒し,特に Dementia praecox と,manisch-depressives Irresein のそれ(Dichotomie)に集中して論じた。ただ後に,Kraepelin の著作には2つの欠点があると言われた。つまり 1911 年,E.Bleuler が出版した分裂病の著作には,Kraepelin が避けた理念,すなわち連合理論,精神分析的考えによる症状の分類と評価が加わったことである。もう1つは,身体疾患の結果として認められるような精神障害が一般的に受け入れられるとは扱われていなかったことである。

もっとも,Bleuler 側にも疑問点がある。すなわち彼は"分裂病"という呼称を提唱し,Schizophrenien oder Gruppe der Schizophrenien と複数で表現しつつ,まるで1つの疾患単位のごとく扱っていることなどである。精神病理現象の忠実な観察,記録を行い,その経過を追い,転帰を予言するという Kraepelin の疾病論プログラムを適用することによって,最終的にはそれぞれ原因や病態因が自明な自然の疾病過程に一致する疾患分類が得られると考えていた(自然分類)。しかし,彼の自然分類への反論が,惜しまれつつ早世した才能豊かな C. Wernicke(ヴェルニッケ)(1848-1905)から上がっていた。

Kraepelin は Wernicke の対蹠者(たいせきしゃ)(Antipode)とみられるようになった。神経学と神経病理に学識が深い,Wernicke により発見された諸現象から創出された神経学や精神医学上の数々の概念は現在でも脈々と息づいていて,それはあまりにも有名であろう。その彼の弟子の1人が Bonhoeffer であった。Bonhoeffer は師匠から多くを学

び，大きな影響を受ける。Kraepelin は Wernicke の指摘する脳解剖による原因究明の重要性は理解していたが，精神病状態を一定の Noxe（訳者注：一応"害毒"とも訳されているが，これは単純な物質的なものだけを意味するものではないので，原語のままにしておく）と単一原因的に結びつけるほど学識は進歩していないと反論した。そのジレンマを和らげたのが Bonhoeffer による上記講演の報告にみられる，外因性精神病の原点となり，後の K.Schneider 提唱による（急性の）身体に基づく精神病(akute)，körperlich begründbare Psychosen，つまり(akute)exogene Reaktionstypen の抽出であり，この精神病はある身体疾患の上部現象として出現する。この外因反応型の主要症状は意識混濁であるが，それはみられないこともある。その際，一連の様々の"精神病状態像"の形成がみられ，（身体）疾患の経過中にその状態像が交互にみられることもある。この反応型に属するのは，以下の通りである。状態像の記述はそれぞれ人によって違いはあろうが，Bonhoeffer のあげた5つの代表的症状を以下に列挙する。

1）身体に基づく精神症状

①せん妄 Delirien（意識混濁，見当識障害，情景性幻覚や夢幻様性格の幻覚—視覚，聴覚，触覚，妄想様体験，人物誤認，状況誤認，振戦，Flockenlesen—捜衣摸床，Beschäftigungsdrang—作業促迫，Nesteln—ベッドカバーの端などをまさぐるなど）

②てんかん様興奮 epileptiforme Erregungen（夢想不安，活発な動き，見当識障害を伴う重篤な不安興奮）

③もうろう状態 Dämmerzustände（軽微の意識混濁，一応まとまった行為能力はある，無思慮な行為がみられるが，ある程度一貫性はあるため気づかれないことがあり，持続期間は数分から稀に数か月まで，健忘が残るなど）

④幻覚症 Halluzinosen

⑤アメンティア Amentiabilder（ある時は幻覚性 halluzinatorisch，ある時は緊張病性 kataton，ある時は錯乱性 verwirrt—軽度の意識障害，見

当識障害,散乱,夢幻様,矛盾した思考など)

これらの経過型として,次の5つが区別される。

①分利的減衰(kritischer oder lytischer Abfall)
②情動過敏衰弱状態(emotionell-hyperästhetischer Schwächezustand)
 (集中力や記銘力障害,異常な疲れやすさ,情動不安定,興奮性亢進)
③コルサコフタイプの健忘性精神病(amnestische Psychosen von Korsakowschem Typus)
④急性せん妄(Delirium acutum)(重篤な興奮によって,疲弊し死の転帰を取ることあり,強い不安,全身の筋肉の緊張,強度の脱水,高熱,頻脈。分裂病,アメンテイア,せん妄,心因性興奮から発展することもあり)
⑤髄膜症(Meningismus)(多くの感染症,中毒などでみられ,頚部硬直,嘔吐,めまい,頭痛,意識障害などの髄膜炎症状であるが,一過性であり,本体不明)

2) Bonhoeffer が提起した基本構想

　これらの精神病状態はある特定の原因と結びついているのではなく,問題となっているあらゆる身体疾患で出現する(非特異性の法則,Gesetz der Unspezifität)。そのため,多数の原因に比較的少数の精神病像が対応しているにすぎない,つまり脳を外部から攻撃する原因は何であれ(例えば感染,発熱,中毒など)出現する臨床精神病像は限られ,共通(gemeinsame und einheitliche psychopathologische Symptome und Syndrome)し,非特異的である(それには基礎である特異的原因疾患がみられないから,unspezifische Prädilektions-Typen 好発型)と Bonhoefferは主張した。身体的に把握可能な疾患は共通の精神病理症状を示すと考えたのは彼の大きな功績の1つである。むろん,後年 K. Schneider が, Bonhoeffer は(状態像の抽出による)呼称の範囲(Namengebung)が狭すぎ,その中に取り込んだもの(身体疾患)もあまりにも少なすぎた(その後,外因反応を引き起こす疾患がかなり発見,追加されたり,新たな中毒物質や薬物が増えた)と評したことを差し引いて

はじめに

も，Bonhoeffer の業績は高く，微塵も影響を受けない。

要するに，Bonhoeffer が主張した基本構想は変わらず，今も脈々と生き続けているということであり，そこに外因性精神病の原点がある。真の意味での症候性精神病の基本的臨床症状記載と総論は 1920 年代で終わり，その後には身体に基づく精神病の概念の変遷，拡大や症例研究が続いた。

この Bonhoeffer による報告は 1893 年，Wernicke のもとで行われた主として進行麻痺，アルコール中毒患者，せん妄患者などにおける豊富な臨床研究の成果であった。その報告は同年同じタイトルで開業医向けの機関誌 Berliner Klinische Wochenschrift に掲載された。

彼はこの反応型には体質的に特別な反応準備性 Reaktionsbereitschaft が備わっていると考えた。Bonhoeffer による(急性)外因反応型理論はドイツ伝統精神医学の支柱の 1 つに入り，一方では急性の身体に基づく精神病の，他方では内因性精神病の鑑別に役立った。しかし Bonhoeffer の理論は英語，フランス語圏ではほとんど取り上げられることがなかった。

こうして Bonhoeffer は，1908 年公表し 2 年後の 1910 年，"急性感染症と内科疾患に起因する症候性精神病 Die symptomatischen Psychosen im Gefolge von akuten Infektionen und inneren Krankheiten" というタイトルで出版し(総頁 139 頁)，1908 年の最初の発表の拡大版としてその研究を世に問うた。

K.L. Bonhoeffer の肖像写真とそのプロフィールを紹介する。

なお今回 Bonhoeffer の業績や履歴を紹介するに当たり，当人による原典のみならず，Bonhoeffer の伝記，研究業績，評論などを発表している筆者の長年の知己である KJ Neumärker 教授(Humboldt Universität Charité Berlin)より多くの文献，資料をいただいた。

以下，K. Bonhoeffer の履歴紹介の後，1908 年の記念すべき講演で紹介した 3 例，および 1910 年の単行本，1912 年のハンドブックの中の 34 数例(コメント程度に略述した症例を含めると，全 37 例以上になる)

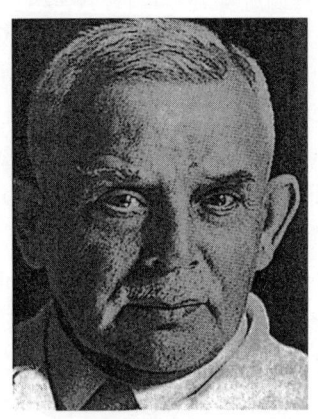

196　第6章　外因性精神病の成立

図 6-1　Karl Ludwig Bonhoeffer(1868-1948)
写真：Nervenarzt 1996年7月号より引用．

のうち，訳者が適当に選択して紹介する．

Karl Ludwig Bonhoeffer(1868-1948)の生涯

　K. Bonhoeffer は 1868 年 3 月 31 日ネレスハイム(ヴュルテンベルク)に生まれ，ギリシャ，ラテン語のあるギムナジウムに通った後，テュービンゲン，ベルリンで医学を修める．1892 年に医学課程を終え，博士号を授与され，兵役義務を済ませた後，助手医として ブレスラウ大学の Wernicke のもとへ赴く．彼は優れた師匠のもとにあって，Wernicke が主張・提唱することに絶えず感動を覚えつつ，多くのことを学んだ．1898 年から 1903 年までは大学の触法精神病患者の観察病棟の管理を引き受けた．1903 年には，正教授としてケーニヒスベルクへ招聘された．その半年後，Kraepelin の後継者としてハイデルベルクへ招聘された．1904 年，Wernicke がハレ大学へ移って後，彼はブレスラウに帰り，そこで新たに創立された精神神経科の部長を引き受けた．1912 年彼はベルリンの Charité の精神神経科で G.Th. Ziehen(ツィーエン，1862-1950)の後継者

となり，1938年の退官まで精神神経科を主宰し，Charité(Humboldt大学病院)の精神神経科の歴史を築いていった。

　ブレスラウでの数年間，BonhoefferはBonhoefferは長期のアルコール消費と進行麻痺の患者における精神の後遺障害に興味をもった。その時，彼は"外因性"症状複合体という構想を引き出し，それを"内因性"，すなわち内的な素質から発生する疾患と対置させた。その際の基本的考えは，外部から大脳を攻撃する疾患原因はその作用が種々異なっているのにもかかわらず，一様な症状像がみられるということであった。1908年にBonhoefferによって記述された急性外因反応型は，身体に基礎づけうる精神病として初めて報告された。

　Bonhoefferは今回取り上げた外因性精神病に関する研究だけではなく，ブレスラウ時代には司法精神科医として働き，それに関する論文，変質論(変質性精神病 Degenerationspsychose)との論争，また内因性精神病の記述と分類にも取り組んでいた。ただ，外因を基盤としてのうつ病問題(うつ病が外因によって誘発されるか否か)をめぐって，宿敵G. Specht (1860-1939)との激しい論争を行った後，1917年を最後に，もはや症候性精神病―(急性)外因反応型―については筆を折り，二度と言表することはなかった。ベルリン時代には彼の周りには多くの優れた共同研究者や弟子が集まった。

　BonhoefferはCharité時代に神経学について100編，精神医学の分野で112編，その他で33編の論文を書いた。

　彼の人生最後の数年間は暗い影で覆われた。2人の息子，2人の義理の息子といとこが1943年に勾留され，戦争終結直前，ナチスに対する抵抗運動により，死(絞首刑あるいは銃殺刑により)に直面したが，彼は終始毅然たる態度を貫いたことである。彼はこのような悲惨極まりない体験を負った。しかし，残された孫達を養うために，後々まで厳しい状況の中で働いた。Bonhoefferは1948年12月4日，卒中発作により亡くなった。

　ちなみに，Bonhoefferの後継者は，あの悪名高きナチ信奉者Max de Chrinisであり，彼はベルリン降伏前に自殺した。

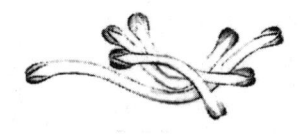

Bonhoeffer の原典と症例提示

＊以下3症例は1908年，Bonhoeffer が"母国文化協会医学分科会"で急性外因反応型として初めて発表したもので，電文体(Telegrammstil)で記載されている。

症例1：25歳，女性
現病歴 2年前から頭痛，嘔心，時に嘔吐。気分変調，口数が少なくなる，忘れっぽい，以前は陽気な人だった。やがて仕事の能率が悪くなり，思考困難，計算障害を来す。視力悪化，複視出現。精神症状は多幸気分，無関心。

臨床所見 両側性網膜炎，腱反射亢進，両側ババンスキー反射陽性，細かな指の運動の拙劣，失行，失書，言葉の了解は良い。すべて受動的で自発性なし，終始ぼんやりとしている。話しかけると素早く反応する，見当識は保たれている，病感はほとんどなし。注意力減退，疲れやすく，"保続傾向あり"，もうろう状態が急速に増悪し，昏睡に移行，死亡(病理解剖)。

診断 間質性腎炎 interstitielle Nephritis

症例2：29歳，男性
現病歴 2年前に腎炎経験，現在はますます疲れやすく，脚の腫脹，多発性神経炎，アルコール嗜癖あり。見当識障害，頭痛，突然のてんかん発作，"絶えず大声で叫びながら"不安発作を示す。

臨床所見　間代性けいれん，四肢の重篤な多発性神経炎症状，時間，空間の見当識欠如。もうろう状態様の強い不安興奮に種々の感覚領域の幻覚症状を伴う。被害―被毒念慮，拒食状態にて，単調に大声でわめく。数か月間遡る逆向性健忘。
診断　急性腎炎発症，尿毒症によるてんかん性興奮状態。アルコール中毒による多発性神経炎。

症例3：45歳，男性
現病歴　アルコール嗜癖，急性チフス。
臨床所見　熱はない，時間，空間の失見当，人物誤認，作話，記銘力の著しい低下，発動性消失，注意力に乏しい，不活発性多幸。両側性多発性神経炎症状，錐体路症状，小脳症状，"asynergie cérébélleuse 小脳性協調運動障害"。
診断　感染症によると思われるチフス後のコルサコフ状態であろう。

3 症例のまとめ

　以上3例に基づき，Bonhoeffer は症候性と明示したこの精神病の症候，経過，予後，分類について問題を提起した。その際，彼は分類原理として先入観をもたず症状を優先した（上記，"はじめに"に掲げた基本的な外因性精神病としての，5つの精神反応型と5つの経過型である。ただ本報告の際，抽出した精神症状"症状性混迷状態"にとって代わって，後にはもうろう状態を導入した）。彼は，状態像においても，経過型においても，損傷の程度，障害の持続，個人の素質，年齢などが影響していると考えた。この1908年の報告が起点となり，Bonhoeffer はさらに検討，考察を重ね，1912年にすでに上掲した G. Aschaffenburg 編纂による Handbuch der Psychiatrie 第3巻に，"Die Psychosen im Gefolge von akuten Infektionen, Allgemeinerkrankungen und inneren Erkrankungen"という118ページに及ぶ論文を寄稿した。この論述の基本的洞察は1908，1910年発表のものと同様であるが，内容が豊富になっていた。取

り上げられた疾患も，感染性疾患(チフス，猩紅熱，マラリア，コレラ)，全身性疾患，内臓疾患(疲労，心臓病，尿毒症，糖尿病，バセドウ病，テタニー，粘液水腫，胃腸疾患など)と増え，これらの疾患を，彼が最初に定式化した反応型と対置させた。Bonhoefferの主張の原則は，"基礎疾患の多種，多様性(Vielfältigkeit)にもかかわらず，出現する精神病像には大きな一様性(Gleichförmigkeit)がみられる"ということである。

＊以下に，前記1910年版の単行本 Die symptomatischen Psychosen im Gefolge von akuten Infektionen und inneren Erkrankungen と，1912年，G. Aschaffenburg(1866-1928)編纂の Handbuch der Psychiatrie(1911年から1928年まで改訂が続けられた)第3巻，Bonhoefferの担当部分"急性感染症，全身疾患，内科疾患に起因する精神病 Die Psychosen im Gefolge von akuten Infektionen, Allgemeinenerkrankungen und inneren Erkrankungen"に記述されている34例の中から筆者が適当に選んで紹介する。記述の長いケースでは抄訳とする。なお症例番号は通し番号となっているので，それを踏襲した。

感染症性精神病

A. 発熱期の精神病による Fieberdelirium(熱性せん妄)

長い間，熱性せん妄を精神医学研究の対象とされなかったため，精神障害として受け入れられることがなかった。かつて Griesinger がしきりに提唱していた Stadtasyl(今流に言えば，総合病院精神科―psychiatrie de la liaison)ができるのはずっと後のことであるが，Bonhoeffer はすでに19世紀終わりから"リエゾン"を実行した(後述)。ただ，一般の精神科医がせん妄を観察する機会は稀なことであった。

Bonhoefferは熱性せん妄を3期に分けた。

第1期は脳症状の前駆期であり，頭痛，音や光の過敏，易刺激性，疲労感がある。軽度の運動不穏，活発な夢，驚きやすさが睡眠に随伴する。この段階で個人による2つの違いが現れる，情動の亢進，行為意欲の亢進，多幸気分などを伴った軽躁状態であり，他方では，患者は明識困難状態 (schwere Besinnlichkeit) を意識し，客観的には喚語困難と最近の出来事の経時的想起困難がみられた。

第2期に移行すると，催眠状態での視覚性幻覚や，錯視傾向（パレイドリア），不安定な見当識（特に場所の），視覚優位の夢幻様幻覚が現れる。あるいは視覚性と聴覚性とが合併した情景幻覚であり，非暗示性はみられない。その際の情動性は素早く交代するため，激越性啼泣や笑い発作が起こる。運動不穏は作業せん妄というより，舞踏病様になる。

第3期には，意識混濁は増強し，運動興奮が激しくなり輾転反側の性格を帯びる。最終的には昏睡に陥る。

せん妄は夕方か夜間に亢進し，成人より子供に多く，女性は男性に比べて発症しやすく，精神病質者はせん妄傾向が高い。時に一過性の妄想観念が発現する。

症例1：F. Schl., 25歳　重症チフス

患者は第3病週目に夜間突然不穏，興奮，不安状態により，切迫状態にあり，3人がかりで抑えなければならない。その後熱は続くが，落ち着き，場所の見当識はない。連想能力の衰弱，"お尋ねしなければなりません，お尋ね……"と言葉を繰り返す（語唱 Verbigeration，言語運動の常同症）がある。また，話の接ぎ穂を失う。運動不穏，時にはせん妄様の独語 (Vorsichhinsprechen)，学生時代を思い出しているのか。1つの質問で刺激すると，明らかに保続反応で応ずる。空間の見当識は欠如，時に近親者を誤認する，ここにいた期間に関して作話する。間歇性に不安を伴った興奮がある。第3週目の終わりに死亡。

症例3：40歳

3か月前に受傷した複雑骨折に続いて敗血症を来す。当初，高熱で，大腿部切断が考えられた。病歴によると，精神障害は突然重篤で，不安に満ちた興奮と見当識消失で始まる。体温は約38℃，明識困難状態，日付けを述べたり，空間の見当づけに時間がかかる。現在の時間を述べるに不正確，テストでは注意力や記銘力の粗大な障害はない。質問の理解は困難，言葉は緩徐で，自発言語で喚語困難，物品呼称はよい。読書には錯語がみられ，多くの箇所の脱落（読み）がみられる。書字は著しい錯書があり，多くの保続を伴い，判読が難しい。

情動は無関心，多幸傾向がある。時に不安発作，病院で毒を盛られるのではないかという被害念慮がある。憤怒状態で，不安げに防衛的態度を取る。切迫した様子だが，夜間不眠。病感はない。何週間もの経過で完全治癒。ここ数年来再び最良の状態にある。

感染症の昏迷状態は（病態の）展開においても，随伴症状の構築，保続，皮質性，特に失語障害においても，てんかん性もうろう状態とよく似ていることには疑いの余地はなく，強い情動爆発で突然始まる混迷状態の場合には感染症性もうろう状態とも言える。昏迷病相は必ずしもてんかん様興奮に続いて起こるわけではない。このようなてんかん様の単純な興奮はどの文献にも感染症性精神病として記載されている。精神病の突発性発症は，周知のごとく熱の上昇が悪寒戦慄としてではなく，子癇発作（急性に始まるてんかん発作の多くは grand mal（大発作），慢性ではないから性格変化，痴呆に至ることはない）として稀ならずみられる子供観察例を想起させる。しかし，脳損傷への反応がけいれんとして現れる傾向が少ない成人の場合にも，時にはてんかん発作がみられることもある。それに対して頻繁にみられるのは，感染損傷に対する脳の反応としてのてんかん様興奮のタイプである。不安切迫，攻撃と運動性爆発の傾向，中等度の昏蒙状態で了解可能性は保たれているような，宗教的恍惚状態の空想的状況誤認などを伴った重篤な不安感情，あるいは憤怒感情が突然始まる。時に視覚・触覚性の妄覚を伴う個々のせん妄性特徴が加わるのが一般的である。

しばしば突然回復がみられる。記憶は大雑把なものであるが，時に経時的な連続性は保たれているようである。

てんかん性もうろう状態のように，ここでも精神運動性症状のエピソード，保続から誘発された運動表現のリズミカルな繰り返しへの移行，個々の運動の緊張病様の膠着，強直（katatonisches Festhalten）などがみられる。

症例4：20歳，男性

アルコール歴もなく，良き労働者であり，それまで健康であったたくましい20歳の男性は短期間の頭痛，背胸部痛の後，左側クループ性肺炎のため39.9℃発熱。夜間，不安に満ちた重篤な興奮を来し，その後1日続いた。2日目には38.4℃で活気なく，緘黙状態で，Flexibilitas cerea（蠟屈症）がみられる。この状態が3日続き，その後，熱も37.8℃まで下がり，沈んだ話し方で，見当識はあり，眠りも自然で，患者は入院日の夜の興奮状態のみ憶えている。10日後には精神的にも再び健康に戻る。内科病棟にて肺炎の治療を続行。

せん妄が，時には失見当識を伴う突然の重篤な情動爆発で始まる限りでは，単純なせん妄，感染症性てんかん様興奮，もうろう状態，昏迷状態などの間に明らかに流動的移行が存在する。別の症例では急性の重篤な興奮，あるいは昏迷状態はせん妄相に由来する。別の症例では間歇性のせん妄がその間に入り込む。

せん妄に似ているが，特に見当識が保たれ，妄想形成の一定の関連性と系統化によって区別されるものとしてWernickeの幻覚症に属する病像が挙げられる。

ある発熱性の肋膜炎の女性患者ではアルコール幻覚症に類似で，幻聴と，情景的だが，一部は空想的な幻覚を土台にした被害観念と誇大観念を伴う妄想体系を来した。解熱後，これらの症状は消失した。この患者は，妄覚（幻覚）を来しやすい素質をもった女性である。この場合の妄覚は絶えず情景が変化することで，せん妄と似ている。違いは見当識が保たれていることと，せん妄体験を系統論理的絆でもって結び付けようとすることで

あった。

　妄覚(幻覚＋錯覚)が個々の現象の本質であり，まとまった不安内容を示すような幻覚症様病態を私は肺結核で2度経験した。

B. アメンティアタイプの発熱症精神病 halluzinatorische Fieberamentia

　これが単純な熱性せん妄と異なるのは，前者では昏蒙 Benommenheit が目立たず，運動表現が反応性の作業せん妄あるいは輾転反側様の運動不穏を凌駕していることである。行為は多彩で変化しやすく，行為の流れに内的関連が欠如しているため散乱(Inkohärenz)を思わせる。例えば，患者はベッドを抜け出し，他の患者のベッドに潜り込む，跪いたりするので，行動が命令や禁止の声に影響されるように思え，(物を)引き裂いたり，汚物を塗りたくる。錯運動現象，語唱，談話衝動と緘黙発作，ふくれ面，渋面，リズミカルな運動表現，舞踏病様攣縮などが観察される。

　熱性アメンティアは，①幻覚性タイプ，②精神運動性緊張タイプ，③観念奔逸と散乱を伴う症状，の3つが区別できる。以下に幻覚性タイプの症例を紹介する。

症例6：15歳，女性　　熱性アメンティア；幻覚性タイプ

　38〜39℃の発熱を伴い，数か月にわたって腸，腹膜結核に罹患している15歳の顔色の悪い，小柄な少女。月経はまだなく，体重28 kg。不安に彩られた錯視に幻覚を伴い急に発症，その後時に熱性せん妄のようであったが，しかしほとんど幻覚性錯乱状の性格を帯びる。昏蒙は軽微で，興奮は体温とその高さに依存しているのは明白である。解熱後には過敏状態，情動衰弱が残り，時に散発的幻視を伴う昏眠(Sopor)がみられた。これは熱性せん妄と錯乱の間に入る移行型と言えよう。彼女はこれまで何度も百日咳，頻回の"肺炎"，スクロフルス(腺病)性結膜カタルに罹患。入院1年前より身体の痛みやけだるさのため何度も臥床していた。学校では真面目で成績もよい，祖母の兄が精神病であった。入院3日前，夜中黒い人影を見た。その翌日の夕方からひどく不安になり，稲妻と雷鳴を聞き，天使や髑

髏(どくろ)を見，死という考えが浮かび，しきりにしゃべり，動きが激しくなる。その後数日奇妙な行動がみられ，部屋の中に，弟のために墓を掘るのだと言ったり，どこかへ行くとか壁をノックしたり，ベッドの下に姉がいると言って探そうとする。世界が滅びると言うかと思うと，妖精を見た話をする。泣きわめく。

入院時。腹部は非常に過敏，腹壁は硬直している。リンパ腺の腫れはない，肺は異常なし，体温は朝方37.8℃，夕方38.8℃である。

精神的には明らかな見当識の障害がみられ，自分のいる場所をアフリカ修道院だと言ったり，自宅とも言う。人物誤認もあり，鳩や，ウサギ，火炎が見える。天使の声，鳥の鳴き声が聞こえる。感情状態は絶えず変わり，主として不安が強く，しきりに泣き，喜んで笑う。感情は明らかに記憶の変化や幻覚状況に依存している。渋面を作り，時に舞踏病様の攣縮がみられる。他の患者のベッドに潜り込んだり，窓の方へ歩いて行ったり，むさぼるように飲み食いをする，恐ろしい幻視があるかのように掛け布団を頭から被ったりする。ミルクをベッドの上にまき散らし，トイレの便器の上に座ったかと思うと，引き返し，ベッドの上に放尿する，顔や頭髪に大便を塗りたくる，シャツやベッドカバーを引き裂く，など活発な運動衝動がみられる……。学校や勉強のことを尋ねると，ハッキリ返答する。初めは談話衝動があるが，やがて静かになる。

夕方になると，軽度の輾転反側，頭を左右へ激しく動かす。頭髪を掻きむしったり，見当識は失われており，時に大声をあげながら，不安を伴った重篤な興奮を示すかと思えば，突然甘えて抱きついてきたりする。天使，幽霊が見える，身体に蛇が憑いていると言う。ますます聴覚，視覚過敏となり，光を当てると目を閉じる。熱はほぼ38℃程度が続き，時に39℃を超えることがある。体温の上昇と共に興奮が増強する，熱が下がるとハッキリしておとなしくなる。その後，体温が上がると幻覚を伴う熱性アメンティア状態になり，精神症状は動揺しながら経過し，入院2か月後に身体衰弱による死の転帰をとった。

解剖所見では大腸と腹膜の結核，両肺先部のチーズ様小病巣を認め，脳

には結核結節は認めない。

症例8：27歳，女性　熱性アメンティア緊張病型；治癒例

　合併症なく出産を終え，8週目にある27歳のO夫人。3日後には起き上がる。時々(性器)出血がみられる。6週間授乳をした後，横腹と下腹部の痛みがあり医師を訪れる。体温39.8℃，子宮傍組織と子宮腟部が内診にて過敏に反応する。熱が約3週間続いた後，突然精神症状の発現をみる。泣き出す，死ぬ話をする，よくしゃべるが誤認が多い，同じことを繰り返す。食欲なし。子供が死んだという声が聞こえると言うが不安感情はない。

　9月22日入院時，39.5℃の発熱，貧血著明，脈拍小。膝蓋腱反射，アキレス腱反射ほぼ消失，瞳孔は散大するが，光には反応。腹壁反射活発，頻回にまばたきをする。見当識欠如。子供の頃の状況を誤認し，変化が激しい，看護師を母親と言って，子供のように抱きついたり，子供っぽい話し方をする。自宅で子供と一緒にいると言ったり，天国にいると言う。激しく抵抗する，足で打ったり，突いたり，いったん運動が始まると止められないリズミカルな反復か，テタニー様の筋肉の動きをする。握手のため差し出した手を強く握り返すが，最後はそれが極端な振動運動に変わる。絶えずしゃべっている。夜間には不安で泣き出し，嘆息し，呻く。その間，語唱やリズミカルな頭部の動きがみられる。

　何か探すようにベッドや身体をまさぐる(せん妄)。誤認の発現と消失が急速に交代する。昏迷状態である中間期には，反応が鈍くなり，ごく簡単なことにのみに返答する。大概の物品名は正しく呼称する。時に失語に似た状態になる。財布を見せると，これは天国ですと言う。

　9月27日，活気を全く失い，蠟屈症と緘黙症である。時に，見当識が戻る。ほとんど感情を示さず，当惑状態である。何が起こっているのか，どうしてよいのかわからない，と言う。時に自然に眠るが，食欲はない。水分のみ摂取，熱は持続。翌日には解熱，衰弱状態。10月3日ごろから食事は摂れ，自分のことはできるが，時折，幻覚が現れ，静かに泣いてい

る。急性症状はなくなり、温和で、整然と、ニコニコと話し始め、子供に会いたいと言う。月半ばになると、日中はしばしば泣いて、子供や主人に会いたいと言う。25日には他の患者達と談笑し、時に笑い、何かに熱中している。11月7日不安状態で自分は邪魔者になっている、と泣き出す。ほとんどしゃべらない、しかしこの状態は急速に改善する。10日、急性期のことは憶えていないが、ただ重病であったことはわかっている。身体の調子はほぼ順調で体重も5kg増え、11月19日に治癒し、退院。その後の患者からの手紙によると病識はあった。

症例 10：19 歳，女性　　熱性アメンティア緊張病型；死亡例

　栄養状態良好でたくましく健康な19歳のお手伝いさんである。入院8日前にはすでに病感があり、インフルエンザではないかといい、脚のだるさ、頭痛、身体痛を訴える。夜になると、突然興奮を示したので病院へ運ばれたが、そこでは精神病だからといって受け入れてもらえず、市立精神病院へ回された。38.9°Cの熱で恍惚状態で脈絡のないことを話し出す。身体検査をしようにも拒否的で、当惑の表情で、聖なる天使が彼女を呼びながら耳に囁くとぽつんと述べる。"自分が罪深い"かどうかはわからない、男性と関係をもったことはなく、自分は弟とともに疑いをかけられ、判決が下された、という噂が立っていると…表情は当惑した様子で硬く、返答も返ってこない。情動の動きなくベッドの上に座ったまま、自分の世界に沈んでいるようである。

　入院3日後、熱は40〜41°Cの間を行き来する。指や舌の強い振戦、渋面を作り当惑げに笑い、足をベッドに押し付けるようにベッドの端にダラーンと垂らしている。握った手を引きつったようにして、硬直して延ばした指で握手する。時には困惑状態でベッドから降り、千鳥足で歩く。"私は今どこにいるの"と当惑と不安を示す。掛け布団の上をまさぐるようにつかんでいる。

　種々の身体症状からチフスを疑う。続く数日間は、しばしば強い昏蒙を伴ったせん妄状態で、独語している。何を言っているのか理解できない。

兄弟姉妹はわかっている，立ち上がったり，その他の動作は硬い。両ひじを屈曲させ上肢をしっかりと体幹に引きつけ，頭部を枕から浮かせたままである。時々大声で叫ぶ，簡単なことは理解する，体全体の振戦がみられる。入院6日後，突然死亡。

解剖所見　腸チフス。

まとめ　上記の症例のように，精神症状，挙措ふるまい，行動異常などだけで，身体症状が明確でない場合，まずは真性の緊張病が疑われる。Bonhoeffer はそのすぐ後，重症肺炎に罹患したたくましい男子大学生にも上記症例と酷似した症候性緊張病を観察し，よほど確たる身体症状が現れていない限りでは鑑別診断は非常に困難であると述べている。

　アメンティアタイプの熱性精神病にみられる躁病像の場合，該当の症例において昏蒙，失見当識，夢幻様妄覚のような随伴症状があれば，症候性躁病と真の内因性躁病の鑑別にはほとんど問題はないが，多くのケースでは躁病像がより明白であり，その際，基底にある身体疾患により内因性躁うつ病が誘発されたのか，単純な症候性疾患であるのか決め難いことはある。既往歴を十分聴取しなければ，確実な鑑別は得られない。特に，身体疾患により躁うつ病素因が喚起される可能性も除外できない。躁状態の外因性発生の可能性を論議する際，進行麻痺と同様に明らかな外因性精神病は躁病の衣をまとう傾向をもっている臨床事実を見逃してはならないであろう。

　以下の症例は仔細な観察にやや不備があるが，観念奔逸による特徴は明らかであろう。

症例11：25歳，男性　アメンティア熱性精神病のうちの躁病様精神病

　法学部卒業予定の25歳男性，S.C.。当初はチフスの疑われる不明熱があったが，しばらく経過した頃，始めて腎傍結合織炎による膿瘍であることがわかった。3週間前より40°C前後の発熱，入院後20病日目に突然早朝憤怒発作を来し大声で叫び，周りに打ちかかり，突進し，抑えることができなくなった。失見当識があり，自分は天国にいる，人間を正しく導く

ために遣わされている。民法はすべて暗記しているので，試験を受ける必要はないという誇大観念が，良心に背いて重い罪を犯した，だから病気になったと抑うつ観念にとって変わる。気にかけてはいなかった家族達を"奇妙だ"と言い，彼らから石油の臭いがすると主張する。

　患者は興奮し，誇大的気分になり，時に談話衝動を示す内容が特に観念奔逸的である。

　その中で，以下のような箇所がみられる。"Gabelsberger 将軍は侍従武官長に誇らしい書簡を送った。速記，自動車クラブ，Ratibor と Strelitz の大公，Mecklenburg, Augustenburg の大公…………"などと前後脈絡のない語句や単語が続く。

　ピタゴラスの原理は何かと問われると，"どんな三角形も四角形だけ増え，長方形，雨傘，女家庭教師"などと再び支離滅裂な単語の羅列である。

　何を研究しているのと問われて，哲学，数学，法学，製本業，仕立て屋など(以下にいくつかの問答を行う)。

問い	答え
「あなたはどこの町にいますか？」	「ブレスラウ，ワルシャワ，ヴァイゼル，イザール」

「これは何ですか？」と以下の物品を見せる。

腕時計	「温度計です」
燭台	「シャンデリア」
薬ビン	「溲瓶(しびん)」
水ビン	「コップの水です」
水ガラス	「グラスシャンペーン」
懐中時計	「タバコケース」
ナイフ	「はさみ」
「年齢は？」	「3歳です」
「今どこにいらっしゃる？」	「皮膚科です」
「いつ生まれました？」	「元年です」
「年齢は？」	「1904歳」

渋面を作り，しきりに口笛をふく。看護師を姉と間違えている。医師達に，代官，Potocki, Schadowitzky などと呼びかける。多幸的で，場所の見当識も地獄，煉獄，天国などと，ころころ変わる。

朝方は大抵落ち着いているが，夕方になると興奮する。2日間熱が引いていた時には明晰で，見当識もあった。調子のはずれた話をする。

発病6週間後に膿瘍の切開手術を受け，以後39 kg だった体重も51 kg にまでなった。精神状態も落ち着いて，誤認，注意の転導性，観念奔逸も徐々に消失した。

退院時には健康で学業に戻り，以来異常はないとのこと。

似たような症例を Kraepelin も経験しているようであるが，彼は躁病様状態像が進行麻痺と非常に似ていると述べている。

Bonhoeffer は，丹毒に罹患したそれまで健康であった男性患者において，躁病，進行麻痺様特徴を示した病像を観察している。

患者は体温上昇と合わせて，夜間突然，場所の見当識を失うことなく興奮した。彼は，数百万マルクの財産があり，それで農場を買い取ると話し，幻視，幻聴があり，歌い，祈りを捧げたり不穏で暴力的になる。精神病症状は体温の上下と並行している。丹毒が始まって18日後に病院へ搬送された。軽度の昏蒙状態で基礎気分は多幸的である。時間の見当識はなく，記銘力，注意力も悪い。話しかけると，高揚した気分で，誇大観念をしゃべり続ける。例えば16億4,000万マルクの遺産を相続した，3,000 km にわたる道路を作る，ドクター1人ずつに10億マルク贈りたい，義理の息子は空軍少佐になる，彼がお城に招待してくれるなど。冗談を飛ばし，時にみだらな口調で罵る。観念奔逸様に過去の記憶が蘇る。人物誤認があり，時折顔面や両腕に攣縮がみられる，筆跡は拙劣で乱れている。髄液はリンパ球がわずかに増加して境界状態にあるが，梅毒の血清反応は陰性であった。その後，次第に昏蒙は後退し，代わりに陽気なおしゃべりが前面に出る。丹毒が始まった4週間後，見当識，病識も戻った。体重も5 kg 増え正常な精神状態で退院した。

結局，本患者の場合，進行麻痺は否定され，誇大観念はせん妄による情

景幻覚に由来し，これはアルコール性コルサコフ，脳梅毒，動脈硬化症などでも時々観察される。

C. 解熱期の精神病

急性感染性疾患の極期に続いて，決定的であれ一過性であれ，解熱期が訪れ，それが急性精神病発症のきっかけとなる(Weber による Kollaps-delir—虚脱せん妄)。この場合も，感染症性精神病の場合と全く同じ分類ができる。一番頻度の高い形態は，てんかん様の興奮状態(epileptiforme Erregungszustände)であろう。解熱時に突然，感情に彩られた重篤な運動性興奮が現れ，やや昏蒙状態で見当識は失われており，周囲の状況は不安を伴い威嚇的に，時には誇大的宗教的に誤認される。強い談話衝動で，悲愴感ただよう被害妄想を語る。別のケースでは運動興奮は要素的で，意味なく体を輾転反側し，訳のわからない叫び，それが緘黙と拒否症と交代する。興奮は短時間で，後に時折当惑と連合障害がみられるが，大抵は興奮後に，深い眠りが来る。

次の症例では産褥熱に続いて重篤な興奮がみられた。

症例 13：29 歳，女性

29 歳の主婦で，日頃から弱々しく貧血気味であった。最初のお産の 2 日目に，その後 10 日間続く熱が夕方には 40°C 以上にもなる。産後 11 日目には熱は 37.8°C にまで下ったが，非常に不安げで，死について語り，生き埋めにされると言って，家族をベッドの側から離さない。非常に衰弱しており，不眠，不食，以来錯乱状態で突然驚いたり，頭痛を訴える。激しい運動興奮，転げ回る，頭を前後に動かし，輾転反側にまで発展する。その間，せん妄運動もみられる。病院へ搬送する際，看護師を死刑執行人，救急車を霊柩車と誤認し，不安にかられて叫ぶ。入院時にはすでにおとなしくなり，熱も下がっていた。不安も消え，見当識も確かであった。翌日にはさらに病状改善，14 日間の入院後，治癒退院。

解熱期のせん妄性もうろう状態は，発熱期のそれに比べて稀である。私

(Bonhoeffer)はこれまで2例を経験した(その1例をあげる)。

症例15：35歳，男性，C.R.

　数か月以来病んでいる35歳の男性C.R.は，彼の友人である医師の話では，酒飲みではないが，父親が常習飲酒者で，兄が精神異常者(déséquilibré)であった。最近悪寒を伴う発熱発作を来し，当初マラリアと思われていたが，その後深いところにある肛門周囲膿瘍が破れ，新たな膿瘍の広がりに発展し，著しい痛み，熱の上昇，睡眠障害を伴っていた。広く会陰部の切開が行われ，その翌日，突然吃るようで不明瞭な言語障害の出現，同時にせん妄性の精神変容を認めた。入院時，アキレス腱反射，膝蓋腱反射正常。圧過敏性もないが，見当識欠如で，訓練を受けていると言い，軍隊長靴を要求，軍隊風の挨拶をする。作業せん妄状態で徘徊する。軍隊にいるという誤認は残存，夜間の体験について作話が著しい。彼は殺されそうになり，鎖に繋がれそうになったと言う。常時不安状態にて，不安で冷淡な声が聞こえると言う。不安で逃げ出そうとする，持ち物を探し，部屋の中を徘徊。よくしゃべり，不眠だが，食欲は旺盛である。前日の2日間，十分な睡眠を取り，22病日目に，朝方突然意識明瞭になる。"夢を見ていた"ように幻覚体験をかなり憶えていて，状況判断も良い。言語も明瞭になった。膿瘍切開の継続治療のため外科に移される。その後健康に過ごす。

　解熱期の精神病は大部分アメンティアの性格を帯びている。解熱に続いて，重篤な興奮，見当識の障害がみられ，行動は錯乱状態で，観念奔逸，幻視，幻聴，被害念慮，嫉妬念慮，誇大念慮の存在をうかがわせる，患者は注意が転導しやすいか昏迷状態である。談話衝動，突然の叫び，運動興奮が無動状態，拒否症と交代する。
　以下にそのうちの1例を訳出する。

症例17：36歳，女性，W

　4日間の不明熱が続いて解熱した後，精神病状態になった36歳の主婦W．は12年間に11回の分娩を経験し，現在も妊娠している。熱が下がった後，どうにか眠れる。第5病日目に解熱，直後から不眠，不穏，紙を引きちぎる，自分と夫を刺し殺すナイフをくれと言うがしばらくして，何も言わなくなる。食事，薬だけでなくあらゆることに強い抵抗を示す。夜間，不穏興奮，逃げ出そうとする。病院への搬送時に，重度の興奮で周りの者に打ちかかり，人につばを吐きかけるなどで手足を縛られた状態で来院。

　入院時は，栄養状態悪く，貧血，妊娠7か月にあり，熱はなくひどく衰弱している様子で，生気なく臥床，何もしゃべらない。ベッドに連れて行こうとすると重度の不安興奮で強い抵抗を示す。見当識なく，熱湯の中へ投げ込まれると恐れ，罵る声を聞きつつ，それに対抗しようとする。無関心かと思えば，時に不安げで引きつったように家族のことや昔の体験を説明するが，周りの出来事には注意を向ける，記銘力は減弱，談話衝動発作，夕方になるとせん妄状態で徘徊，夜間は不眠。翌日は衰弱して当惑，何にでも驚き，絶えず医師をベッドに呼び，何か尋ねようとするが何を聞こうとしたのかすぐ忘れている。

　第2，3病日はよく眠り，さらに次の日には病識回復，病的体験について何とか話せる。最初は背中や横腹が痛かった，重い病気だと思ったら，それが急に頭にのぼった。眠ることもできず，朝は主人を起こすことも忘れていた。何を食べても酸っぱく，しゃべることもできず，両眼も1か所に固定されたようであった。病院へ搬送される時不安になり，病院では何でも曲解し，すべてが自分に向けられているように思ったなどと語る。続く何日かよく眠り，よく食べ，気分も良い。6.5kg体重が増え，16日後に退院。

　解熱期におけるアメンティア病像にも，その前景にある症状によって，幻覚性，緊張病性，観念奔逸-散乱性と区別される。ただその際，精神症

状の発現が最初の解熱期と一致していることが肝要である。一般的に言えることは，回復期の精神病が遅く出現すればするほど症候性は疑わしくなり，むしろ内因性で独立した精神障害の性格を帯びることになろう。解熱要因が精神病の発現に対して好発性に作用するのは偶然ではない。脳に対して特別な危険を意味する生体内の体液循環と，熱の吸収による変化が解熱と関係していると考えられる。感染症性精神病と解熱期精神病は，その症状と進行において極めて近縁性をもっている。ただ，なぜある症例ではてんかん様興奮が，別の症例ではせん妄状態あるいは昏迷が，さらに別のそれではアメンティアがみられるのか，いまのところ不明である。これらの様々の反応型はそれぞれ本質(実体)の異なる過程(wesensverschiedene Prozesse)ではなく，個々のケースにおいて，その基底にある代表的なもののいずれかが出現し，そこにはいくつかの等価過程(equivalente Vorgänge)があると思われる。つまり，存在する感染性疾患の種類が，出現する精神病像に決定的な影響を与えるのではなく，中毒-感染性の損傷の強さ，持続，全身の免疫力などが精神病の経過に影響する。そのため，経過も一様ではない。

　経過型に関しては，まず過敏性-情動衰弱状態(hyperästhetisch-emotionelle Schwächezustände)は興奮期や，長時間持続するアメンティア像や，長く続く，せん妄のない熱性状態でみられる。この場合，患者は頭痛，四肢の痛みと錯知覚，著しい衰弱感があり，音や光に過敏で，驚きやすく，夢見が悪く，半夢幻様状態に陥りやすい。音楽や近親者の声が聞こえる。時に幻覚を現実と区別できない。場所の見当識は良い時もあるが，長続きしない。記銘，記憶は不正確である。感情は不安定で，愚痴っぽい，不機嫌，易刺激的などがみられる。病的関係づけ傾向がみられる。著しく敏感でひがみっぽい。これらが，精神の良好な状態と交互にやってくる。情動過敏は数週間から，数か月にわたって持続する。

　別の経過型はコルサコフ性健忘状態像(korsakowscher amnestischer Zustand)であり，この状態も初期段階には大抵せん妄，昏迷様で，またアメンティアの特徴を示す時もある。最急性期のあと，記銘力や最近の過

去の出来事の想起困難，見当識消失，状況誤認，顕著な作話を主徴とし，夕方になると妄覚，せん妄性興奮が出現する。情動過敏も稀ならずみられる。回復は徐々に現れ，完全治癒するが，記銘力の減弱が残ることがある。経過は数週間から数か月と様々で，感染症の規模，持続と関係し，さらにアルコール依存や動脈硬化の合併の有無で異なる。コルサコフ病態は決して感染症精神病の特殊な形態ではなく，単なる一経過型にすぎない。情動過敏型と同じく，重篤な身体疾患に多くみられ，成人や老人に多い。情動型は若年者や人格障害(精神病質人格)者に多い。ただ，この両者はどちらか一方(Entweder—Oder)ではなく，混在や移行もある。単純な感染症による健忘型の残遺性欠陥状態は稀であるが，記銘力欠損，意欲や興味の減退などは多い。これに言語障害や失語を伴うと，感染後の偽麻痺性欠陥(postinfektiöse pseudoparalytische Defektzustände)と呼ばれる。

　上記の経過型と並んで，さらに悪性傾向をもった急性せん妄 Delirium acutum が存在する。これは精神病の消退に代わり，運動興奮の急性増悪であり，運動衝動は野蛮，輾転反側であり，談話の内容は散乱，音節の羅列，意味のない咆哮，歌，口笛，のどをがらがら鳴らすなどである。渋面を作り食事摂取不能，注意集中困難となり，体温は最高にまで上昇する。心臓衰弱で死に至る。その1例を以下に抄訳する。

症例 21：27 歳，女性，L

　27 歳の主婦 L. にヒステリーとされた全身性の訴えが2，3週間前よりみられる。器質性の所見はみられないのに体温の上昇がある。強い病感，考えることができないと絶えず訴える。睡眠障害。"ヒステリー性失立"として紹介されたが，立てない理由として，両足が痛むからと述べる。内臓に異常なし。体温正常で腱反射活発，麻痺はない，強い振戦，腹壁反射亢進。知覚，精神状態とも著しく過敏であり，静かにさせてほしいと言う。ベッドの中でも落ち着きない，見当識はあり，強い病感ももっている。話の接ぎ穂がややあやしい。

　熱の上昇とともに激越性に悪化，夜間不穏で種々の妄覚の増強，人物誤

認，運動性には極度に興奮，周りに物を投げつける，ベッドの中をかき回し，ゆさぶる，枕頭台を飛び越える，両足を高く挙げ，自分を殴りつけ，見境なく倒れる。ひきつったように口を歪める，ふくれ面，口をあんぐり開ける。歯を強く嚙みしめる。舌をぺろっと出したり，コップの中へ息を吹き込む。口角に泡を飛ばしたり，水でがらがらのどを鳴らす，水を吐き出す，白目をむき出す，あらゆる筋肉をテタニー様に引きつらせる，引きつったように抱きついてくる，体全体を震わせながら臥床している。腟に手を持っていく，シャツを腟に詰め込む。両手をしげしげと眺め，ベッドの側で様子を窺っている。ほとんどしゃべらないが，しゃべり出すと，断綴性であったり，鼻声となる。感情なくただ咆哮する，文字を1つひとつ語唱する，運動表現はすべて意味のない性急さで，止めることができない。失禁もみられる。熱が正常になるとやや落ち着く。38.2℃で再び興奮状態になる。両脚を開いたまま，完全に放心状態で手を陰部に置いている。両手で何かをまさぐるような忙しい運動，両上下肢のまとまりのない運動，食事を飲み込まず以前のように吹き出す。ヒポクラテス様の顔貌で，鼻と胸部にヘルペスがあり，脈は小さく，圧迫による四肢の痛みがある。チアノーゼが増強する。10日間の急性期を経て，短時間の昏睡後，死亡。解剖はせず。

Delirium acutum は感染症性精神病のいかなる時期にも出現し得る。感染性物質による強い毒性損傷によるものか。それに特に栄養の悪い患者では，脱水が影響しているように思える。

なお触れておかなければならないのは，感染性疾患や感染症性精神病が発達期の脳に及ぼす影響であろう。児童や思春期患者において，感染症性精神病の結果，時に発症以降における精神発達遅滞がみられ，それは了解や注意力の遅れや発動性や興味を失うため，Debilität(軽愚 leicht)か Imbezillität(痴愚 mittelmässig)状態になる。ただこのような状態は，後には改善されるもので，一過性発達遅滞と言える。よく児童の精神遅滞は感染症によるものとされ，家族によって説明のための道具に使われるが，遺

伝などを含めよく調べてみると，遅滞の原因は感染症以前に存在した先天性の発達異常であることが少なくない。むろん児童の感染症後の真の遅滞の出現を否定するものではないが，その際，大脳の局所過程，脳炎，特に髄膜炎などによる発達遅滞は除外しなければならない。

　感染症性精神病の診断については，単純な熱性せん妄であれば問題はないと思われる。重症の緊張病は稀ならず発熱を伴う。熱性精神病も緊張病も，周知の同じような緊張病症状を伴う。私自身（Bonhoeffer）も，発熱状態で搬送された患者を症候性緊張病と考えていたが，後に真性の緊張病に発展した症例を経験し，また逆のケースも起こりうる。事実，感染症性精神病でみられないような緊張病性症状は1つとして存在しない。両者の鑑別については，既往歴とせん妄症状（日内変動や夕刻に顕著），幻視，幻触，見当識障害，せん妄による独語や過度の渋面，大口を開ける，口唇をとがらす，舌つづみを打つ，舌を転がす，意味不明の叫びなどの副次症状が役に立つ。一般的に，開業医は熱性疾患があれば精神病と因果関係ありとする傾向がある。注意しなければならないのは，稀ならず内因性精神病が熱性過程や解熱によって誘発されることがあり，逆に精神病の華やかな症状（floride und aktive Symptomatik）が欠けているために，精神病が見過ごされることがある。

　宗教的に陶酔したあるいは著しく不安に彩られた興奮状態も，進行性あるいは妄想性精神病やてんかんなどとの鑑別が困難である。ここでも感染性疾患の状態，既往歴，経過の考慮が肝要であろう。精神症状には感染症の原因が何であれ，病態特徴的な（pathognomonisch）ものはない。

　感染症性精神病の興奮が症候論的に，てんかんのそれと似ていることは，例えばアルコール過剰摂取が，潜在しているてんかん性素因をてんかん性興奮やけいれん発作という形で，白日の下に曝す好条件となっているように，感染性疾患も多くの症例の個人的素因に対して同じ働きをすると考えられる。てんかん様熱性興奮の発現には，この関係が実際に存在してもよかろう。また，あるてんかん形態は感染性-中毒過程の直接の結果によるものと考えられる。躁うつ病の躁病相に対しても，観念奔逸，注意の

転導性，気分の昂揚があれば，錯乱性躁病(verworrene Manie)との鑑別が困難な時がある。その場合，昏蒙，見当識欠如，せん妄状態がみられれば問題はない。

巣症状を伴う昏迷例や躁状態と空想的誇大観念を示すアメンティアの例では，進行麻痺との鑑別が難しい。以下に1例を提示する。

症例22：36歳，女性，H.

36歳の主婦 H. はインフルエンザ罹患に続いて，顔面の丹毒に罹り，火が見えるとか鐘の音や消防のサイレンが聞こえるというせん妄性幻覚と食事が摂れないという心気症状を訴えた。来院時に，虐殺されて，死体置き場へ引きずって行かれるなどの不安に満ちた観念を持ち，家族をも怖がる。神経学的には緩慢で不明瞭な言語が目立ち，鼻唇溝は左右差がある。閉眼で立位をとるとめまいを訴える。腱反射異常も錐体路症状もない。下肢の不器用はあるが圧過敏性はない。

過敏状態と易刺激性の段階の後14日内で急速に病識が戻り，大脳症状も消失。体重増加がみられ，治癒した。

以上から進行麻痺ではないことが判明した。急性に展開するコルサコフタイプの経過型や重篤なせん妄状態でも進行麻痺のような外観を呈する言語障害を何度も観察した。ただ運動や歩行などの不器用さ，腱反射減弱の残存があり，精神面で多幸気分や無感覚などがあると進行麻痺の痴呆性多幸状態と非常に似ているが，しかしこの多幸はあらゆる脳萎縮過程に共通な現象であることも銘記しなければならない。前病歴と経過が大事であろう。脳脊髄液のリンパ球増加も進行麻痺ほど強くはないが，感染性過程でみられるため，その他の検査所見(脊髄液の蛋白の増加，ワッセルマン陽性など)が決め手になる。

重度の運動興奮を伴う結核性髄膜炎(Meningitis tuberculosa)は，特に遷延性経過(数か月続くことがある)を取る場合，狂犬病(Lyssa)，破傷風(Tetanus)，急性せん妄(Delirium acutum)と混同されることがある。

以下に1例を挙げる。

症例 23：40歳，男性，A.

40歳の車大工A.は平均的なビール好きであり，アルコール中毒ではない。風俗犯罪のため1年刑務所暮らし，出所後仕事に意欲をなくし，ほとんどしゃべらなくなり，依託された仕事は正しくこなすが，忘れっぽくなる。これらの症状がおよそ3か月続く。また頭痛，視力減退を訴える。眼科医の診断は視神経炎(Neuritis optica)であった。頭痛は続くが，いつも好機嫌である。5か月後に急性に悪化，興奮，錯乱，遁走を企てる。食欲なく，睡眠障害，頻回の嘔吐。ますます無感覚になる。入院時には，多幸気分で，耄けたように陽気でよく笑う。当初は昏蒙状態ではなく，著しい痴呆状態で個人的な身上聴取ができない。全筋肉の軽度緊張。膝蓋腱反射弱い，痛覚の減弱，口部顔面神経支配がとくに減弱し，言語不明瞭。その他の巣症状はない。昏蒙状態。興奮が始まって11日後に死亡。

解剖所見　Meningitis tuberculosa，チーズ様の気管支腺。

発病前段階が長いのが特徴であり，それが鑑別を困難にしている。

D. Chorea minor (Sydenham-Chorea, Veitstanz 小舞踏病)

小舞踏病は感染症，特にリウマチ起源の脳の炎症であり，急性関節リウマチや心内膜炎，心筋炎と密接な関係をもつ。舞踏病の軽重にかかわらず何らかの精神障害を示すが，しばしば問題となるのは，この感染症が(内因性の)精神病を誘発したのか，あるいは両者の同時発現か，単なる症候性精神病かということである。Chorea minor＝Veitstanz は身体的発達の途上にある年齢層を冒す，つまり児童期後半と思春期が好発期で，少年より少女に多い。この生意気盛り(Flegeljahre)には通常でも舞踏病様の過剰な表現運動，荒っぽい動きなどは一般的であり，さらに慎重に鑑別すべきなのは，破瓜病(Hebephrenie)や緊張病(Katatonie)の経過中の精神運動症状や舞踏病様の動きの両者の併存である。Veitstanz に附随してみられる軽度の精神症状は不安，抑うつ傾向，驚きやすさ，イライラ，怒

り，啼泣発作などの情動障害や感情不安定や，注意力の障害，自発性減退がある．Chorea が重度になると，病識はなく，時に多幸状態に至ることはあるが，粗大な精神障害はなく全身性の運動不穏が前面に出るかと思えば，一方，舞踏病様運動がそれほど活発でないケースでは逆に活力減退，寡黙あるいは緘黙，無関心，欲のなさ（wunschlos）が認められる（choreatische Pseudoparese）．患者が，こうした状態で数時間，数日，数週間の臥床している様を見れば，無感覚でぼんやりした知的障害の合併か破瓜病と考えたい欲望に駆られよう．破瓜病との鑑別は舞踏病発症後に初めて精神症状が始まる場合には困難であろう．別の症例では，観念奔逸を伴う躁病様の気分昂揚がみられ，結局，散乱性の錯乱に至るが，なかには昏蒙を伴う運動不穏が増し，死に至る場合もある．Kleist は，舞踏病精神病が Wernicke のいう運動精神病（Motilitätspsychose）と非常に近縁な関係にあると考えているが，それはもっともなことであろう．緊張病性の無動状態は重篤な舞踏病症状の消退後よくみられる．以下に，小舞踏病精神病を抄訳する．

症例25：25歳，女性，A.S.

　21歳の売り子 A.S. は今まで既往疾患も気分の動揺もなかった．1908年9月以来，疲労，食欲減退，めまい，頭痛，不眠がみられ，時に指関節の腫脹があった．一時，易刺激的であったが次第にぼんやりすることが多くなり，客から仕事がのろいと苦情が来るようになった．12月の初め頃から，よその人が彼女は仕事をしないと噂をしていると語るようになった．家ではカッとなりやすく，落ち着きなくしきりに泣いたり，寂しげで，薬を飲まないと眠れない．クリスマス頃にぶらぶら揺れるような動きとか，ベッドの中では頭を転がす動きがみられた．入院前日，目を剝く発作，渋面をつくる，体全体がふるえだし，呼びかけに応じない，口の周りに泡をためている．その状態が5分間続いた．

　12月30日の入院時に微熱があったが，全身のかなり重篤な舞踏病様運動，左側に比し，右側が強いと同時に，右上下肢の緊張低下がみられる．

右膝蓋腱反射は左に比べ弱い。支えがないと歩行ができない。時間，空間の見当識はある。前病歴の陳述はしっかりしているが，2，3日来，嘲る声が聞こえ，不安げな自己関係づけを認める。

　診察時に注意力障害を認め，話の接ぎ穂を失い，質問を繰り返さなければならない。時に質問と関係のない返答が帰ってくる。気分は変わりやすく，ある時は快活であり，ある時は抑うつ的でよく泣く，雑音にも驚き，電気の光に耐えられない。他の入院患者の話を自分に関係づける傾向がある。夜間不眠にて，毒物だといって服薬を拒否する。影を顔と間違え，ベッドから飛び出す，"ベッドが燃えている"と言う。続く数日間に，舞踏病も精神状態も悪化する。

　言語表現は，大声で，ある時は囁くように変化する。よくしゃべり，注意を固定できない，場所の見当識がみられない。妄覚，過剰な変態視(訳者注：Hypermetamorphose あらゆる視覚刺戟に注意を向けるため注意の集中ができない)，観念奔逸，夢幻様幻覚などによって注意が転導しやすい。妄覚はもっぱら視覚性で，多くの男達の頭，悪魔の頭，掛け布団の上に動物，壁には皇帝の写真，半分が馬，半分が豚の動物などが見える，鉄砲の音が聞こえる，一過性の人物誤認があり，同室の患者を女帝と言い，夜はベルリンにいて，急行列車に乗っていたが車両から転落した，と言いながら，目に入ったもの，耳に入ったものを記録する。いったん始めた言葉は最後まで続かず，ころころ変わるか，思考は停止する。患者自ら障害の意識をもっており，せん妄について語る。"ひどい熱感がある"，"何か燃えている"，"ベッドの下が熱かった，全部燃えてしまった"，"頭の後ろが冷たい"と訴える。ご飯がのみ込めないと言う。

　1月5日から落ち着くが，口数は少ない，驚きやすい，時空間見当識も変化しやすい。隣のベッドの人をおばさんだと言う。感情無感覚で突っ込んで聞くと投げやりで，いらいらしてくる。

　物品呼称は，鍵：鍵(正解)，ボタン：蛇，鼻：馬，蛇：罪といったぐあいである。お金の計算も，10ペニッヒ硬貨4枚を，1マルク20ペニッヒ，4マルクを30マルク10ペニッヒと言う。一般に反応時間が著しく短くな

っており，ただ簡単なことなら早く，正しい答えが帰ってくる。数は1から20まで正しく言えるが，逆からは言えない。

　右足の親指に軽度の腫脹と，発赤がある，体温の上昇。舞踏様運動のほかに，起立を指示すると，体幹を延ばし，臥床を指示すると，別の動きをする。失行症状はない。

　1月中ごろ，患者はほとんど緘黙状態で不安げで，拒否的である。握手を求めると，そっぽを向く。豊富な幻覚，錯覚を訴える。時々，楽しそうに笑うかと思えば，訪問者があると泣き出す。多くの共同運動で舞踏病様運動がみられる。精神的には変化しやすく，大抵は無欲状態で，寡黙である。機嫌がよいと"夢想"について語る。例えばピストルの発射音を聞いたと言う。月末になると再び不穏になり，「何が起こっているのかわかりません，方々から内容は言わないが声が聞こえる」と頻繁に当惑の表情を示す。おそらく侮辱的なこと，売春婦や害虫だと言っている。時空間の見当識はあるが，なぜここにいるのかわからないと言う。自己関係づけが著しい，嫌な匂いがする，穢（けが）れた感じがする，と訴え当惑した表情である。家に帰りたいと迫る。幻聴を周囲と関係づけする。この関係妄想と妄覚は2月末まで続き，その間，見当識は保たれている。ただ感情の変化が著しい，時には楽しそうであり，そうかと思えば泣き出す，機嫌悪く，いらいらする。増加していた体重が再び落ちる。3月初めから4月終わりまで約11 kgの体重増加をみ，舞踏病様運動は散発的になり，精神症状も改善してくる。病識もあり，もはや家に帰るとは言わない。人なつっこく，疎通もとれ，器用に動き，気分も安定してきた。

　4月23日，妄想体験も訂正でき，退院していった。舞踏病様運動はみられないが，運動全体においてやや当惑気味である。仕事に就いていると，再び診察に現れ，気分もよく，よく眠れると言い，はつらつとしている。理解もよい。

　上記の症例は，破瓜病との鑑別が問題になるので少し詳しく記述した。ただ破瓜病の疑いが生じるのは，症例記述中の当惑状態をはじめとする

種々の症状が出現する疾患経過の後期(Nachstadium)であるが，しかし経過，特に夢幻様妄覚，数多くの幻視，不安定な見当識，観念奔逸，散乱などのアメンティア症状群を示す疾病経過の極期(Höhestadium)を確認すればその疑いは晴れる。むろん，疲労感，食欲減退，頭痛，過敏性などの前段階(Vorstadium)もあれば，重要な鑑別指標にはなろう。また急速な改善や体重増加も忘れてはなるまい。

　注目に値するのは，この患者が見せた失行であるが，このまとまった目的運動の順序正しい系列的継起障害(Apraxie)は，ある意味では，舞踏病が上位にある精神領域へ翻訳伝達（übertragung）されると考えてもよく，舞踏病に特徴的なものでもない。

　Chorea minor の好発年齢からすれば，コルサコフタイプの経過像が今までみられてはいないのは当然であろう。

疲弊による精神病―アメンティア

　疲弊の本態はわかっていない。常用量を越えるような神経物質の消費，労働能力が減退するか不十分な栄養状態での中枢神経系酷使，代謝産物の蓄積やその排泄不十分などが起こると言われているが，これは現在のところ仮説である。問題の解決には，重度の急性身体疲労，過度のスポーツ，過度の飢餓状態，長期の睡眠奪取，急性出血などの研究すれば成果が得られるかもしれないが，今のところ信頼できる文献は見当たらない。しかしいずれにしろ上記の実験で得られた精神症状を越えるようなものはないようである。いわゆる疲弊精神病を検証してみてわかるのは，疲弊が明らかな原因であることはないに等しい，ということである。それには大抵熱性過程(fieberhafte Prozesse)が先行している。例えば，産褥性アメンティアが稀にしかみられないのは産褥熱が稀になったことと関係しているようで，その場合，大抵感染症が重要な役割を演じていた。ただ，感染症がアメンティアの唯一の原因とみるのも行きすぎではあろう。

癌の悪液質 Kachexie，重度の胃潰瘍，悪性貧血，その他の慢性進行性で発熱を伴わない疾患でみられる精神障害では毒性物質（toxische Stoffe）が慢性的に作用していると考えられる。癌の悪液質状態では，感染症性精神病の項で記載したように，一部はせん妄性，一部はてんかん様あるいはアメンティア様症状複合，または経過型が時にみられるという報告もある[2,3]。

原発性悪性貧血も稀ならず末期には精神障害を起こす。しかし，悪性貧血の精神症状前段階を大学病院で見ることは非常に少なく，発症後数か月経って大学病院に来て初めて判明する。以下に，そのようなケースを提示する。

症例 26：33 歳，男性，H.K.

33 歳のボーイ長 H.K.。昔はがぶ飲みしていたが，自分にはアルコールが合わないと感じ出してからすでに長い間飲んでいない。数年来肌の色が黄色っぽく，この数か月前より体重減少が目立つ。仕事はきつく，数時間しか寝ていない。急性発症 14 日前より仕事がおろそかになり，疲れた様子で眠たそうである。疲弊状態，注意力散漫で，生気なく青白い顔色をしている。頭痛を訴える。ホテルでのとんちんかんな行為，釣り銭を間違えたり，勘定を拒否する，注文を忘れる，ホテルの従業員に暴力を振るうなどで罷免されるが，彼はそのことを憶えていない。自宅では，落ち着きなく気分が高まり，数千マルクがその辺に転がっているとか銀行預金の赤字，種々の憶測事や，ダイアモンドの贈り物がどうだとか語る。時に視覚錯誤がみられる，この 1 日半続いた混乱状態は十分な睡眠でおさまった。目が醒めても以前の記憶がなかった。2 日後には妄想性発言を伴う同様の錯乱状態が 1 時間だけ続いた。3 日後には病識が出てきたが，ほぼ完全な健忘があった。注意を引いたのはやや昂揚興奮した気分の談話衝動であった。皮膚は弾力のない黄色をしていた。梅毒反応陰性，神経学的にも異常なし，患者は療養所へ送られ，そこで多少回復するが，疲れやすさは残り，興奮はおさまった。療養所から帰ってまもなく状態悪化，そのうち失

神発作が起き大学病院に入院した。患者は肛門出血を訴える。これは時々排便と関係なくあったという。最近，歯肉からの強い出血があり，血液検査で45％のヘモグロビン量（訳者注：ザーリの比色計では正常域は100％と表示される）であり，内科で細胞を検索すると，悪性貧血の疑いが出てきた。

　突然始まった精神障害は2つの形で現れた。1つは明らかな連想，連合障害を示すせん妄状態で，その他に記銘力減退，時空間見当識障害，ぼんやりした多幸性の基礎気分，作話傾向を伴うコルサコフ症状像がみられた。もう1つは，てんかん性不安発作で始まり，連想，連合障害，不正確な見当識を示し，不安気分と妄覚が残り，緊張症状も出現した。

症例28：37歳，女性，M.S.

　37歳の御者の妻 M.Sch。もともと健康であったが，月経やお産（Partus）の時には強い出血があった。入院半年前から非常に弱々しくなり，その後いったん改善したが，3週間前から皮膚が黄色くなり，衰弱と耳鳴りがみられた。5日前には腟からの出血と鼻血がみられ，患者は一般病院に搬送され，ここで心臓雑音と脾臓の腫れが確認された。入院3日後の夕方，急性に重度の不安興奮状態で精神科に送られ入院した。

　精神科では，皮膚，粘膜の著しい貧血が目立ち，リンパ腺の腫大はないが脾臓の肥大があった。脈は小さく，促進，収縮期雑音が聴取された。眼底に新鮮な網膜出血，その中央に白斑を認める。ヘモグロビン量15％ザーリ，細胞検索では悪性貧血と出た。

　精神状態は，思考力の緩徐化，診察ではよく知っている人の想起に努力を要し，不正確である。返答する時に強い努力感情がある。保続傾向，連合力不能，不正確な時空間見当識，軽い不安感情が続き，時に拒否的態度で，周りの出来事を不安気に誤って解釈する。その不安は重度の興奮に変わり，防衛的な態度を取る。不安が極度に高まると，全感覚領域における妄覚が出現，殺人という"声"を聴き，幻臭，幻味のため鼻を塞ぎ，ベッドカバーを被りながら窓を開けてくれと要求し，ベッドカバーで扇ぎなが

ら，空気を送る動作をする。"痺れてます"と言いながら，両脚の屈伸運動をする，"慈悲深い領主様，慈悲深い領主様…，助けて下さい，…"と単調な大声を出す。不安で防御反応を示しつつ非常に強い感情反応を示し，拒食がみられる。その後病状に変化なく，5日後に死亡。

解剖所見　心筋，大動脈内膜(Aortenintima)，肝臓の脂肪変性。貧血。新鮮な気管支肺炎の病巣。大脳も貧血状態であり，脆弱な軟膜，脆弱な血管壁，脊髄には貧血所見なし。

　最終的には，最初からあった躁病徴候とアメンティア徴候の混合状態であったが，後者の方は散乱と連想力減退が増悪していった。軽度の幻覚要素が最後まで残存していたのが注意を引いた。

症例29：40歳，女性，H.K.

　40歳の主婦で更年期にあるH.K.は1年前より次第に衰弱，青白く生気のなさが目立ってきた。全体的に陽気な性質であるが，8週間前から変化が目につくようになった。夜間，寝ないでよくしゃべり，その内容はエンドレスである。したがって大部分理解できない，不安を訴え，為替を偽造したと言う。不安興奮，大声で暴れる，叫ぶ，自分の物を全部取り上げられてしまうと言いながら，自分には大金持ちの親戚がいる，8,000マルクも送金した，毛皮のマントを買うためにイタリアへ行くなど，誇大観念がみられる。ますます不眠が募り，食事を取らない。何も飲み下すことができない。気分は極端に変化する。入院時体重は36 kgであった。

　場所の見当識はある，時間のそれは不正確，活発な談話衝動と運動衝動がみられる。その内容は過去の記憶の繰り返しである。自分がいかに金持ちであるか，大風呂敷を広げる。注意の転導性は軽度で，思考力に乏しい，繰り返しが多く，興奮しやすく，診察を避ける。放り出されるのではないか，夫が彼女を凍死させようとしていると一時不安を述べる。言語表現がますますまとまりがなくなる。観念奔逸はない。気分は非常に不安定で，時には昂揚し，時には不安がったり，怒ったり，時間の見当識は失われる。注意力は減退，診察では非常に疲れやすい。その後，妄覚が出現し

た．誤認，場所の見当識は不正確，金の計算ができない．記銘力消失，豊富な作話．当初からしばしば失禁がみられた．運動興奮のエピソードがみられる．

身体所見　極端に青白い肌，ヘモグロビン30％ザーリ，血液所見は原発性貧血と一致する．心拍数亢進，脈拍120で小さいが規則正しい．尿正常．リンパ腺の腫大なし，筋肉の圧過敏性，斑状出血がみられる．

ますます昏蒙が深くなり，14日後に死亡．

解剖所見　全身の重度貧血，種々の器官の脂肪変性，それ以外には器官に異常なし．

まとめ

以上，悪性貧血による精神病4例のうち3例を選んで紹介したが，疲弊性疾患は臨床的には感染症タイプとの対立物ではなく，単にそれと同列にある臨床現象とみられる．過度の疲労，重度の飢餓，睡眠奪取などの単純な急性の疲弊要因は疲弊性精神病と呼ばれるような精神病は起こさない．疲弊性精神病は臨床上，中毒性，あるいは中毒感染性精神病から区別できないし，1臨床単位でもない．あらゆる内因性精神病が上記のような疲弊要因により誘発されることは，言うまでもない．

ここでアメンティア問題に関する立場を表明しないで，感染症性精神病と疲弊性精神病を終えるわけにはいかない．アメンティアあるいはアメンティア様病態像の本質は，ある程度の昏蒙のほかに，散乱，日常の単純な統合能力の減退，時空間見当識の障害，錯覚傾向，あらゆる感覚領域における，ある時は情景様の，ある時は夢幻様-せん妄性，ある時は独特な形で個々の感覚領域に限局されている妄覚である．気分も多幸，不安，怒り，抑うつの形で急性に変化し，当惑や完全な感情消失を伴う．言語などの精神運動表現は病的意識過程の変化に相応し，エピソード状(様)に現れる談話衝動などは頻度が高い．ただ個々の症例で，上記の症状のどれが優

位に立っているかで,症候論としては幻覚性,散乱性躁病性,緊張病性と亜型に分類できるが,そのうち本質的なものはすべての亜型に共通な散乱の意味での連想障害であろう。これらの症状は感染性過程や解熱期にもみられる。

　症候性状態像としてのアメンティアについては,学者によりそれぞれ見解が異なる。例えば,Kraepelin はその教科書の最近版(第8版)ではアメンティアを単に状態像として扱い,それ(アメンティア)に独立した意義が認められるのは実際上は感染性疾患の場合においてのみであると述べているが,Bonhoeffer が言及したように,慢性の悪液質や貧血状態も似たような病像を引き起こす。明らかな感染性過程,つまり明白な粗大な身体疾患がみられなくてもアメンティアの状態像が現れることに疑問の余地はない。

　また,Meynert にとっては,連想能力欠如から来る錯乱症状がアメンティアの出発点であり本質である。彼に続いた Stransky は,アメンティアに帰属するものをより狭く取り,精神生活(知性)と情動生活の独特な障害がアメンティアの独特な単位と考え,感染性疾患,中毒状態,自家中毒状態と密に結びついていると詳細に論じ,それに一定の原因因子が加わる必要はないと,Kraepelin の把握可能な1つの外因性損傷の証明が診断には必要である,という主張と対立した。

　Hoche は本質的には Kraepelin の見解に従い,外因損傷,特に疲弊は疾患概念の限定(疾患単位性の主張か)に応用できるほど重要な役を担っていると言う。また,観念に含まれる情動関係や感情関係を知的連想から分離することが困難であれば,散乱という形式だけで錯乱性躁病(verworrene Manie)とアメンティアを区別することは難しい,特に躁病的興奮が産褥あるいは発熱の動きに合わせてみられる場合にはそうである。

　アメンティア病の像の基礎にあるのは実際,感染性疾患,疲弊,自家中毒過程などであり,また精神障害の発症に情緒要因も作用していることは言うまでもないが,多くの症例において,毒血症(toxämische Ursache)が最終原因であろうと思う。アメンティアにおいては,情緒過敏状態とか

コルサコフ経過型から,記憶力減退,興味喪失,知的減弱,その他の大脳症状を伴った欠損状態が現れることもある。ただ,Bonhoefferによれば,毒性感染症性精神反応で始まり,それにより緊張病の発症が隠されていると考える方が正しい。緊張病がいずれの時期においても,アメンティアの症状を現わさないほど両者の疾患過程は内的に異質な(fremd)ものでもない。いわゆる妄想病性痴呆化や緊張病性痴呆化(paranoide oder katatone Verblödung)の意味での慢性アメンティアの存在は否定的に捉えている。

　最後に,周期性経過を取るアメンティアについて考えてみる。Stranskyは,アメンティアには周期性で再発性の経過を取る傾向があると述べたが,確かに他の児童に比べてより熱性せん妄を来しやすい児童が存在するのと同じように,アメンティア様精神障害として急性感染症損傷に繰り返し反応する個体も存在するという見解に異議はないようである。ただこの場合,周期性という形容詞には内因性という意味が包含されているから,慎重に使用すべきであろう。多くの周期性アメンティア症例には躁うつ病者が該当するが,外因性要因の付加で内因性疾患にアメンティア的特徴が付与されるとも考えられる。アメンティアの鑑別診断上の問題は,緊張病,錯乱性躁病,場合によってはてんかん性もうろう状態やせん妄でもみられる。

　いずれにせよ,より長い経過を展望して初めて診断が可能になる症例も多い。特に,錯乱性躁病については,前病歴,躁うつ病素因の証明,外因の有無,昏蒙の有無,了解能力,整然とした行動,感情昂揚の程度などが大いに参考になる。

尿毒症,子癇

　慢性腎臓疾患(Urämie)がしばしば大脳症状や精神症状を伴うことはよく知られている。これには腎毒(Nephrotoxin)が関係しているのであろ

う。急性尿毒症は慢性腎疾患の急性増悪の場合が多い。慢性の場合，特に大脳病巣症状と精神的欠陥症状の合併が関与しており，臨床像からは進行麻痺や脳腫瘍との鑑別が困難なことがある。患者は倦怠感，衰弱感，不眠，頭痛，時に嘔吐を訴え，客観的には作業能力の減退，易刺激性や無感覚，興味の喪失や多幸気分などの性格変化がみられる。詳しく見ていくと，軽度の昏蒙が証明され，やがて意識混濁が強くなる。精神症状に，振戦，失調，内容不明瞭な言葉，眼筋障害，瞳孔の左右差，（光）反応の減退などの身体症状が加わる。疾患末期になると，ほとんど決まってバビンスキー症状がみられ，中枢性の失明発作，尿毒症性一過性聾が証明される。他の著者ら (Pick, Raymond, Bischoff, Boinet ら in Bonhoeffer) はジャクソン発作，単麻痺，半側麻痺，失語，半盲などがみられた。

　以下の症例は精神症状面でも，身体面でも脳器質性過程と類似した症状を示す慢性尿毒症である。

症例32：35歳，男性

　35歳のセールスマンの妻は，その年の初めから夫の異常に気づく。3月に頻回の嘔吐発作を来し，その後眠り込んでしまう。イライラと不眠で，ベッドの上を何度もあっちこっち転げ回る。食欲は落ちやせてくる。気分不安定で，悲し気であるかと思えば，異常に陽気になる。職場の帳簿付けにミスが多い。4月に入ると言語不明瞭，眠ってばかりである。尿中蛋白強陽性。

　5月以降になると，見当識障害，環境誤認，不穏増強。

　6月3日大学病院に入院，心臓境界線左側に拡大，尿に著しい蛋白，肥満上皮細胞，硝子様円柱，尿量の減少はない。

　腱反射活発で左右差なし，バビンスキー両側陽性，瞳孔同大で，対光反射欠如，輻輳反応異常なし，眼底アルブミン尿性網膜炎，眼球の側方運動不可，左側口部神経麻痺。梅毒反応陰性。

　精神状態は不穏で，ある時はせん妄性ある時は輾転反側，絶え間なくしゃべり続け，混乱していますと，嘆く。言語喃語，不明瞭，時空間見当識

なし，作話，保続著明。

6月6〜8日，病識あり，時空間，人物の見当識十分，大声で歌うような訴えや嘆きが聞かれる。浮腫はない，尿量減少。失禁。神経学的には変化なし。

6月10日，昏蒙増強，Cheyne-Stokes 呼吸

6月11日，昏睡状態にて死亡，解剖できず。

尿毒症性精神病の予後は，その基礎疾患からすれば非常に疑わしい。しかし多くのせん妄状態，もうろう状態は治癒する。ただ重篤な器質性の大脳症状が併存する場合には，その生命上(quoad vitam)の予後は良くない。

子癇と関係した精神病は多くはないようであり，全子癇例のおよそ5〜6%に観察されている。特に軽度の症例は精神科ではなくて，産科で扱われている。子癇精神病は初産婦(Primipara)に多いが，Bonhoeffer のケース例では7回目のお産で初めて子癇精神病がみられた。ほぼ例外なく子癇発作が精神病に先行する。発作の数や種類，尿中の蛋白などは精神病の発展とは関係ない。注意すべきは，体温上昇が単に発作と関係して現れたのか，あるいは本来の感染症による熱であるのかである。精神障害は大抵がもうろう状態かせん妄状態であるが，個々の症状の強さには動揺が大きい。頻度が高いのは昏蒙状態，時々せん妄性把握運動(Greifbewegung)であるが，患者が意識清明であれば，明識困難状態(Schwerbesinnlichkeit)のほかに保続，解離症状，観念奔逸要素を伴う高度の連合障害がみられる。その他に豊富な妄覚，空想-夢幻様体験を伴う著しく情動に彩られた病像もみられる。子癇精神病は諸家(Kutzinski, Heilbronner, Westphal ら in Bonhoeffer)によって観察されており，症状も微妙に異なるところがあるが，彼らから共通に指摘されているのは，てんかん性せん妄や，もうろう状態と似ていることである。ただ後者と違って前者には，疾病特異的ではないものの逆向性健忘が非常に多いが，今まで記述した症候性精神病に対する確実な鑑別診断基準はない。子癇精神病の経過は様々であるが，その持続は数週を越えることはなく，せいぜい長く

て2,3か月である。予後はよく,発作の段階をいかに乗り越えるかであろう。悪化するとすればそれは子癇のためではなく,慢性尿毒症に原因がある。

次にバセドウ病,テタニー,粘液水腫の精神病状態を訳出し,最後に解説を加える。

バセドウ病(甲状腺内分泌障害),テタニー,粘液水腫における急性精神障害

バセドウ病

躁うつ病素因が一次性にあり,それがバセドウ病の原因となっているのではないかという Schroeder の見解を支持する観察例もいくつかあり,激しい感情の動揺がバセドウを進行させていることも異論のない経験であろう。緊張病にもバセドウを考えさせる眼裂の拡大,脈拍の増加,細かい振戦,発汗,栄養障害などの症状を伴うことも注目される。このような事態を考えると,バセドウ病が固有の精神病発現の原因となることはそれほど多くないと言える。

これとは反対に,その他の甲状腺機能異常や甲状腺疾患によるクレチニスムス(Kretinismus-endemischer und sporadischer-, schwere Oligophrenie),粘液水腫(Mixödem),摘出性テタニー(Tetania strumipriva)などは精神機能と密接な関係があるため,バセドウ病が精神障害を起こしやすいと考えるのは当然であろう。その精神障害発症の時期は様々であり,発症がバセドウ病が長く続いた後であったり,精神病が治癒した後もバセドウ病が残存していることから精神病との因果関係を否定するのは正しくない。こうしたことは尿毒症と腎炎,アルコール依存と振戦せん妄(Delirium tremens)との関係についても同様である。

バセドウ精神病の通常の症状は睡眠障害,夜間の不安を伴った驚き,不穏な夢,動悸,視聴覚過敏,気分の動揺,情動失禁,作業量減退,注意力

減退などである(Basedownervosität)。別の症例では，上記の症状に舞踏病様の運動不穏，視覚，聴覚の豊富な妄覚が加わり，見当識も失われている。意識の動揺に合わせて，反応性の作業衝動や独語を伴い，よりせん妄状であったり，体系化された幻覚症様病像であったりする。しばしば麻痺発作のように，一過性の顔面神経麻痺，言語障害，半側麻痺を残した。この症例は3か月後に死亡。剖検はしなかった。

　精神状態はこれまでに記述した周知のタイプと一致していた。昏蒙が強ければせん妄状で，意識清明であれば系統的妄想形成(ヴェルニッケの幻覚症)であったが，注目すべきは皮質症状の出現であった。バセドウ病における単麻痺や半側麻痺症状は2，3の学者によっても報告されている。1例では，精神病が始まる3年前からバセドウ病があり，見当識障害，誤認，作話，明らかな多幸状態を伴った軽度の昏迷で，コルサコフ病像と一致していた。剖検で進行麻痺は除外された。他には一過性の麻痺，球麻痺性の嚥下障害，皮質症状の出現を伴ったケースも記述され，これはすでに重度のせん妄やコルサコフにおける深刻な毒性損傷の表れである。症例の多くでは，不穏が増強し，不安に満ちた夢，見当識障害へと進み，ついにはせん妄症状や幻覚症様状態へと至る。なおバセドウ病患者に，精神障害の一部として，異常な貪食，身なりへの無関心，まとまった行動の欠如などが上述の皮質病巣症状と合併すると進行麻痺との鑑別が困難になる。

　急性の重度のバセドウの精神障害と類似しているのが，バセドウ手術に引き続いて現れる精神病であろう。Bonhoefferの最近観察した1例は体力がかなり落ちている女性例で，甲状腺術後すぐせん妄性不穏で始まり，幻視，幻聴，異常冷感覚，状況誤認，見当識不確実，作話が出現し，談話衝動，不穏な切迫行為，注意の転導性が加わった。こうした状態は14日間続いた。予後はよく，何も特別なものはない。ただ注目に値するのは，せん妄病像の枠内での甲状腺機能亢進に当たる運動性興奮(das Motorischexzitierte)があったことであろう。

テタニー

　一般的に言うと，テタニー(副甲状腺機能低下)による精神的随伴症状は稀である。昏蒙状態や，妄覚や見当識消失を伴う不安興奮状態などが2,3の著者によって報告されている。
　甲状腺起源の急性精神病状態については以下のように総括できる。
　すべて幻覚性せん妄像であり，バセドウでは軽度の躁気分を伴う興奮，粘液水腫では精神機能の緩徐化が主であり，それに運動不穏を伴うことがある。ただテタニーでは精神障害因となることは少ないようである。もしあっても，主として昏迷症状と精神機能緩徐化を伴っていて，粘液水腫のそれに近い病像になる。

おわりに

　以上，症候性精神障害の全体を見渡してみると，特に1点が浮き彫りにされる。すなわち，基礎にある身体疾患は多種多様なのに，その上部現象として出現する精神病病態像はいくつかの一様な(Gleichförmigkeit)症状群(Symptomenkomplex)を示していることである。それが，感染性疾患であれ，消耗性疾患であれ，いかなる種類の内臓疾患由来の自己中毒性(Autointoxikation)などによるものであれ，精神障害は特異的なNoxe(害毒)の形とは無関係な典型的な精神反応形態であることがわかり，本質的に一致した精神障害を示す。この精神障害を起こす原因の範囲をさらに広げることもできる。
　これらの精神反応形態は，既述したように，せん妄，てんかん様興奮，もうろう状態，幻覚症，アメンティア病像(幻覚が主，緊張病様，散乱性であったりする)である。
　上述の反応型で，身体疾患に起因する主な精神病状態像と経過型は列挙できた。しかし，これですべてではない。例えば，感染症，悪性貧血，心臓機能の代償不全，重度の頭部外傷などの場合に出現する躁病状態の問題

がある。特にその場合，外因と内因性要因をどう評価するか，つまり一方では内因性素因を基にしばしば純粋な形で現れる躁病(状態)があり，他方躁状態は外因損傷に対する大脳の一反応形式であるのも否定できないからである(鑑別をいかにするかが問題になってくる)。しかしまた，ある個体はある急性感染性疾患に対し躁病性興奮で反応するが，この同じ感染症が別の個体では傾眠や知的作業の障害を引き起こす場合，これは個人的特性，つまり潜在する素因によるものだと言われても反論できない。実際症状の類型化や病像に影響を与える内因性要因は複数あり，当然，外因性精神反応形態にもバリエーションがあることは考慮に入れておくべきである。したがって，まず外因性の基本形態を特徴づけておくことが重要である。

疾病論者 Kraepelin は今のところ(教科書第8版?)，感染症せん妄と疲弊精神病の臨床的分離は困難であると言いつつ，個々の感染症には惹起する精神症状に特異性があるから，そのうちその固有な精神症状に従って感染症を鑑別することができるようになると考えた。例えば，破傷風とジフテリアは神経系に対して強い親和性をもっているが，精神病状態を起こす傾向はみられないと指摘した。しかしこの指摘は感染症ごとの精神反応特異性の理由づけにはならない。もし破傷風やジフテリアに精神障害が観察されるとすれば，それはきっと上述の反応形態のどれかに対応するであろう。Kraepelin は症例観察を増やし，特異な毒性作用と精神疾患像形成の間の根底にある法則性を明らかにできないのは現在の我々の学識が不足しているためだと述べる。しかし，症例研究を増やしていっても，この考え(注：Bonhoeffer の提唱する外因精神反応型)からますます遠ざかっていくことには間違いない。さらに，Kraepelin は原因関係の複雑さについて述べているが，その関係(tiologische Verhältnisse)をあまりにも単純に見過ぎていたようである。その好例として，振戦せん妄(Delirium tremens)とアルコール中毒との関係がある。アルコール中毒の精神症状を振戦せん妄の精神病像の中に見て取ろうと努めてもむだであろう。その根拠は，我々が振戦せん妄として認めているのは一次性の毒性作用ではな

く，何か二次的なものである，というところにある。アルコール中毒と振戦せん妄との間には，原因となるある環(つながり)(ein ätiologisches Glied)が存在する。Bonhoeffer の提唱しているせん妄，てんかん様興奮，アメンティアでもこれと同じ関係が存在し，これらの病像は害毒(Noxe)の一次性作用の直接の表れではなくて，毒性物質あるいは毒性感染性物質の強度，あるいはその作用の持続によって自然に，もしくは解熱のようなあるきっかけによって，生体の内部の病態因性変化(pathogenetische Veränderung)が起こることは，多くの事実によって証明されている。こうして発生する害毒作用が原因的中間介在物(ätiologisches Zwischenglied)を形成する。今まで記述してきたいくつかのタイプの精神病状態像はこの二次的自己中毒性作用に対する反応と考えられる。ただ，一次性の毒性物質が精神病理学的反応様式としていくつかの特異的な表徴の形で現れることがあるかもしれないが，しかしこれは不可欠の前提(Postulat)ではないことも確かである。

　なぜ症例ごとに異なる反応型が現れるのか，その根拠については，アルコール性精神病の本質が説明できないのと全く同様に不明である。糖尿病と尿酸体質にみられる精神障害のうち，糖尿病者の前昏睡あるいは昏睡性せん妄のみが取り上げた外因性精神反応型に属し，これらの疾患によって異なる精神障害は内因性や動脈硬化性過程に帰属する。経過型に関しては，年齢と体質，毒性傷害の強さ，その作用の持続などの影響が重要である。しかしここでもなお十分な臨床上の見識を深める必要があろう。

　同じことが病理解剖についても言える。今のところ出現する精神病状態像の相違については，病理学的説明がつけられない。しかし，現時点で1つだけ言えることは，特異的な感染原因とか毒性原因によって大脳に特異的な構造変化が確認されることを期待してはならないことである。

　こうして Bonhoeffer は優れた臨床観察能力で，種々の身体疾患(特に感染症，一般内科疾患，全身性疾患，植物神経支配器官の疾患など―おそらく200例は下らないと思われる患者を診ている)をもった患者の精神症状について記述，分析し，経過を追い，死亡例では大半のケースで剖検を

行い，臨床(基礎身体疾患)診断，生前の(身体疾患の経過との間の明らかな時間的関係があり，一定の並行性をもった)精神病像，剖検所見を突き合わせ，詳しく考察する根気のいる仕事を長年行ってきた。それには，むろん生来の高い能力と医学部を終え，Wernicke のもとでの熱心な研鑽と彼から受けた学識と思想が大いに与って余りある。

後年 K. Schneider は，彼(Bonhoeffer)は取り上げた精神病状態像の呼称(Namengebung)の範囲が狭すぎたと指摘しているが，Bonhoeffer はすでにその原著の中で，外因反応型の原因論の範囲はさらに広く取り得るし，取ってもよいとごく控えめに語っている。

このように，Bonhoeffer はそのきめ細かい観察により，"いわゆる外因性精神病"の 10 の基本型を抽出し，定式化した。それを基盤に，その後多くの学者が症候性精神病と深く関わり，次々と新たな症例を積み重ね論考を加え，急性外因反応型は当然のこととして，その概念は変遷，拡大し，発展していった。ただ，外因性精神病一般が長い年月の間に成熟拡大していったとしても，身体疾患に伴う精神現象への着眼，発想の展開，包括的記載を行った Bonhoeffer の業績は高く評価されなければならない。

以下に，Bonhoeffer 以後の外因性精神病概念の発展の軌跡を主要な数名の学者の論説に沿って辿っていく。この主題と関わった学者は数多いが，論述展開の拡散を避けるために，その中でも(急性)外因反応型から出発して"外因性精神病"(Bonhoeffer)と特に密に関係した数人の学者を取り上げ，彼らの主張を簡単に披瀝する。詳しくは彼らの主著あるいは論文を参照されたい。

Bonhoeffer は，外因精神反応型を症状群別に分類し，病像の内容への内因性要因の影響を考えることで，精神病状態の内因性要因と外因性要因との問題に深い関心をもち，症候性精神病を論じる際にも，それ(内因と外因の問題)がつねに意識の底にあったようである。その問題をめぐる有名な出来事が，彼の宿敵 Gustav Specht(1860-1939)との激しい論争である。Bonhoeffer は，躁病性状態(外因によるものであれ，誘発された内

因性のものであれ)が外因性損傷に対する脳の反応型として出現することは，その症例もあげて認めている。一方，うつ病像の出現は，彼は，臨床論理的には躁病像が存在する以上，うつ状態もあって当然というSpechtの主張を認めたが，彼の症例では1例も経験したことがないと言って，終始否定的であった。Spechtは1913年，"外因性障害の問題について"という論文で，自験例2例(石炭ガス中毒によるうつ状態と，重篤なインフルエンザ罹患に起因した肥大メランコリー Hypermelancholie—軽度の2例—外因が停止した後消失)を提示してBonhoefferに批判を加えた。Spechtは，どこで内因性素因が中断し，どこで外因性損傷の効果が始まるのかは"主観的判断により"(内因性と外因性状態像一般の鑑別可能性に疑問を唱える)，両素因による疾患にはただ障害となる物質の量が問題であり，Noxeが徐々にゆっくりと作用すれば内因性疾患のよりマイルドな病型が，外因損傷が粗大大量であれば，(Bonhoefferのいう)外因型の粗大障害が現れると述べた。

その後，第一次世界大戦をはさみ，1917年になって初めて"外因反応型"という論文でBonhoefferはSpechtに議論を挑んだ。その要点を絞ると，以下の2つに要約できる。

① Spechtのうつ状態発現の臨床論理的要請は認めるが，その要請を確証するうつ病像の臨床経験をもたなかった。

② 躁うつ病や分裂病性疾患は素因として前もって与えられ，独自の法則に従う障害であり，外因反応型では一定の機能系の病的素因ではなくて，生きていく過程で起こる障害に対する健康な脳の反応であるような疾患過程である。

もっともBonhoefferは外因により誘発されたうつ状態を完全に否定したわけではなく，軽度のうつ状態と見えるような病態は，彼による10範例の精神反応定式化のうちのemotionell-hyperästhetische Schwächezuständeに入るのではないかと別の箇所で述べている。いずれにせよ彼は躁うつ病性のうつ病出現には否定的態度を貫いた。

次いで登場するK. Schneider(1887-1967)はBonhoefferの言説を十分

理解した上で，まず彼は exogen とか organisch のような述語にこだわった。exogen という言い方は外部からの原因に限定され，尿毒症 Uärmie や脳腫瘍などは除外されることとなり，誤解を招く。organisch と言えば，分裂病や循環病は将来器質性原因に還元される時が来るかもしれず，適切ではないと言って，körperlich begründbare Psychosen(1947)という呼称を提唱した。この時点で，身体に基づく精神病の体系，すなわち Bonhoeffer の外因反応型は，Schneider の努力でもって取りあえず決着を見，その後この表現は生き残り一般的になった。なお Schneider も Bonhoeffer 同様，症候性(あるいは躁うつ病性)うつ状態の出現に対して否定的であったが，後に，うつ状態が外因性に誘発されることを認めている。これは現在我々の経験に照らしても周知のことである。Schneider は，彼の言う身体に基づく精神病は，Bonhoeffer の提唱する非特異的反応であるとわきまえた上で，その反応の原因系を広く求め，拡大し，また精神病理現象の多少の敷衍を行った。これは後に彼の弟子である G. Huber(フーバー，1921----)が少し修正したが，要は外因反応型の急性期(可逆性)では主軸症状として意識混濁と通過症候群(Durchgangssyndrom nach Wieck)がみられ，慢性期(非可逆性)に入ると偽神経衰弱症候群，人格解体，痴呆を主要症状と見た。

しかしこれまでの身体に基づく精神病をめぐる研究努力は本質的には身体症状と精神病理症状の横断的側面(statische Betrachtungsweise)に重点を置いていたが，H.H. Wieck(1918-1980)らは，臨床症状と病態生理現象を対応させて(Dynamik des Prozesses)考え，新しい視点への道を開いた。彼は一連の身体に基づく急性の非特異的外因反応型を精神病現象の違いではなく，重症度によって分類し，Durchgangssyndrom(軽度―，中等度―，重度通過症候群を一連の症状の通過過程として段階的にとらえる)という概念を導入した。これは可逆性か非可逆性，意識混濁の有無に分けられており，外因精神病の機能依存性の証明が可能であるとし，総称として Funktionspsychosen 機能精神病(1967)を提唱したが，症状の抽出，記述に多少の新しい表現はあるものの本質的には Bonhoeffer のそれ

と大差はないようである。ただ Wieck は，精神病状経過を，精神計測法を使って定量化しようと努めた。Bonhoeffer のいう経過型に対応するのが，Wieck では慢性の非可逆性偽神経衰弱性症候群，健忘性通過症候群(Demenz など)や，器質性人格変化であるが，これらの分類は Schneider (Huber の修正版を含め)のそれと交錯，重複している部分が多い。

　Klaus Conrad(1905-1961)は症候性精神病を解釈するには，その意識障害に焦点を当て，もともと詳しかった Gestaltpsychologie ゲシュタルト心理学(要素心理学に対抗するもので，心的現象は1つのまとまりである Gestalt をもつ，全体は部分の総和ではない)に，イギリスの神経科医 Henry Head(1920)が障害された表在皮膚知覚の回復過程を説明するのに用いた protopathische Empfindung 原始知覚と epikritische Empfindung 弁別知覚という概念を援用した。つまり，症候性精神病の精神病理学的な問題は意識状態の細分化とその構成の中に見て取れる現実体験野のゲシュタルト変遷(例えば，Figur und Hintergrund 形と背景の識別や，ゲシュタルト全体の把握など)の問題であるとし，現実の体験野の体験構造の変化を把握するための上位概念が必要となり，この Head の2つの概念に思い当たり，それを中枢(神経)器官の精神機能解体の説明原理に応用した。したがって，現実体験野のゲシュタルトの原始知覚的変化が意識混濁の各段階に応じて，正常な覚醒状態における弁別知覚による体験野，すなわち正常な意識の清明さとの比較，対応として浮き彫りになってくる。しかし，Conrad の症候性精神病へのこのような理論的な構築は，魅力はあるが，実際の臨床においてはさして益があるとは思えないようである。ただ，外因性精神病の急性期に問題となる意識障害に関して，U.H. Peters(1976)は，意識混濁という言葉は不適当であるとして，Wachheit 覚醒―Vigilität 注意性―Hypovigilität 注意性低下―Hypervigilität 注意性過多という呼称を提唱した。しかしこれらの用語はその後一貫して適応されることはなかったとしても，単純に忘却すべきではなかろう。

　こうして Bonhoeffer の急性外因反応型を源泉として，表層部では幾度かの動揺を経験しつつ，流れの幅は大きく広がり，深みも増して現在に至

っている。現代の専門成書，ハンドブック(特に本邦の)を通覧してみると，外因性精神病一般の分類もより細分化され，臨床理解も容易になった一方，精神病状態像の表現や病像の分別，呼称に際して単に看板を変えただけでは，と思えるものも散見される。

現代でも外因性精神病の症候論だけからすれば，かつて Bonhoeffer が唱え，定式化した10範例の反応型の枠を大きくはみ出るものはなく，結局は，手を変え品を変えても，Bonhoeffer という大きな手のひらの上を動き回っているにすぎないのではないかと思われる。

＊この数年来，わが国の精神科同僚諸氏がリエゾン，リエゾンとしきりに声をかけ，世間に向って叫んでいるのが強い印象としてある。正式には consultation-liaison psychiatry(リエゾン学)と言うらしいが，本来，英仏語混合したこの言葉はいささか奇異に響く。言わんとするところは理解できるが，精神医学を医学的医療の中に統合するという思想はすでに19世紀半ばから W. Griesinger が強く主張し，筆者としては何を今さらの感を禁じ得ない。ちなみに彼は一時は内科の教授職にあったり，外科医や他の分野の人たちと親しく交流していた。彼の積極的主張は，地方の田舎にある Heilanstalt(療養所)は(精神科)患者の長期治療に適し，急性期の患者は全診療科を備えた町の病院の中に Stadtasyl(彼の言葉では町の避難所—今日で言う総合病院精神科)を作るべきだということにあり，彼は患者の治療には家庭，ひいては社会環境も視野に入れて包括的に行わなければならないと，その構想を大きく広げていった。また当時ベルリンの Charité で精神科と神経科の統合を実現させたのも彼であった。その後，19世紀末から20世紀初頭に Bonhoeffer は種々の精神病症状を伴った非常に多くの各種身体疾患患者の根気強い，長期間の対診 konsiliarische Untersuchung(Konsilium—Konsiliar-Psychiatrie)を続けることによって，まさしくこの"consulting liaison psychiatry"を実行していたわけであり，その結果として上述した外因性精神病の原型が完成したことを思い起こしてほしい。

GriesingerとBonhoefferが,リエゾン精神医学の元祖的存在であろう。

● 文　献

1) Bonhoeffer K : zur Frage der Klassifikation der symptomatischen Psychosen. Berl Klin Wsch 45 : 2257-2260, 1908.
2) Bonhoeffer K : Die symptomatischen Psychosen im Gefolge von akuten Infektionen und inneren Erkrankungen. Leipzig und Wien Franz Deuticke, pp 1-139, 1910.
3) Bonhoeffer K : Die Psychosen in Gefolge von akuten Infektionen, allgemeinen Krankheiten und inneren Erkrankungen, in G. Aschaffenburg(Hrsg.) Handbuch der Psychiatrie, Bd. III. Leipzig, Wien Deuticke, pp 1-118, 1912.
4) Bonhoffer K : Die exogenen Reaktionstypen. Arch Pschiatr Nervenkr 58 : 58-70, 1917.
5) Conrad K : Organische Psychosen und Hirnerkrankungen---Die symptomatischen Psychosen. in Gruhle, H. W. et al : Psychiatrie der Gegenwart. Springer Verlag Berlin, pp 369-436, 1960.
6) Gross G, Huber G, Linz M : Zur Frage der symptomatischen Schizophrenie und Zyklothymie. Zbl Neuro 251 : 323-332, 1989.
7) Huber G : Psychopathologie reversibler Syndrome körperlich begründbarer Psychosen In Das ärztliche Gespräch 29, Somatische Psychosen Tropon, pp 21-36, 1980.
8) Ikemura Y et al : Postinfektiöse Röteln-Enzephalitis. Nervenarzt 55 : 83-85, 1984.
9) Ikemura Y et al : Psychiatry of Diencephalon Damages―A Case Report. Functional Neurology Vol.II No.I : 87-91, 1987.
10) 池村義明：アノソグノジアーババンスキー型病態失認の人間学的考察. in：幻覚と妄想の臨床. 医学書院, pp 169-184, 1992.
11) Klosterkötter J : Psychiatrische Klassifikation―Grundidee und bisherige Entwicklung eines unabgeschlossenen Prozesses. Fortschr Neurol Psychiat 67 : 558-573, 1999.
12) Neumärker KJ : Karl Bonhoeffer und Stellung der symptomatischen Psychosen―Organische Psychosen-in Klinik und Forschung. Nervenarzt 60 : 593-602, 1989.

13) Neumärker KJ : Karl Bonhoeffer und das Konzept der symptomatischen Psychosen Zeitschrift für die gesamte, Nervenheilkunde und Psychotherapie 42 : 1-9, 1990.
14) Neumärker KJ : Bonhoeffer und seine Schüler—Spannungsfeld zwischen Neurologie und Psychiatrie. Geschichte der Neurologie in Berlin Herausgegeben von B. Holdorff und R. Winau. Walter de Gruyter, Berlin, New York, pp 175-192, 2001.
15) Peters UH : Ein Jahrhundert der deutschen Psychiatrie (1899-1999). Fortschr Neurol Psychiat 67 : 540-557, 1999.
16) Peters UH : Bewußtseinstrübung—Vigilität—Vigilanz. Nervenarzt 47 : 273-275, 1976.
17) Schneider K : Klinische Psychopathologie 6.Auflage. Georg Thieme Verlag, Stuttgart, 1962.
18) Schneider K : Klinische Psychopathologie 14.Auflage. mit einem Kommentar von G. Huber und G. Gross. Georg Thieme Verlag, Stuttgart, 1992.
19) Specht G : Zur Frage der exogenen Schädigungen. Z Neurol Psychiatr 19 : 104-116, 1913.
20) Stammler A : Nosologie der Funktionspsychosen. in : Das ärztliche Gespräch 29, Somatische Psychosen Tropon, pp 37-51, 1980.
21) Wieck HH : Lehrbuch der Psychiatrie 1967. F.K. Schttauer-Verlag, Stuttgart, 1967.
22) Wieck HH : Lehrbuch der Psychiatrie 2. Auflage. F.K. Schattauer Verlag Stuttgart, 1977.
23) Wieck HH : Merkmale der Funktionspsychose : in Das ärztliche Gespräch 29, Somatische Psychosen Tropon, pp 12-20, 1980.

第7章

メスメリスムス[*1]
Franz Anton Mesmer をいかに評価するか，その多様，多岐にわたる影響

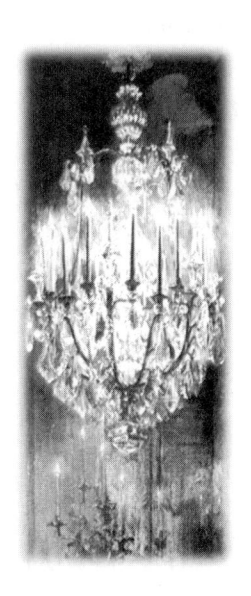

★1　Mesmer の原著，1）Mesmer FA：De planetarum influxu. Vindobonae, 1766，2）Mesmer FA：Allgemeine Erläuterungen über den Magnetismus und den Somnambulismus. Halle Berlin，1812 は両者とも入手できず，メスメリスムスの原典による，F.A.Mesmer の（治療）思想を直（じか）に手に取ることはできなかった。したがって彼の論説などの理解は章末 1〜15）の文献（270頁）に頼ったことをお断りする。

はじめに

＊Mesmerといえば，1774年頃，けいれん発作(Gichter)に苦しんでいた29歳のオーストリアの女性を磁気鉄を使って発作から解放したことから，まず神経に影響を与えるのは電磁石それ自体ではなく，電磁石について一般的に言える原理である(Elektro-und Magnettherapieからのヒント)磁気力という仮説を得，この治療原理に，生命磁気Lebensmagnetismusと同じ意味をもつ動物磁気thierischer(lebendiger) Magnetismusという名前を与え，世に出た。1775年，彼はこの動物磁気学説をヨーロッパの数多くのアカデミーへ送りつけ，南ドイツ中，磁気治療の宣伝旅行をして回った。1776年からは，動物磁気についての誤解を払拭するために，彼は磁石(鉱物磁気)を使用せず，流動体(Fluidum)と称するものを直接，体から体へ伝導した。その際，両手のひらを空中に浮かせ体表面をなでる所作を行う。この所作をMesmerは生命力の伝達Mitteilung des Lebensfeuersと呼び，この力を吹き込むことは諸種の物体や物質においても可能であるという(例えば，磁気を帯びた水：magnetisiertes Wasser)。Mesmerはこの独自の磁気治療によりまたたく間に有名となり，ヨーロッパ中にその名をとどろかせた。しかし，ヴィーンでは当時の主だった医師たちによる激しい批判，妬み，拒否に遭い，ヴィーンを去らなければならず，パリへと旅立って行った。パリ時代(1778-1785)の彼の周りには，貴族階級，ブルジョワジー(特に婦人層)が群がり，ヴィーンを去る前とは裏腹にパリでさらに世界的名声を博することになる。

メスメルの動物磁気論と治療

Mesmerは"施療"に際して，彼特有な風貌に加え，妖しげな服装を

まとい，"治療部屋"も独特な装置とインテリアが備え付けられ（後述），手には小道具を携え，わざとらしい所作，振る舞いで治療を実行した。治療室の雰囲気，治療状況からは極めて神秘的，魔術的，妖しげな情景が醸し出されたようである。彼を批判する人たちは，非科学的，邪道だ，迷信家だ，果ては Mesmer はいかさま師，インチキ医者(Scharlatan)などと公言した。反面，Mesmer という人物も本性からすれば，したたかな一面もあったようで負けてはいなかった。批判，非難に対して，非礼と激情を伴った攻撃性で対抗した。おまけに，そこには富と名声に対する野心が露呈されていたことも見逃せない。

　Mesmer の唱える動物磁気論は，彼の表現では Allflut(宇宙の流れ)，あるいは Fluidum 流動体(fluide universel：宇宙に遍在する流動体)であるが，それが人間の生体を蘇らせ Kosmische Kraft belebt den Organismus，特に神経系(Nervenfluidum 神経流動体)に作用するような宇宙の力(kosmische Kraft)という自然哲学からの推測(Spekulation)に由来する。

　彼の理論からすれば，疾病とはこの流動体の生体内での流れの不調，鬱滞，あるいは量や配分のアンバランスな状態であり，これは外から流動体(流動するエネルギー)を集めそれを伝達したり，磁気をかけて術者がエネルギーの放出と放電を行うことで，元の健康が取り戻せるという。そのため，彼の治療は潮の干満という自然にのみなぞらえることができると主張した。と同時に彼は Isac Newton を引き合いに出して1つの物理的説明モデルを考え，彼の博士論文「De planetarum influxu 惑星の流れについて」(über den Einfluß der Gestirne auf den menschlichen Körper(星座が人体に及ぼす影響)について，1766)の中で物理的重力に対して動物重力(gravitas animalis)を想定し，それがあらゆる場所に浸透し…神経の液体(Nervenflüßigkeit)をとらえるとした…。この説に従い，動物磁気によって彼が得た経験と成果から，このテーゼが証明されたと見た。

　メスメリスムスは科学として要請されただけではなく，その中にはあの時代 Mesmer 信奉者が一役を演じたフランス啓蒙思想とフランス革

命におけるユートピア社会への夢(sozial-utopische Vorstellungen)が暗示されている。Mesmer 自身は調和のある協会 Harmonische Gesellschaft を作り，民主主義による国家憲法 demokratische Staatsverfassung をも起草している。

　以上，メスメリスムスについて概説したが，これだけでは Mesmer の人物像はつかめない。実に曖昧模糊として，矛盾に満ちている。18世紀末には，"Mesmer は魔術的夢想家，詐欺師大軍団の手先(Apostel)である，数限りない無知蒙昧な結社，団体の長である，ある時は宗教の仮面を被り，ある時は医学と自然科学の名の下に，ごく最近まで跳梁跋扈していた現代イカサマの創設者である……彼の登場の影響は…，国を越え，海を越えて絶えることなく浸透していって，すべて征服し尽くしてしまう破壊的疫病に等しい……"と厳しい，今から考えれば滑稽ともいえる批判に曝されたが，19世紀末になると，Mesmer はこのネガティブなイメージを乗り切り，"魔訶不思議な奇蹟の治療者"と評価されるに至った。
　一体，Mesmer は何者だったのか？　力動精神医学の開祖であり，近代精神療法の先駆者であったのだろうか？

　以下に，200年以上前のヴィーンの医師 Mesmer の人物，その思想，意義を振り返ってみるのも有意義ではないか。というのも，精神医学関係者の大方は，メスメリスムスについてすでに知っているように見えて，実はその理解は辞書的範囲を出ない人も少なくないと思われるからである。
　Mesmer が世に出て以来，彼の思想に興味を持ったり，信奉したり，学問的に追究したりした人たち(特に学者)はかなりの数に上るが，主題の論述の拡散を避けるために，系譜の分枝を放棄し，ほぼ直線的に論を進めていく。

Franz Anton Mesmer(1734-1815)の生涯

　彼は1734年5月23日，ライン河畔のシュタインの近郊イツナングに生まれた。父親がコンスタンツの大公教区の山林管理局で働いていたため，Mesmerに好意を抱いていた2,3の伝記作家は，彼が早い時期から積極的に自然に接しており，生まれながらの発見者であると述べている。Mesmerはコンスタンツのイエズス会神学校を卒業後，両親の希望で，アリストテレス学派の哲学と神学を学んだ。1759年，ヴィーンで医学に身を転じ，同66年，後に彼の治療思想の原典となる"De planetarum influxu 惑星の流入について"という論文で，学位を得る。その理論の本質は，全惑星と身体の相互作用は宇宙の中，また特に生命体の中でも生起している(Gravitas animalis 動物性重力-効果-)ということである。

　医学過程を終了すると，数年のうちに打ち立てた自然と全世界の基本概念としての彼独自の体系を，全幅の自信で包んでヴィーン市内で医院を開業する。1768年，彼は貴族階級の未亡人Marie Anna von Poschと結婚，裕福なブルジョアとなり富みと名誉を得た。その後，彼らの居宅兼診療所はヴィーン社交界の重要な出会いの場所となり，またMozart家とも親しく付き合うようになる。

　この時期に，Mesmerとヴィーンの宮廷天文学者Peter Maximilian Hell(ヘル，1720-1792)との間に，身体疾患と精神疾患(seelische Krankheit)の治療に鉱物磁気Mineralmagnetを適用することで優先権争いが起こるが，1775年にMesmerは，実際治療的に作用するのは鉱物磁気ではなくて，磁気療法師Magnetiseurが伝える磁気流動体 magnetisches Fluidumであるという彼独自の動物磁気理論で方向転換していく(上述)。

　Mesmer医院は流行り，彼はヴィーンで大成功をおさめる。後に詳しく述べるが，この磁気流動体治療が，今日でいう暗示療法と催眠療法の原点である。しかしいずれの世，いずれの国においても，富みと名声を得た者がいればその者に対する批判，ねたみは必然として湧き起こってくる。

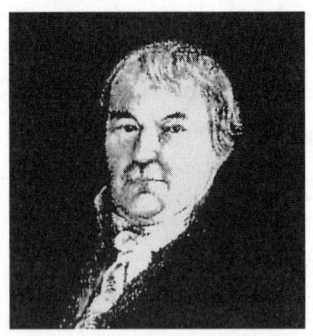

図 7-1　Franz Anton Mesmer(1734-1815)
文献 2 (Die Chronik der Medizin 227 ページ, von H. Schott, Chronik Verlag, 1997, Gütersloh-München) より転載。

Mesmer の場合，その批判は激烈であった。自己欺瞞からいかさま師，インチキ医者，詐欺とまで罵詈雑言を浴びせられ，女帝の保護を受けていた盲目の女性音楽家(Maria Theresia Paradis)の治療に失敗したこともあって，その批判のために彼のような激情家で攻撃的な人物でも，ヴィーンにいられなくなった。

1778年，Mesmer はパリへ逃げ，そこに腰を落ち着ける。再び Mesmer 医院はヴィーン時代にもまして爆発的に流行った。彼の治療法がフランス革命前の社交界の一大イベント，つまりファッションにまでなり，多くの患者が押し寄せてきた。患者は多額の治療費を払う裕福な婦人が多かった。彼の施療法は世界的に広がり，有名となる。

一度に多くの患者を施療する(Gruppentherapie)ために，Mesmer は独特の治療装置を考案した。これが有名なバケ baquet magnétique (Gesundheitszuber oder－kübel 健康桶)である。これは大きな風呂桶のようなもので，ある女性患者の描写によれば，「治療室は"光を抑え薄暗くした密室の中に，6フィートの直径で1.5フィートの高さのオーク材で出来た円形の桶が備えられ一蓋にあけられたいくつかの穴から鉄の棒が突き出ており，その下の端は液体(例えば，magnetisiertes Wasser)に浸っており，上の彎曲した端は尖り，動かせ，それを患者の体に当てがう─この

棒は2番目，3番目の列に届くだけ長く一桶の周りに座った患者は桶から延びている綱によってそれぞれ結ばれており，綱に十分な長さがなければ，患者は互いに指で触れ合い繋がっていた。Mesmer自身がこの人間の鎖に組み入れられてはじめて対象が磁気を帯びるが，術をかける人が陪席していれば，綱は必要なく，術師は患者に触れるだけでよく，さらに指や杖(棒)，あるいは単純にまなざしを患者に向けるだけでよい。これが磁気流の大きな効果であり，桶の磁気流とぶつかる術師の動物磁気流は互いにつながれた患者の身体の中で真の奔流となる。目が回り，首筋は長く伸び上がり，頭部は後方へ傾き，全身が震え，泣き，笑い，咳をし，つばを吐き，叫び，嘆息し，呼吸は促迫し，恍惚状態に陥り，神秘な情熱を感じる。部屋にはバッググラウンドミュージック(BGM)まで流れていた。

　パリでも大成功を納めたMesmerであったが，ここでも特に開業医から彼に対する反発，攻撃が巻き起こり，同時にメスメリスムスは公共の場からは煽動と受け取られた。

　ついにはフランス政府が乗り出し，メスメリスムスの学問的根拠が問題となる。政府は科学委員会に正式な調査を命じた。委員会は著名な化学者A.L.de Lavoisier(ラヴォアジエ)，政治家で科学者のB.Franklin(フランクリン，彼は当時フランス駐在アメリカ大使としてパリに滞在していた)をはじめとした数人の著名な学者で構成されていた。科学性の証明のためにプログラムが組まれ，実験も行われたが，結果は磁気流動体が物理的に存在するといういかなる証拠も発見されなかった。治療効果の可能性は否定できなかったが，それは想像力(imagination)によるものだとされた。それでも，Mesmerは彼の教えを広め，磁気治療者をトレーニングするために，フランス調和協会Société d'Harmonie de France(磁気治療センター)を立ち上げ，会員には裕福な貴族階級を集め，メンバーは自らの患者を無料で治療することを誓いあった。彼らは秘密裏に集う結社のような形にして互いの結束を固めようと計り，治療に関する詳しい年次報告(特に，シュトラースブルク支部協会)まで行ったが，結果はすべて不成功に終わった。

　1785年，ついにMesmerは，苦い思い出を胸にパリを去った。その

後，数年ヨーロッパを放浪し，1791年，ヴィーンへ帰った。その後はスイスやボーデン湖畔の町に滞在したりしたらしいが確かな足跡は不明である。最終的に1803年，生まれた町近くのメーレスブルクに落ち着き，開業し，1815年3月6日，この町で没した。80歳であった。

以上から，彼の生涯を振り返って見ると，彼の独特の形姿，体型，かなりの自信家で，攻撃性を内に秘め，徹底した批判に対しての強い意志などの人間的特質，自説に執着した熱情的主張(sthenische Einstellung)，それに生涯にわたる放浪生活からは，パラノイア的人格構造をもうかがえよう。

なお，Mesmerはその死の直前ドイツロマン派学者によって再評価されることになる。

メスメリスムス

Mesmer唱えるメスメリスムスの基本は，"患者の健康を取り戻すためには磁気鉄による磁気を使わなくても，彼(施療者自身)の身体から発せられる磁気で同じように治療できる事実に気付き，彼はこれを動物磁気と名付けた。どんな人間もある一定量の磁気流動体を付与されており，その流動体の量や配分の異常が不健康な状態であり，流動体のバランスの再構築で，疾病が癒される。そのためには，①患者とコミュニケーションを取り，流動体調節のためのラポール(rapport)を確立し，診断を与え，治療の第1段階である種々のKrise(発作)を誘発，②発作はその頂点から徐々にその強烈さを失い，患者は術師のコントロールのもとに置かれ，それが治癒へと導かれる(therapeutische Krise)。標準化された治療テクニックは2種類あり，対個人では按手によって発作を誘発する。集団で行う場合には，磁気桶を使用して，術をかけ集団発作を起こさせる―"という。

メスメリスムスの発展

　ここでまず，Mesmerの後，その思想がいかに変遷していったかに論を転じる。メスメリスムスに関わった人たちは，特に医学者（精神医学者以外も含めて），自然科学者，哲学者，詩人（z.B. Goethe），思想家と，ネガティブな形の批判者であれ，ポジティブな研究推進者や信奉者であれ，数多い。しかし，以下ではまずメスメリスムスの発展とポジティブに密接に関係してきた重要な3人（4人）の人物のみを取り上げる。

　すなわち① Marquis de Puységur，② James B.Braid，③（Ambroise A. Liébeault →）Hyppolyte M.Bernheim である。

　最後に，結びとしてメスメリスムスについての詳しい解説，他方面への影響，批判的側面に言及する。

1）ピュイセギュール（1751－1825）によるメスメリスムスの発展

　Marquis de Puységur はフランス貴族階級で最も古く，尊敬を集めていた de Puységur 家の3人兄弟の長男で，この家系は，多くの著名な軍人を輩出している。Puységur 自身はフランス歩兵隊の指揮を執ったこと（フランス軍将校で医師ではなかった）もあり，Mesmer に最も傾倒，心酔していた弟子（Mesmerist）の1人である。Mesmer の磁気流動体説は，Puységur が経験を積み，試行錯誤し，メスメリスムスを改訂，発展させていくにつれ，次第にその威力を失い，患者に及ぶ効果は術師自身の直接的影響ではないか，と考えられるようになり，Mesmer 考案の Kübel，発作室，その他諸々の小道具は歴史上のがらくたと評されるようになる。こうして熱烈な Mesmer 信奉者，Puységur は少しずつ師匠から離れ，独立し始める。彼が1785年シュトラースブルクで行った講演の以下の部分が，彼の主張を代表している。

　"私は，自分の中に，ある力が存在していると思っています。この力を働かせる私の意志はこの信念に由来しています。動物磁気の学説はすべて

2つの言葉に尽きます，すなわち，信念と意志(Glauben und Willen)です。私は，わが同胞たちの生命原理を活性化させる力を持っていると思っています，私はこの力を利用するつもりです。これが私の知っているすべてであり，これが私の手段のすべてです。どうか皆さん信じなさい，意志を働かせなさい，そうすれば皆さんは私と全く同じほどのことをなすことができましょう…"。

これが，彼の言う，人工夢遊状態へ導く原理であり，それを基にPuységurは，発作状態とは全く異なった別の磁気状態をつくり出した。特有の睡眠に似た状態(künstlicher Somnabulismus－人工夢遊状態)で，患者は正常な覚醒状態よりさらに覚醒しており，過剰な意識状態と言えた。この状態にあると，身体と心，内面と外面 Innen und Aussen，夢の生活と覚醒時の生活，自我と他者 das Ich und der Andere，現世と彼岸 Diesseits und Jenseits が分離して感じられ，同時に内面的に互いに交錯している。そして覚醒時にはできないことがやり遂げられ，予言し，内面の問題を語り出すことができた(動物磁気治療から磁気睡眠を経て，後の催眠術の誕生である。原始型から学問的理論付けへ一歩踏み出す)。

Puységurの理論を理解するためには，彼が最初に扱った患者 Victor Race を取り上げなければならない。以下にその治療歴を略述する。

●Victor Race(1761-1818)の治療

Race家とPuységur家とは，小作人と貴族との関係にあり，Race家は先祖代々ブザンシーの村のPuységur家に奉仕することで，貴族の土地に数百年間住み着いていた。こうして両家の間には強固な主従関係(公爵と臣下)が築かれていった。

23歳の若い男性 Victor は軽い呼吸器病に罹患していた。彼は容易に Puységur の術にかかり，今まで普通にみられていたけいれんやまとまりのない無目的な大仰な運動が発来する代わりに，患者は眠りに陥った。ただその状態は彼が通常覚醒している状態よりさらに覚醒しているように見えた。彼は Puységur の考えを予言し，彼のいつもの覚醒状態よりはるかに高い知的レベルと覚醒度を見せた。この磁気睡眠中，Victorは彼の姉

との間の多くのトラブルや，主人 Puységur に対する葛藤状況を自由に口にすることができた。この特殊な眠りから醒めると，眠っていた間のことは何も憶えていなかった。その後のクールでも同じ現象が繰り返しみられた。Puységur は他の患者にも磁気誘導をかけ同じ結果(磁気睡眠)を得た。この奇妙な醒めた眠りにおいては，患者たちは自ら疾患を診断し，治療したり，あるいは患者同士で疎通できる状態にあると互いに診断，処方しあった。Puységur は当初，完全発作と呼び，これは発作の1形式であり，自発性の夢遊状態(spontaner Somnambulismus)と同類と考え，自発性を人工 künstlich という形容詞に置き換えた。これが後に，Braid により催眠術 Hypnotismus と命名されることになる。Puységur が自らの経験によって Victor から学んだのは，磁気誘導(催眠術)による作用物質は物理的流動体 magnetisches Fluidum ではなくて，人間の意志による働きであるということであった。Puységur はこうして原初のメスメリスムスから脱皮(一歩前進)できたが，その頃から Mesmer 運動の分裂が起こる，つまり磁気流動体信奉者と物活論(精霊崇拝論者)信奉者である。

　しかし，メスメリスムスは，Braid の生理学的催眠術 neuro-physiologischer Hypnotismus を経て，Bernheim の心理学的催眠術 psychologischer Hypnotismus へと進化の道を歩んだ。それがやがて Charcot, Janet, Freud などへの影響につながってくる。

　Puységur は当初からブザンシーにおいて，楡(にれ)の木の周りに人を集めグループ治療も行った。彼の荘重な居城からそれほど離れていない村の公共の場所は，格好の治療環境を提供してくれた。堂々とした古い楡の木があり，その足下の泉からは絶えずきれいな水が湧き出ており，Puységur は治療効果を上げるため木にも磁気をかけた。木の周囲にはいくつかの石のベンチが輪を作っていた。ベンチに座った患者は木の枝から下げられたロープを自分の身体の悪い部分に巻き付け，そして彼らは互いに親指をくっつけあい，1つの鎖を作った。患者たちが流動体の流れを感じ取った後，暫くして術師は鎖を解くよう指示し，何人かの患者を選び，彼らに鉄の棒で触れることにより完全な発作状態に導く。あとは Victor の場合と同じような経過をたどる。患者は自らに，あるいは患者同士が互

いに治療的に影響を及ぼし合えた。この磁気睡眠から目覚めるには，彼らは木に接吻をするよう指示された。

Puységurの記念碑的第1号患者Victorは，1818年，58歳のとき，彼が34年前に磁気睡眠を受けたこの地で亡くなる。

● Puységurによるメスメリスムスのまとめ

Puységurによって発展を見た催眠術の原型である磁気睡眠あるいは人工夢遊状態を論じる場合，大事なのは彼が活躍した時代(18世紀後半)のフランスの社会背景を考慮に入れなければならないことである。まず，200年以上前にタイムスリップしてみて，あの時代の人々は当時いかに生活し，いかにものを考え，どんな感情を持っていたか，つまり困難なことではあるが，その時代に身を置き彼らと同じ気持ちになる(心理学的)必要がある。現代の我々が享受しているテレビ，ラジオ，飛行機，電話，コンピュータなどによるハイテク社会のイメージを払拭しなければならない。また，生物学的にも，当時の彼らは短軀であり，短命であった。したがって現代人にとってはばかげていると思われる迷信，偏見などが支配的であった。科学は彼らにとって曖昧な概念であり，例えば，Lavoigierのような少数の偉大な化学者をはじめ，多くの科学者は孤立した存在であり，物理学は娯楽かイカサマ治療の舞台ショーとして民衆との接点があっただけだった。

他方，貴族やブルジョア階級は物理の部屋(cabinet de physique)を持ち，趣味として物理現象を楽しんだ。当時の社会は基本的には貴族と非貴族に二分されていたが，階級はさらにいくつにも下位分割されていた。貴族は種々の特権を有するだけでなく，王侯への忠誠と国土防衛は彼らの義務であった。特に宮廷と密接に接していた宮廷貴族は豪華な生活水準の維持を余儀なくされ，金銭が湯水のごとく費消された。それにねたみと敵愾心とで激しく対抗していたのが，日の昇る勢いで増長していくブルジョア階級であった。互いの反目を緩和する手段として，多くの貴族は慈善活動に踵(きびす)を転じた結果，彼らは小作人からの敬愛を享受するようになる。やがて，同じ敷地内で緊密な関係を保ちつつ長きにわたって生活する

貴族と小作人の関係がますます密になっていき，両者の関係は独裁と服従，一方，敬愛と家族的という，アンビヴァレントとも言える感情を宿した奇妙な共生一体関係にまで成長していく。他方，ブルジョアジーにおいては，下僕の利用，搾取などの非人間的関係が主であった。こうした社会背景を念頭に置いて，当時のメスメリスムス，磁気睡眠の施療の実体を考えてみる。

● 磁気睡眠治療成立の背景

まず Mesmer は，Franklin の発見にヒントを得て，物理学者たちがライデンビンに電気を集めていた事実に自らの動物磁気理論を重ね合わせて磁気桶を使う治療を思いついた。そこで，当然ラポール，流動体の伝達，被治療者の連鎖反応などの概念が生まれた。患者たちがこの流動体から生理学的効果を感じ取ったのは，今から考えれば偽薬効果 placebo であろう。当時はほとんどの科学者でさえ電気の物理的効果を判定するのは困難であり，著名な物理学者でさえ動物磁気説の虜になったほどである。

次に，Mesmer のバケツの周りに集まった上流階級の人たちは，なぜ発作という形で磁気流動体の効果を現したのか。18世紀後半に，2つの流行り神経症(vapeurs)があった。1つは高貴な男性たちの抑うつ，むら気，不機嫌などを主症状とする病(心気症)であり，他方，高貴な婦人たちには，気絶し，あらゆる種類の神経発作を来した神経病があった。これらの神経病は当時流行りの内科医によって水治療や電気治療が行われていたが，彼らはそこに現れた Mesmer を見逃すはずがなかった。彼は磁気によって婦人たちの昔の神経発作を再来させた。これはまた，フランスでファッションとなっていた一種の外国好き(舶来かぶれ)Xenophilie でもあった。

Mesmer は，こうしていわばカタルシスによる治療の成功に自信を得て，彼を非難した委員会に噛みついたりもした。1784年，Mesmer と Puységur との間に決定的な対立が起こった。

Puységur が，彼の小作人 Victor に術をかけたとき，Mesmer の場合とは違った反応，つまり Victor は磁気睡眠に陥った。なぜか？　これを

解く鍵は，上述したように数百年にもわたる Puységur 家と Race 家との関係，すなわち両人の密な主従関係，共生関係である。上流階級婦人が見せた神経病の再来(発作)は小作人の間に入り込む余地はない。磁気睡眠(後の催眠術)は1人の人間の他人への依存関係の表れであり，ある人の意志を他の人の意志にある種委ねることである。一方は力と威光を付与され，他方は服従を強いられたような，個人の間に巨大な心理学的・社会学的距離がある場合に術がかかり得る。磁気はいつも下に向かって作用するものであり，逆は考えられない。

ブザンシーで Puységur が集団治療したとき，バケツを使用せず磁気をかけた木の周りで行ったことについては，当時のフランスにおける信仰や民間伝承を考慮に入れなければならない。フランスの民間伝承 le folklore de France(Paul Sébillot)によれば，森や木々はもっとも尊敬された神聖を帯びた人格であり，木々崇拝やその木をめぐって種々の祭儀，礼讃が行われた。特にフランス革命までは，多くの木は正義の象徴であり，ある別の木には疾病予防効果や治療効果があると信じられていた。楡の木が多く使われていたようである。この木々崇拝を根絶するのに宣教師や司教たちは苦労したが，一方，農業目的で木々を根絶せざるを得なかった面もある。

その後，貴族と小作人間の磁気治療形式は19世紀のうちに後退していき，代わって，催眠指令，あるいは直接暗示，つまりブルジョア階級と下僕との関係へと移っていく。

磁気睡眠に現れる人格はなぜ覚醒時の人格より立派なのか。例えば，憑依状態にある人(精霊 spirit が憑いている)の語りは自分自身より輝かしい人格として現れている。術にかかった少女あるいは下僕は，通常よりは正確に語ることがしばしばあるように，Victor も主人のようになりたい，あるいは自らを主人と重ねてみたい(identification)という願望があったのだろう。

やがて，フランス革命後，君主政治は崩壊，恐怖政治(Terror)が支配し，かっての貴族の多くはギロチン台の露と消え，新しい政府を承認した Puységur も2年間刑務所で過ごしたが，その後，彼は自らの城を得，ソ

ワソンの市長となり，文学を著し，磁気論の研究を始めた。Mesmerを知らない世代が誕生し，Puységurは新しい世代の科学に新しい方向を示した尊敬すべき開祖とみられた。そしてPuységurからBraidの時代へと移っていく。

2) ブレイド(1795-1860)によるメスメリスムスの発展

　James B. Braidはスコットランドに生まれた眼球筋肉の手術を専門とする外科医であり，マンチェスターで開業する。彼はMesmeristたちの施療実演を見聞し，研究，考察の末，1841年，眼球固定によって催眠に導く催眠術を発見した(いわゆる催眠術の誕生である。Braidismus)。彼は催眠術の概念を医学に導入し，現象内容を正確に定義した。これによって新しい自然科学としての医学と調和し得る精神療法の構想が出現する。"精神が身体を支配する力は催眠状態で治療的に影響を与えるはずである(1846)"と，Braidは確信し，自らを自己催眠状態に置くことで実験した。これは後の自律訓練(autogenes Training)の先駆とみられる。これが1880年代になって，神経学者J. M. Charcotを長とするパリ学派(Salpétrière)によってヒステリー(現：解離性人格障害)問題と結びつけられることで一種のモード現象となった。

　1843年，彼はすでに動物磁気説との関係で考えついた"neurohypnology，つまりthe rationale of nervous sleep 神経性睡眠の理論的根拠"という書を著している。この中で，彼は催眠術の基本を説き，彼の考えはBraidismusとして次第にヨーロッパ，アメリカへと広がっていった。彼の業績の1つは，催眠術をメスメリスムスから区別し，Mesmerの神秘主義から脱却し，催眠術は学問として考えられることを証明したところにある。

　ここで，Braidが1841年，催眠術を発見した時の様子を，彼の信奉者であったドイツ人の生理学者Wilhelm Preyer(プライアー)が紹介しているので，その要点を抜き出してみる。

　"メスメリスムスはまやかし，人目を憚る妖しげな―夢想を刺激する―模倣である…"という意見を持っていたBraidは1回目の磁気会議でこ

の先入見を確認した。しかし，2回目の会議での印象は，(催眠術にかかった)供覧の患者が自らの目を開けたままにしておくことができなかったことに興味を引かれた。彼は，"硬直した注意，注視が目に関係する神経とその付属器を麻痺させ，その結果，神経系の平衡が障害される"という理論を導き出し，数日後2,3の友人を前にして実験を行った。それは，ある若い男性を座らせ，内眼直筋と眼瞼挙上筋の相当な働きを要請する程度の位置と，近さに置かれた1本のぶどう酒びんの口を凝視し続けるよう指示する。3分後，眼瞼は沈下し，涙が頬部を伝って流れ，頭部は傾き，顔面はやや歪み，ため息をつき，すぐに深い眠りに陥った。その際，呼吸は緩徐であり，深く，喘鳴音が聞かれ，右腕と手は軽いけいれん様の動きを示した。そのため実験は中止された。このことがきっかけとなり，Braidは催眠導入のための眼球固定法を考え出した。

そのマニュアルは簡単である。"まず，1個の光沢ある物体(Braidは手術用具を使用)を左手の親指，人さし指，中指とで挟んで保持，それを(被検者の)眼球から25〜45 cm離して，額の上方で支える。物体を厳密に固定するには眼球筋と眼瞼の最大限の努力を必要とする。さらに被検者には眼球をしっかりと物体に向けておくよう指示，考えもその目的に集中しなければならないと要請する。ここで最初に観察されたことは，眼球の均等な緊張の結果，瞳孔は縮小し，やがて散大し始める。瞳孔がかなり広がり，振動運動が起こったところで，右手をやや開大し，伸展した人さし指と中指を物体の方向から，眼球に近付けると，眼瞼は振戦運動をしながら自然に閉じ始める"。

以後，Braidは多くの実験や催眠治療を行い，催眠状態は，"心の目と見つめる目(凝視する目)を，それ自体興奮する類いのものではないような物体に終始固定しておくことで，引き起こされる"という結論に達した。この状態を，Braidは，覚醒した状態や正常な状態とも異なる"nervous sleep(神経睡眠－hypnotisme 催眠)"と呼んだ。神経睡眠状態では，心活動，全身循環，分泌，排泄などの活動に影響を与えることができ，この状態で全く治療不可能な多種の疾患の治療を行うことができる。また，外科手術の痛みの緩和にも応用できるだけではなく，催眠中身体のどこに触れ

るかで一定の精神的・身体的変化を引き起こせる(Zitat aus Langen 1976 in Schott)。例えば，頭部の決まった点を押さえることにより得られる変化を，Braid は Phreno‐Hypnotismus 骨相催眠術と呼んだ。Braid はこうして，メスメリスムスの主張する，客観的外的影響，つまり交互作用という個人間の関係を否定し，主観的，あるいは内的影響，すなわち(個人の)精神と身体の交互作用を想定した。これが Braid の催眠術に対する学問的基礎としての精神生理学プログラムである。

　患者の主体性を彼らの精神生理学的効果の中に認め，自己影響力を証明した。こうすることで，催眠術師の意味が相対化され，Braid はもはや Mesmer のような権力(魔力)ある治療者ではなく，操作を行う技術者(operator)となった。誰でも，マニュアルを正確に守れば，自分で自分を催眠状態に置くことができる。彼自身も，1844年に激しいリウマチの痛みに苦しめられ，2人の介添え人の前で，四肢を伸展させた状態で自己催眠をかけ，9分後介添え人により覚醒された時には，痛みは消失していたと報告している。

3) ベルネーム(1840-1919)による発展

　Hippolyte Marie Bernheim はもともと内科医で，ナンシー大学の教授であった。彼が，内科医から精神療法家に転向したのは Ambroise Auguste Liébeault(リエボー，1823-1904)との出会いがきっかけであった。Liébeault はナンシーからほど遠くない所で開業していた一田舎医者であった。彼は，その頃すでにメスメリアンによって応用されていた(言葉の暗示による)催眠術を利用して患者を治療していた。彼による著書 "Du sommeil et des tats analogues, considres sur tout au point de vue de l'action du moral sur le physique(1866)睡眠と，特に，精神が身体に及ぼす影響という観点から考えた(睡眠との)類似状態について" はよく知られている。Liébeault が基となり，Bernheim が彼から多くの影響を受け，催眠術を次の段階へと発展させていく。Bernheim は暗示理論を打ち立て，言葉によって暗示をかけることで患者を催眠状態へと導いた。これが後に，ナンシー学派 Schule von Nancy(暗示催眠)と呼ばれるようにな

り，近代心理学と精神療法の基礎を築くことになる。

ちなみに，S.Freud(フロイト，1856-1937)が心理学へ転向していったのもBernheimの影響が大きく，彼が精神分析学創設の重要な師であった。後に，Bernheimが著した2冊の単行本(1886，1891)をFreudはドイツ語訳した。そのドイツ語のタイトルは,「Die Suggestion und ihre Heilwirkung暗示とその治癒作用(1888)」と「Neue Studien über Hypnotismus,Suggestion und Psychotherapie催眠術，暗示，精神療法に関する最近の研究(1892)」であった。

Bernheimの理論の核は，催眠術を暗示理論の中に組み込むことである。暗示の利用は疾病治療のための意識的応用であるが，それを催眠術と合体させ，催眠術の中で暗示を精神療法として用いることである(Suggestions−Hypnose)。

暗示療法というのは本来，無知，迷信，詐欺，魔術などの背後に潜んでいたもので，ちょうど無用の岩石の厚い地層に点在する黄金のようなものであって，古代人の僧侶医学の本質であり，呪文，生け贄，祈り，宗教慣習などや，東洋の神事，祭祀，仏事，使徒や成人の塗油式(抹油式)，殉教者の聖なる油，聖遺物，墓地，キリスト教のお守り，さらに魔女払い，などに内在するものであったであろう。しかし，これらの行為，言動は常にイカサマ(Scharlatanerie)と紙一重であることは自然なことである。

Bernheimは，暗示は，"それによってある観念が取り入れられ(求心的現象)，脳によって受容され，それを行為に変える，つまり知覚，イメージ，運動に変えよう(遠心的現象)と努める"ことであると定義している(1891)。日常生活において常時体験することであり，例えば，身体に虫が這っていると暗示を与えられれば，事実皮膚のかゆみが起こる……。身体を癒すために，精神に関与する目的で暗示の力動(作用)を利用する。ただ暗示の妨害となるのが，人間の批判的理性であり，これが，暗示から行為への移行(脳性自動症cerebraler Automatismus)を抑制する。それを防ぐには信頼性の強化が大切であり，そうすれば脳の自動性，すなわち観念を行為に移す能力を上げることができる。Bernheimは被暗示性を高める手段が催眠であるとみた(暗示⇄催眠)。催眠状態に移すのは，睡眠という

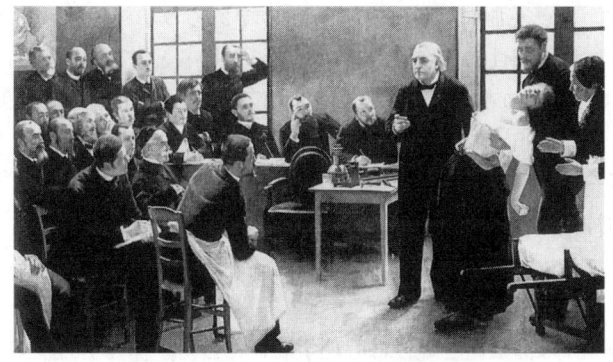

図 7-2　Charcot による催眠術風景
文献 2 (Die Chronik der Medizin, 307 ページ, von H. Schott Chronik Verlag, 1997, Gütersloh-München) より転載。

表象を脳に持ち込むことであり，そのための最良な方法が言葉であり，それで十分であると。こうして Bernheim の催眠術法は，眼球固定により催眠に導いた Braid のやり方とは区別される。

"あなたは，両目を閉じ，優しい説得により眠りに入ります……。今全く心地よい状態にあり…，規則正しく呼吸し，穏やかであり，満足しており……，ちょうど，疲れた子供が寝入るように穏やかです，という暗示を与え……。"と Bernheim は自らの方法を特徴付けている。

Bernheim は自身の技術，効果を証拠付けるような(暗示催眠法による)精神療法の多くの症例報告を行っている。

Bernheim は，一過性の催眠状態は Charcot が行ったような(催眠への)段階導入法のように 1 つの一般的図式にこじつけることはできない，どんな人間も暗示に対する個別性を有し，それぞれ個別の治療を必要とする……(Charcot を長とする Salpétrière 学派に対する一矢)(図7-2)とも述べている。ただ，Bernheim は彼の理論において，無意識の自己暗示の力を疾患の原因の1つと認識していたが，それに対抗する意識的自己暗示を治療法として利用するところまでは考えなかった。それを行ったのは彼の弟子 Emile Coué(クエ, 1857-1926)であり，彼は Autosuggestion に取

り組んだ。自己克服(1912)と呼べるものであろう。その際，意識的暗示は，患者が病態因性の無意識の暗示と闘っていると言える。Bernheimのやり方はBraidのそれと同様，Fremdhypnose第三者による催眠である。もし，この自己暗示(Coué)あるいは暗示が強力であり，患者とはもはやラポールが得られず，第三者の暗示を通して修正されないような場合には，精神療法は無力であり，患者はただ自分自身とのみ通じているにすぎない。これは治癒することのない自己暗示者たちであり，Bernheimは精神病者をそれに含めている。

　Bernheimは催眠術を純粋に心理学的にとらえ，神経学的説明モデルは単なる比喩と理解した。Bernheimによる催眠術の心理学への転換および，理論は，幾度か修正を経つつも，近代精神療法のパラダイムとなり，今日までなお生きていると言えよう。

　こうして外面世界から内的世界への変転，催眠術は内面世界の1つのプログラムであり，内面化(Verinnung)である。宇宙の力が精神力となり，人間の間の相互作用は，個体自身における精神・身体的交互作用に還元され，それによって個々の生体の機能の流れの障害を修正する。医師はもはやカリスマ的存在ではなく，学識があり，資格をもった技術者となり，患者にとっては，治療によってその人物全体が影響を受けるのではなく，その特異的障害が矯正されるのである。生体機能の病的流れを修正するのは，話し言葉による，目的をもって定量化された介入(Eingriff)によってである。

　以上のようなメスメリスムスの転回，変遷，発展は，当然19世紀半ばの学問の状況，時代精神，社会的背景を考慮しないでは理解できない。Bernheimはかつて，錬金術にみられる化学的努力のように，一見，鉱石を含まない分厚い岩石の地層の奥に隠れている黄金のように，催眠術は磁気説の中に埋もれていた，と述べている。その後，FreudはBernheimの影響を受けつつ，やがて催眠術を克服する方向へと歩んでいく（催眠術を使わない，主に自由連想による精神分析学の創設）。

　このようにして，メスメリスムスに源を発した催眠術は進化を重ね，学

問に裏付けられた精神療法へと成長してきた。現在に至っては力動精神医学が頼みとする，その方法論的基盤も多様な切り口(Facette)を持ち，視点をどこに据えるか，あるいはどこから出発するかによって諸派を生み，Mesmerを頂点とした2世紀以上に及ぶ発展により，その裾野が極めて広くなってきた。現今の力動精神医学は多様に分岐していることは周知のことであろう。

精神療法の今後さらなる展開の中で，果たして賢者の石は見つかるのであろうか。

まとめ

1) メスメリスムス成立とその栄枯盛衰

外的生命世界と内的生命世界を結び付ける原理(Fluidum 流動体)はすべてがMesmerに由来するものではなく，すでに古代からあったものである。ただ彼は直観人間であったようで，深い学識をもった"インテリ"ではなかった。彼の蔵書数は8冊を越えることはなかったようである。彼の思い付いたこととその展開には，彼が生きた時代が大いに影響していよう。彼の試みは基本的にはフランス啓蒙思想の所産と見てよい。彼は合理主義的啓蒙家とみられる一方，時期尚早のロマン主義者と言われている。

16世紀(ルネサンス後期)から18世紀後半まで続き，人間の解放を唱え，合理主義に基づき因襲，迷信の打破を目指した革新的思想運動(啓蒙主義＝理性を呼び覚ます)を経て，フランス革命(1789-1799頃まで)へ突入していった時代にMesmerは生きた。彼がメスメリスムスを掲げてデヴューしたヴィーン時代(1768-1778)，ヴィーンにいられなくなりフランスへ逃亡し，そこでメスメリスムスの発祥地よりさらに世界的名声を得ることになったパリ時代(1778-1785)はまさに啓蒙運動の最中にあった。

また啓蒙における理性の構築に対して，18世紀末から文学・芸術領域にロマン主義思想が起こった。この思潮の中核にある標語は感性，心情，直観，旅，英雄，天才，愛などであり，まさに感傷を唱いあげるロマンテ

ィシズムそのものである。そこに(フィヒテ Fichte, ヘーゲル Hegel ら と共に)ドイツ観念論哲学の代表者であるシェリング Schelling がロマン主義的自然哲学を携えて登場し，シェリング学派を形成する。彼ら(の世界観 Welt-Anschauung)は神，宇宙，地球，生命世界，心身を備えた人間を1つの統一的システムから理解しようと努めた。内 drinnen と外 draußen との統一 geheime Bande zwischen Organismus und Natur である。言い換えれば，人間の内面生活と，人間を取り巻く自然との間には神秘的な相互作用(geheime Wechselwirkung)や魔術－感応的振動(sympathetische Schwingungen)があるということである。これが芸術，学問，医学に指針的影響を与えた。

このような時代を背景にして，その只中にあった Mesmer が感化されたのは至極自然であった。もともと彼自身に，自然，宇宙，神秘的なものに憧れる素地が備わっていたとしたら，なおさらであろう。Mesmer が合理的啓蒙主義者，早咲きのロマン主義者と言われるゆえんである。彼が行ったことは理性と感情，形而上学と物理学，体系と細部との中間に位置付けられる。もっとも Mesmer の唱える動物磁気論を, Schelling, Fichte, Hegel, ショーペンハウエル Schopenhauer らの哲学者は批判的にとらえつつ，一方，理論にポジティブに対処したり，それを彼らの哲学的方向に利用したりしたことにも触れておかなければ公平を欠こう。

こうして Mesmer はその(治療)思想の信奉者を得，ヴィーン，パリの両時代を合わせて17年間の繁栄を享受する過程で，Puységur という最も忠実な弟子を得，メスメリスムスは意気盛んであったが，時代の流れに呼応して磁気論の科学性に大いに疑問が持たれるようになり，識者から冷たい視線を浴びつつ，凋落の坂道を下り始めるのは上述した通りである。その後19世紀前半の自然科学の興隆でそれが決定的になった(学問的基盤を失う)。

Mesmer は世間から忘れ去られたが，メスメリスムスはその発見者の亡き後，科学性という衣を着せられ，姿，形を変えて現代まで生き延びていることは周知の通りである。

2) メスメリスムスの医学以外の分野への影響

　Mesmer はこうして宇宙と自然，それと人間(の生体)との間には動物磁気を通じての交流，つまり相互作用システム(System der Wechselwirkungen)が存在し，その相互作用の調節で健康を取り戻すことができる，という基本的考えに基づき，疾病の治療に応用した。しかし，彼の唱えたメスメリスムスは，単に医学の範囲にとどまらず，人間学的問題，社会政治学上の問題へと拡大されていった。

　もともと，彼の主張する流動体(物質)を基にした交互作用という非物質的原理には多分に思弁的関連が認められ，そのシステム形成は彼の中で優格観念にまで増長していき，批判に対しても，もはやこれ以上手の届かないような基本仮説に執着した(パラノイア傾向!?)。彼は道徳論と物理学を区別せず，道徳は目に見えない物理学であると言い，例えば社会生活に関する種々の概念や基本原理を変更不可能なまでに規定する(まるで物理現象の定義のごとく)のが道徳論の目的であると説いている。ここに彼の説が攻撃，批判の的になる大きな盲点があった。

　一方，逆に Mesmer のこのような言説は別の学者たちからはポジティブにとらえられ，自然哲学理論，人間学へ貢献したと受け取られてもいる。磁気論から来る相互作用システム，つまり彼にとっては人間と自然の調和が大事なのであり，また理性よりは本能に優位性を与えてもおり，そこから本能による人間解放を読み取るとすれば，彼は自然主義者による人間学者の部類に入れてよいであろう。それを人間の主体性を重んじ，自己実現を目指した解放構想だと受け取れば，そういうことになろうか。教育論や政治論に話が及ぶと，教育の真の原理は自然から学ばなければならない，また人間，社会，国家は自然全体を……統合する一部分として把握され，この三者が抱える課題である，憲法，政府，教育，刑法立法などは自然を研究することから生まれて来る……政治体制を見ても，国民全体が教育者と生徒，支配する者と支配される者とに分かれているが……これも自然によって決定されていることである……種の保存と繁殖に関しても Mesmer は，(優れた)知的能力を生むような素質が大事であり，そのためには個体を保護し……結婚の数を規定し……幸福な生活を保証し……子

供については，健康で，たくましく応分の年齢と素質を備えた両親から生まれ……生まれた子供は完全で整った身体と……教育を秩序付け……最後には墓場で終わるような1つのシステムを必要とする，と書いている。この思想はやがて長い年月と学者たちの議論を経て，最終的にはドイツ国家社会主義(ナチズム)の民族優性思想へと至る。このようにメスメリスムスの影響は多岐にわたっているが，医学以外への(思想の)波及は筆者の専門外であり，また筆者の力量を凌駕しているので，これ以上立ち入らない。

3) メスメリスムスへの批判的側面

精神医学史上，Mesmerほど，彼の唱える思想とその実践，その社会への影響において，陰陽(いんよう)両局面の評価と経験をした人物は数多くないのではなかろうか。加えて，彼が備えもっていたパラノイア素質を彷彿とさせるsthenische Persönlichkeit(強烈な個性)を考え合わせればそれもうなずけよう。陽(よう)の方は，数多くの医学者，自然科学者，哲学者，詩人にみられるメスメリスムス信奉者を見れば明らかである。

ここで問題となるのは陰(いん)の部分であるが，これまでの長い論述の随所で，彼に対する非難，批判を披瀝してきた。それだけで，彼へ向けられていた鉾先は十分見て取れたと思う。Mesmerはいかさま師，詐欺師，無知蒙昧なる扇動者，夢想家という俗っぽい攻撃から始まって，メスメリスムス概念の変遷，思想の科学的根拠づけのための数々の考察，実験，研究，力動精神医学の中の現代精神療法としての確立を踏まえても，通底として残っている，"彼はペテン師ではなかったのか"といううさん臭さを伴う素朴な感情が，何となくあとに残る人たち(精神医学界をはじめ多くの分野で)もいることも否定できないであろう。

観念論哲学者のJohann Gottlieb Fichte(1762-1814)はMesmerに対して方法論批判を行っていながら，一方，彼はベルリンでMesmerの弟子のひとりのK.Ch. Wolfart(ヴォルファールト，1778-1832)の治療を一時受けたこともある。また上述したSchellingのほかにHegelらはMesmerを批判しつつ，メスメリスムスを自らの思弁哲学へ誘導，拡大し，利用した。

最後に，文献から理解した範囲ではあるが，ドイツ観念論哲学の嚆矢，Immanuel Kant(カント，1724-1804)によるメスメリスムス批判に触れておこう。それ以上の詳しい(哲学的)理解は力量と勉強不足から筆者には重荷である。

Kantは彼の理性批判，特に方法論批判の試みの中で，メスメリスムスに対してむしろ懐疑的であり，また道徳的疑義を述べている。

"Wider diesen Unfug ist nun nichts weiter zu tun,als den animalischen Magnetiseur magnetisieren und desorganisieren zu lassen,solange es ihm und anderen Leichtgläubigen gefällt；der Polizei aber es zu empfehlen,däß der Moralität hierbei nicht zu nahe getreten werde, übrigens aber für sich den einzigen Weg der Naturforschung durch Experiment und Beobachtung, die die Eigenschfaten des Objekts äußeren Sinnen kenntlich werden lassen,ferner zu befolgen………"

"この不正(行為)に対抗するには，彼(Mesmer)や，その他の簡単にものを信じやすい人達が気に入っている以上，(彼ら)磁気催眠術師に催眠術を掛け，(組織)解体させる以外に方法はない；しかし，そうする場合，道徳を傷つけないで，しかしこれからは外的感覚(äusseren Sinnen)に対象の特性を分からせるような実験や観察による自然研究というただ唯一の道(方法)に独力で従って行くよう，警察に勧める(動いてもらう)ことであろう…………"。

否否(いやいや)，確かにKantが口にした疑義は然るべきものであり，納得のゆくものがあるとしても，何はともあれ，これまで述べてきたように，Mesmerははじめそれが何であるのか実体には気付かなかったとはいえ，彼が発想したもの(メスメリスムス)が多くの関連分野の人々や世界の感情を揺さぶり，共感を呼び，刺激を与えたのは紛れもない事実であり，発想のその後の展開は論述した通りである。

やはり，Mesmerは力動精神医学の始祖であり，精神療法の先駆者であると言ってよいのではなかろうか。

● 文　献

1) Deutschland : Immanuel Kant 啓蒙思想家 No.2, pp 18-21, Societäts-Verlag Frankfurt am Main 編集協力 ドイツ連邦外務省(Berlin), 2004.
2) Die Chronik der Medizin S. 225-228,257-257,270-270,307-307,326-326, 343-343,379-379, herausgegeben von H.Schott Chronik Verlag, Gütersloh/München, 1997.
3) Engelhardt von Dietrich : Zwischen Naturphilosophie und Experiment 249-250 in Die Chronik der Medizin herausgegeben von H. Schott, Chronik Verlag, 1997.
4) Ellenberger HF : Mesmer und Puységur : From magnetism to hypnotism. Psychoanal Rev 52 : 137-153, 1965.
5) Grosch H : FA Mesmer und die Problematik einer naturwischenschaftlichen Anthoropologie In Schott,H.(Hrsg)FA Mesmer und die Geschichte des Mesmerismus, Steiner Stuttgart, pp 228-232, 1985.
6) Hoff P : Der Einfluss des Mesmerismus auf die Entwicklung der Suggestionstheorie in Deutschland Med Diss, Mainz, 1980.
7) Hoff P : "Mesmerismus"-ein Vorläufer der Psychotherapie. Nervenarzt 60 : 732-739, 1989.
8) Kiefer KH : Goethe und der Magnetismus Philosophia Naturalis 20 : 264-311, 1983.
9) Langen D : Die Entwicklung zur modernen Hypnotherapie. Dtsch Med Wochenschr 89 : 1592-1595, 1964.
10) Langen D : Die Entwicklung zur modernen Psychotherapie. Dtsch med Wschr 92 : 1293-1298, 1967.
11) Schott H : Mesmer, Braid und Bernheim. Zur Entstehungsgeschichte des Hypnotismus Gensnerus 41 : 33-48, 1984.
12) Schott H(Hrsg) : F.A. Mesmer und die Geschichte des Mesmerismus Beiträge zum internationalen wissenschaftlichen Symposium 1984 in Meersburg Steiner, Stuttgart, 1985.
13) 哲学・思想辞典．岩波書店, 1998.
14) Bilderquelle S. 226, 307 je in Die Chronik der Medizin Chronik Verlag, Gütersloh/München, 1997.
15) Porträts von Mesmer, Braid, Liébeault und Bernheim je auf S. 227

und 326 von die Chronik der Medzin Chronik Verlag, Gütersloh/ München, 1997 und I.Kant von Deutschland No.2 2004 Societäts-Verlag Frankfurt am Main.

第8章
アスペルガー症候群

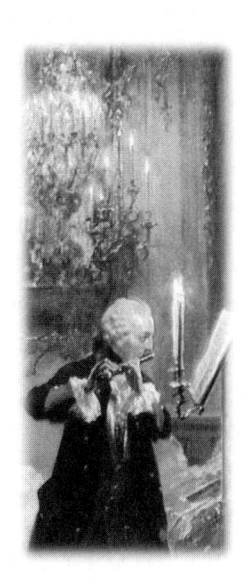

はじめに

　最後に，H. Asperger(症候群)を取り上げる．自閉病態を論じる場合，ほぼ同時期に互いに関係なく，それぞれ質を異にした臨床形態ではあるが，"自閉症"という共通項のもとに登場してきた2人の人物を想起しなければならない．まず念頭に浮かぶのは Leo Kanner(Kanner はドイツ人であり，24歳の時にアメリカに移住)の early infantile autism(以下，KA)であろう．彼のこの疾病概念は，すでに50年代から国際疾病分類(ICD)やアメリカの操作診断(DSM)に収められ，世界の注目を浴び，確かな地位を築く．

　アスペルガー症候群(以下，AS)は当初受け入れられることもなく，ほとんど忘れられていた．その理由として考えられるのは，Asperger は第二次世界大戦中の1938年，ドイツ帝国に併合されたオーストリアの首都ヴィーンからドイツ語で発信していたからであると．つまり，ヒトラー政権誕生頃から，敗戦後の長期間，ドイツ語による著作物は政治的理由などから読まれることが極めて少なかったであろう．したがって，特に英語圏のドイツ語学力の低下が大きく影響している，と訳者は推量している．それゆえ，戦後，学術論文が早いスピードで英語に傾斜していったこともあり，AS は35年間にわたってほとんど省みられず，臨床単位として認められることもなかった．Asperger は1944年までに200例もの症例を集めていたにもかかわらずである(ちなみに，1960年代後半の時点では400例もの AS を診ていた)．その後，この2つの疾患概念について種々の論議が交わされ，一時期類似点の多い AS と KA は，後者の中に解消されたこともあった．しかし遺伝，病態像，経過，転帰などを考えると，両者を1つの症候群にまとめるのは無理があることがわかり，現在では2つの病態は別々の臨床単位とするのが一般的である．

　AS が日の目を見るのは1981年，ロンドンの L. Wing の紹介によってである．それをきっかけとして，その後の10年間に AS に関する研究が

はじめに

数多く世に出され，ICDには1991年に，DSMには1994年に独立カテゴリーとして収載された。しかし，ICDとは違ってDSMでは，決まった認識，あるいは同定番号をもたず 臨床像，経過，予後，原因に関しても全く異なった3つの病態を高度の発達障害という名の下に1つの鍋に投げ入れてあるだけである。修正されるべきである(Remschmidtら)。Aspergerファンには多いに不満が残るところであろう。

むろん，ASが最終的に確固たる市民権を得るにはいくつかの学問的問題が残されているのも事実である。Aspergerの原著は60ページもの大作であり，その中で，彼は4症例について，詳細に観察，記述している。本書では症例は4症例だが，そのうち，第1例はそのプロフィールのみを簡単に記述しておく。記載も紙面の都合で，抄訳，要約とし，必要なところは簡単な訳者のコメントを挟む★1。

周知の通り，我が国でも犯罪の，特に重犯罪の低年齢化が指摘されて久しい。虐め，暴力，殺人と，青少年による犯罪が右肩上がりに増加している昨今である。2000年に愛知県で17歳の少年が不可解な動機(人を殺す経験がしたかった?!)で殺人を犯し，鑑定の結果AS症候群と診断されたという。訳者には，不勉強と経験不足のためASがどの程度重大犯罪と関わっているのかわからないが，乏しい訳者の文献研究からは，ASとこのような犯罪との関わりは皆無とは言えないまでも，稀であると言われている。訳者はAspergerを読み始める前に，極めて不純な動機から症候群と犯罪との間に生臭い関係を予想していたが，期待はみごとに裏切られ，著作の全編を通して，児童に対するAspergerの愛情と擁護を感じたにすぎ

★1 本論文を完訳し，症例を中心に訳者が講師を勤めている医科大学で紹介した後，「精神科治療学」掲載用に準備をしている段階で，訳者の同僚である(前京都大学医療技術短期大学教授，京都府立洛南病院院長を経て)現光華女子大教授松本雅彦先生の懇切なる指摘ですでに，元松沢病院院長詫摩武俊先生による全訳が「児童精神医学とその近接領域 34(2),(3),1993」に掲載されていることを知り，さっそくそれを取り寄せた。自らの訳に迷いを生じさせないために熟読はせず，最初の2,3ページのみ拾い読みしたが，優れた訳であることには違いない。以上を承知した上で，訳者の解説，コメントを入れて，あえて4症例の訳者自身による抄訳を紹介する。

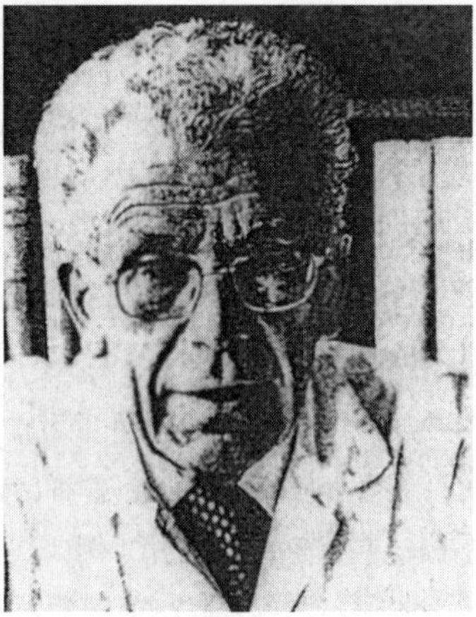

図 8-1 Hans Asperger

なかった。つまり，Asperger はその原著の中では少年の犯罪傾向(の有無)には一切触れていない。

Hans Asperger(1906-1980)の生涯

1906年2月18日ハウスブロンに生まれる。大半をヴィーンで育ち，優れた師匠のもとで教育を受けた(Pötzl, Chvostek, 1929年まで Pirquet, その後 Hamburger に師事する)。1931年国家試験を終え，直ちにヴィーン大学助手として入局，1932年，最初の小児精神医学の研究ならびに治療施設を創設した E. Lazar の後継者に指名された。1944年，教授資格獲得。1957年，インスブルック大学小児科部長，1962年，ヴィーン大学小児科の部長として呼び戻される。

彼は根っからの小児科医であったようで全人的な態度で子供に接していた。特に医療面のみならず，問題を抱えた児童の療育に力を注いでいた。知的に問題のある者たちのために努力を惜しまなかった。彼の最後の研究テーマとなった"vom richtigen Mass(何が正しい基準と言えるのか)"と

いう命題は，終生彼の精神的支柱を成していたようである。このことから，精神病質人格について類型学を確立した有名な K. Schneider を激しく非難したことがあった。類型論を嫌い，即物的，かつ精確に，辛抱強く対象を徹底観察し，熟考する学者であった。

　Asperger は訓練を積んだ登山家であり，また詩歌芸術を愛した。無名の詩人を掘り起こしたりもした。洒脱，気取りのない人柄であり，民謡，戯れ歌を口ずさみながら自動車を運転し，よく傍らの妻から優しく注意を受けたりもしたという。

　彼は終生，"人間のあらゆる欠陥，障害の罪を償うあの純粋な人間性 (Goethe)" を追い求めていた。

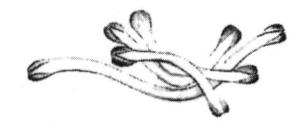

[抄訳]
Asperger の原典

Asperger H : Die "Autistischen Psychopathen" im Kindesalter.
Archiv Psychiat Nervenkrankheiten 117 : 76-136, 1944 より

＊ Asperger のプロフィールは Prof. Dr. J. Lutz 著 "Hans Asperger und Leo Kanner zum Gedenken (Acta Paedopsychiat 47：179-183, 1981)" をまとめたものであり，一部訳者が加筆した。Asperger の原著のタイトルは Die "Autistischen Psychopathen" im Kindesalter (児童期の自閉精神病質者) [著者所属：ヴィーン大学小児科治療教育部門部長 (主任教授　F. Hamburger)] であり，以下の症例紹介，考察，解説の源である。なお今回 Asperger の紹介に当たり，主題をめぐる文献と追悼文の原著を，訳者の長年の知己であるベルリンフンボルト大学主任教授，K. J. Neumärker 博士よりいただいた。紙上を借りて感謝する。

第1例：フリッツ V. 6歳, 男子

＊このケースは AS に帰属する6歳の男子例であるが，家族にはインテリが多い。第2例として記述する少年と比べてその異常行動から環境との関係障害が重篤なため，その養育，矯正教育がいかに困難であるかを示す適例であるが，第2例と重複部分も多々あり，簡単に要点のみを紹介しておく。

　フリッツは就学第1日目に"全く就学不能"であることがわかった。分娩は正常で，特別な脳や身体疾患も経験していない。発育は遅かった。成長する過程で次々と異常が露呈する。養育者の指示には全く従わない，やりたい放題で，手が付けられないほどに自ら趣くままにやみくもに，まとまりのない行動をする。守るべき制限事項も簡単に無視，明らかな破壊衝動などにて押さえられなくなる。大概孤立し，周囲には攻撃的になる。まさしく傍若無人で，子供らしい感情も欠落，その拒否的態度は悪意，意地悪に満ちている。彼の知的能力も測りようがないが，ただ出題された算数問題に突然正しい解答を出して，驚かすが，即座に元の木阿弥に戻る。彼との戦いはゴールに至ることは至難で，結局疲労困憊するのが大概である。養育者には感情を排したきわめてねばり強い忍耐と冷静さが要求されよう。病態鑑別には児童分裂病が考えられるが，彼には分裂病の特徴的な症状が欠けており，つまりは人格の偏倚に落ち着く。

　このケースからは，第2例と比べて，2人の知的能力の差が，彼らの環境適応性にいかに影響を及ぼしているかが見て取れる。

第2例：ハロ L. 8歳, 男子

＊第2例では関係のない部分は削除し，病態像がイメージできるように紹

介する．本例は第1例フリッツほど環境への関係障害が重篤ではなく，こうした児童のポジティブな面が十分記載されている．ASの場合，知的能力がある程度高ければ，環境への適応障害は知性という迂回路を経て部分的に代償できる可能性が大きくなる．

1) 症例概要

現在8歳6か月の少年は克服できない教育上の問題のため，学校から紹介された．彼は入学3年目を迎えたが，2学年をもう一度やらなければならない．去年の授業科目に失敗したからである．担当の女性教師は，"彼はやろうと思えばできる"という印象をもった．彼はしばしば突然正しい解答をする．年齢をはるかに越えた成熟である．しかし共同作業はたびたび拒否し，極めて粗野な表現で行われ，クラス全体の学習を中断する恐れがあった．例えば「僕にはばかげているよ」と言って，決して作業を行わない．

要求事にはほとんど従わず，その問いかけに腹立たしい厚かましさで応ずる．クラス全体を危険に曝さないために彼に何かを要求しようとする教師に，さじを投げさせるほどである．周囲が要求することは行わず，全くお構いなしに思いついたことをやり，禁止事項を考慮せず，行為の結果も考えない．授業中は椅子から離れ，クラス中の机の脚の間を這い回る．学校からの退学申請の主たる理由は彼の乱暴な喧嘩である．ちょっとしたことから理由なく激怒し，歯をむき出しながら他の児童に襲いかかり，やみくもに彼らに殴りかかる．特に危険なのは，彼が敏捷な子ではないことである―器用な子であれば彼らはどの程度まで許されるか考えられ，その動きを十分コントロールでき，意地悪いことは決してしない．しかし，ハロの場合は全く別であった．彼は不器用で，運動を正しく制御できない．そのため実際相手が負傷することがよくある―彼は特にからかいに敏感であり―多くの場合彼は奇妙であり，からかわれるために相手を挑発する！

彼はよく"嘘をつく"が，もともと彼は何かをしでかした時だけは，厚か

ましくも本当のことを言う—そして，彼は長い空想話しを語って聞かせる。調子が良いと，ますます高揚し，おとぎ話のような物語は次第に雑になり前後の脈絡がなくなる。

目立つのは多くの事柄において早熟と自立である。2学年前，すなわち7歳の時から彼は1人で鉄道でヴィーンの学校まで通っている(両親はヴィーンから25 kmも離れた村に住み，息子に特別なことを期待している父親は田舎の学校を軽視し，彼をヴィーンの学校まで行かせている)。

奇妙な他の少年達との悪い性的遊びにみられるわがままで無頓着な行動である。そういうとき正真正銘のホモセクシュアルな行為，つまり性交をまねそうである！

2) 既往歴と家族歴の特徴

ハロは一人っ子であり，難産(鉗子分娩)であったが，なんら障害はみられなかった。出産時の外傷はなかったと推定される。精神的，身体的発育にも特別なことはなかった。ただ彼のわがままと自立性は幼少時からみられた。

この少年を連れてきた父親も変わった人である。少年は父親そっくりである。彼は冒険好きで落ち着きのない人であった。彼はジーベンビュルゲン出身のザクセン人で，大戦中ルーマニア軍から長く危険な逃亡の果てにロシアを経てオーストリアにたどり着いた。職業は絵描きであり彫刻家であるが，しかし現在は"緊急のための仕事"と称してブラシ職人をしている(少年が我々の所にやってきた時には，確かに失業者が多かった。とは言ってもこの2つの職業が全く正反対というのは変わっている！)。百姓家出身の父親は明らかにインテリタイプである—彼は自ら努力して教育を勝ち取ったのである。その話から，彼が住んでいた村では誰とも交流はなく，変わり者とみられていたと考えられる。彼の話では，本来は非常に神経質であるが，"彼はしかし自ら非常に自制していたので，外見は全く不精で粘液質に見えた"と。

まだ一度も合わせたことがない母親(父親が合わせたくないという印象

であった)もひどく"神経質"であるらしい。父親，母親側の家族に多くの"非常に神経質"な人達がいるという。詳しいことはわかっていない。

3) 身体所見と表現現象

　ハロはかなり背の低い(同年齢の子供よりは4cm低い)，筋骨たくましく，ずんぐりした少年である。やや異形で，四肢はやや短い印象を受ける。多くの点で"大人のミニチュア"という感じであり，特にその成熟した大人びた顔貌が目立つ。目のひらめきはなく，視線はあらぬ方を向いている。しばしば詮索癖がみられる―それから眉をひそめ，すぐに奇妙な印象を与える威厳を示す。姿勢も奇妙で，肥満した人かレスラーのように両手を体から離し，どっしりと突っ立っている。表情や挙措振る舞いに乏しく，威厳に満ちた荘重さも，彼が狡そうに笑みを浮かべている場合には，ほとんど消えている。

　声は非常に低く，どこか深いところ，腹の底から出ているようである。言葉の抑揚も生き生きしたものではなく，ゆっくりとしゃべる。話している時でも決して相手を見ず視線は遠くに張り付いており，緊張して引きつった表情で彼の考えをどう表現してよいか探している風である。全く普通ではないほど成熟して，出来上がった大人のような表情を作り，子供にみられるようなジェスチャーではなく巧みであり，未経験なしゃべり方ではなくて，子供とはみられないような成熟した自分の経験から来ているように見える。彼はその瞬間にまさに適当な言葉を造り出しているような感じであり，しばしば質問には答えず，話をそのまま聞き流し自分の経験や，自分の感情について報告する。自己観照が十分にあり，自らを観察し，批判的に自己に立ち向かう(「僕は恐るべき左利きなんだよ」)。彼は事物と人間にかなり距離を置いているように見えるが―あるいはそのせいか―彼は多くのことを知り，自分独自の興味を示す。彼とは大人と話すような話し方ができ，彼から教訓を受けることもある。

　特に，彼のこの本質は知能テストに対する彼の態度から見て取れる。以下にそれを記載しておく。

a. 知能テスト

　彼の知能テストの結果の紹介の前に，我々の病棟で行われるテスト法について2,3の覚え書をあげておく。

　よく使われる方法(例えば，我々もビネー法の中から2,3のテストを行った)との重要な違いは，我々のテストははるかに自由自在に実施され，数値で評価されるような個々のテストのマイナス，プラスといった結果ではなく，結果の質により大きな価値を置いていることである。それぞれ違ったテストがそのつどの難易度によって個別に評価され，この結果が曲線で描かれるだけではなく(その結果個々の成績の間の相違がそのカーブによって表現され，そのような相違は知能指数という単一の数で解消されることになるが)，さらにその児童がどのようにして個々の問題を解き，作業を進めるか，個人のテンポ，作業集中度，また特に対人接触や従順さ，などを観察することに特別な価値が置かれる。児童の人格に自由自在に合わせてテストを実施するためにはよい検者でなければならないが，そのためには児童の接触態度に合わせることである。例えば不安を抱えた子供，抑制の働いた子供，自信のない子供達は広く受け入れてやらなければならない。事情によっては，最初は模範を示してやり，助けてやらなければならない。その際，容易ではないが検者による手助けを正しく計算に入れておくことが重要である。また空疎なおしゃべりをする者，興奮してせかせかしている者，遠慮のない者達は抑え，厳しくまとめ，作業だけをするよう仕向けなければならない。しかしそれと同様，我々は1人の子供の特別な興味の方向を受け入れてやるよう努めなければならない。例えば途中質問をして助けて，突っ込んだ質問で深く入り込む。

　このテスト法は固定した評価をする別の図式的なものよりはるかに多くの経験を必要とする。しかしうまく行くと，知的能力だけではなく重要な人格についての示唆を与えてくれる。ここでハロ L. のテスト経過について述べると，フリッツ V. とは同じ程度というわけではなかったが，このケースでもテストの実施はとても困難であった。彼に要請されていることに興味がない場合には自らの世界に閉じこもり，要請は聞き流された。

また彼を作業に導くには大変なエネルギーを要した。しばしば自分勝手にあらぬ方にいて，繰り返し連れ戻さなければならなかった。しかし一旦注意を向けさせると，成績は大抵良かった。

　特徴的なことがなかった2,3のテストは略し，"相違問題"の結果を詳しく報告する。自ら自発的に解答したものには興味を示し，生き生きとし，まさにその気になっていた。いや話を中断させなければ，それは際限なく続く恐れがあったのである。

● "相違問題"の例
- 木と灌木（薮）　灌木は多くの枝が地面から同じように成長して，まるで乱雑でバラバラで，よく3,4本の枝が交差し，よくこぶが手にできていることがある。木はまず幹が生え，それから初めて枝ができます。バラバラにはなっていません，太い枝です。僕は一度，パチンコを作るために灌木の中へ入り込んで，枝を4本切りました，8つのこぶが手に出来ました。2本の枝が互いに擦れ合うと1つ傷ができるということでね。枝は一緒に大きくなっていくんだ。
- 階段と梯子　階段は石でできていて，梯子の段とは言いません，段階になっています。なぜならば階段はうんと大きくて，梯子は平べったく，小さくて，丸い。梯子より階段のほうがうんと楽です。
- 暖炉（ストーブ）とレンジ　暖炉は部屋にあるもので，火を点ってくれます(！)レンジは，それを使って料理します。
- 湖と河　湖はそこから動かないし，長くないし，枝分かれもしていないので，どこかで終わっている。ドナウ川はケアルンテンのオッシアヒアー湖とは少しでも比較できるものではないよ。
- ガラスと木　ガラスは透明だよ，木は透かして見ようと思ったら，穴を開けなきゃあならないよ。木をたたき壊そうと思ったら，長い間叩いてやらなきゃあ，すると2つに割れるかも知れないよ。枯れ枝ならすぐ折れるけど，ガラスではたった2回ほど叩けば2つになるよ。
- ハエとチョウチョ　チョウチョは色とりどりで，ハエは黒い。チョウチョは大きな羽をもっていて，2匹のハエでも羽の下に隠れちゃう。でもハ

エはうんと器用でつるつる滑るガラスの上でも歩くことができる。壁にもよじ登れる。そして大きくなり方が違う(ここで文字どおり感激して，ほとんどオーバーとも言えるしつこさでしゃべり続ける)。ハエのお母さんは床の隙間に多くの卵を産みつけ，そしたら2,3日して蛆がはい出してくる。一度本で読んだことがあるよ。床が証明してくれる—それを考えると，僕は死ぬほどおかしくなったんだ。ちっちゃい樽から何かが覗いている，ちっちゃい身体に，大きな頭と象のような鼻をしてさ？ 2,3日して蛆になり，そしてとっても可愛らしいちっちゃなハエになる。ハエがどうして壁の上を這うことができるか顕微鏡を見ればわかる。ちょうど昨日僕は1匹見たよ，足の上にちっちゃな爪をもって，それは先のほうが小さなかぎになっているよ。滑るとわかれば，そのかぎで掴まるんだ。—チョウチョのほうは蝿のように部屋の中では大きくならない，それについてまだ読んだことはないので，知らない！でもチョウチョは成長するのにうんと長くかかる，と思う。

- **ねたみとけち** けちな人は何かもっていても，出したくないんだ，ねたみをもった人は他人がもっている物をほしがるんだ。

b. 学習テスト

　我々が観察した子供達はほとんど常に学習上の問題を抱えているから，我々は意図して学習要求をテスト法に組み込んだ。その際もちろん，環境の影響，例えばなげやりな学習意欲が影響していることはわかっている(しかし一体どんな能力で環境の影響を全く無視できるのだろうか？しかし，ビネーテストに対する反応は子供の出身環境とは関係ない，と信じるのは大きな間違いではなかろうか！)。

● 読書

　物語を読む場合にはだらしなく，誤りが多い。しかしはっきりしているのは，彼はちゃんと"意味に従って読んでいる"ことであり，内容に興味はあり，さらに先に進みたいと考えている。正確さは彼には関係ない。こういう読み方で予想されるように，読みの理解は非常によい。読んだものを

彼は2,3の言葉で正しく再現し，物語自身の中には述べられてはいないような教訓を読み取る（それは自分の虚栄のため，罰せられたキツネの寓話であった）。

● 書き取り

　その他の不器用さから想像できるように，筆跡は非常に拙劣である。お構いなくなぐり書きをし，線で消したり，行は上がったり，下がったり，書く位置が変わる。彼をしっかり掴まえておけば正書法のテストでは全く正しい。特に彼に注意をすれば，1個の単語をどう書くか確実にわかっている。非常に特徴的なのは，写字では書き取りよりははるかに誤りが多いが，期待をかけると，模写はその言葉を目の前にしているから何ら問題なくできる！　しかし，彼はこういう要請には興味がない。

● 計算

　ここでは自閉による独創性が特に明らかになる。2,3の例を挙げれば，27＋12は39，これをどうやって計算したか自ら説明する，2×12は24，3×12は36，僕は3に注目するんだ（彼が言うには，27は2×12よりは3多い，と），さらに計算を続ける。58＋34は92，もっといいのは60＋32だよ，僕はいつも10位の数にこだわるんだ。34－12は22，34と2は36，それより12少ないから24，2を引くと22だよ，これは他の方法より早く思いつくんだ。47－15は32，47に3を加え，引く方にも3を加える，あるいはまず7を引き，そして8を引くんだ。52－25は27，2×25は50，そしてそれに2を足すと，25＋2は27だよ。

● 算数応用問題

　（この子供が8歳半で，小学校第2学年とは思えない！）「コルク付きのビンが1シリング10グロッシェンします。ビンだけならコルクよりちょうど1シリング高い，それぞれいくらになりますか？」―およそ5秒後に正しい答えを出し，説明する。「ビンが1シリングだけ高いのなら，1シリング引かないとね。10グロッシェンのうちまだ少し残ります。僕は2で割るよ。するとコルクは5グロッシェンでビンは1シリング5グロッシェンだよ。」

数の広がりがこれほどすばらしく魅力的な印象を与えるとしても，自閉者の作業はすでに明らかである。与えられた計算問題のすべてが完全に正しく解答されているわけではない。多くの問題でその解決に使われるシステムは非常に複雑，独創的である。結局，彼は勘違いをし，間違った結果に至る。しかし，従来の学校で習得した方法を応用する(例えば，引き算で初めは10位の数，次いで1位の数を引く)という発想は彼には全くない。

　ここで我々は1つの重要な認識に到達する。自閉症者の機械化(機械的思考による学習)可能性の困難は，大人によって教えられた道筋の中で思考することができない。要するに，大人達から学習することができず，反対にすべてを自らの体験，思考から学んでいく彼らの様式からもたらされる。これは，このタイプの利発な子供でも，多くの機会に欠陥として発現する！

　以上の推測に，それほど利発な子供がクラスの学習目的を達成できず，2学年をもう一度やることになった理由の説明がみられる。(一般)学習グループの中では，つまり自分の自閉の世界を考え，自らの自発的独創的成果を言葉に表現する場合の個々のテストとは違って，非常に困難である。我々自身彼の成績がグループの中でどれほど悪いかを観察できた。つまり教師の言葉に注意を向けることも，要求されたことを行うことも，両方ともできなかった。彼は勝手に考え，何が話題になっているかがわかっていない。教えられたもののうち，親和性のあるものだけを取り出し，彼流のやり方でそれを処理する。
　学校の報告にある通り，どんな責務を抱えているのか彼自身にはわからず，父親の努力にもかかわらず家でもちゃんとした勉強をしないため，学校も認めた疑いのない才能があるのに，当然ながら前年度の(学習)課程に到達できなかった。

4）病棟の行動と教育的方策

　ハロ L. においても，彼の行動のあらゆる特性が彼の環境に対する関係の狭小さから説明できる。彼は病棟にいる間中，異物(的存在)であった。子供達と一緒に遊んでいるところは一度もみられていない。大抵座ったままである。こういうことはこの年齢の子供では普通ではない。読書に没頭するのは通常10歳になってからである！隅っこで，1冊の本に埋もれて周囲の騒音や動きには全く無関心である。他の子供達にとっては，彼の姿形とそれに備わった"威厳"のため奇妙に映っている(が，子供達は代わりに好感をもっている！)。しかしみな一種の恐れをもって，距離をおいて見ている。それには原因がある。他の子供達のからかい，軽蔑に，彼は粗野で無思慮に突進していく。冗談や悪ふざけが彼に向けられていなくても，それを理解せず，ユーモアを欠いている。

　教育上の要求に対しては，恥じ入ることなく抵抗し，言葉を返す。「そんなことは夢にも出てこなかったよ」，あるいは，彼がすでに先生に対して，向こうみずな行動をしないほど相手の権威を認めている時には，静かに口の中でぶつぶつ言っている。

　彼は病棟の1人の子供，1人の大人とさえ親しい人間関係をもったことがない。興味はもつ，彼と話しをすることは非常に魅力的ではある…しかし，彼を暖かい，人懐っこい，うれしそうと感じたことはない―これは彼に対して誰も暖かくなれないのと同じことである…のびのびと，打ち解けたことは一度もない。

　彼の動き全体がその表現である。乏しい表情と厳しい表情には彼の全身の硬さや不器用さが符号していよう(しかし病的神経症状はないし，またどこか引きつっているところもない)。特に彼の問題が際立って現れるのは体操の時である。グループの代表の命令に拘束されている時，あらゆる努力を振り絞って練習を"正しく"行っている時でさえ，動きはぎこちなく，見栄えがしない。事実グループのリズムに合わせて動いたり，全体の協調運動から動きが自然に，さり気なく起こることは決してない…それゆえしなやかさがない。彼は一瞬意識し，意志を向けて緊張させていること

をやり遂げるだけ，筋肉の部分部分を動かしているだけである。反応のところで指摘したことがここでもみられる。彼においてはすべてが自然になされるのではなく，機械的・意識的に運ばれる。

しかし，この方法による辛抱強い練習によって，多くの実務能力が改善した。こういう児童のすべてがそうであるように，ハロも例えば手洗いのような日常の小さな行為も不器用であった，それに嫌々ながらやっていた。彼に，このような事柄をはじめとした社会の習慣を教えることは根気のいる戦いであった。

"ふつう"の子供ならこうした実務能力の獲得，日常生活の要求を満たすことにはなんら問題はない。彼らは大人から見て取り，すべてを自ら学習する。養育者もそれを期待する。しかし本例のような子供達はまさにこの点で常に相当の葛藤がある。躾に当たる者は，こういった子供がこれらの"当たり前のこと"を努力して学ばなければならないことを理解しないわけではないが，忍耐力がなくなり，イライラする。この子供達はまさにこの実際的要求に対して障害があり，その欠陥が運動の不器用さにあるのか，現実状況の把握にあるかは不明である。

いずれにせよ，常に両者が同時にみられる。さらに彼らは対人要求には敏感であり，知的興味はむしろ多く，またその方向に向かわせることができる。したがって，これら自閉的な児童は日常生活のささいな，当たり前の要求にイライラした抵抗，拒否的態度，悪意で答えその結果重篤な葛藤状態を起こしているといえる。

それでは，どうしたらこの問題に教育的に最もうまく対処できるだろうか？

第1例でみたように，彼の"情動を抑えることによって"人間を離れた"即物的"な命令に合わせれば，うまくいったことを記載した。今度のはるかに利発で性格もそれほど障害されていないハロ L. の場合にも，我々が大抵の自閉者に効果を認めている方法が有効であることがわかった。少年は要求が彼個人に向けられるのではなく，少なくとも言語的に一般的，非

個人で，客観的法則として述べられた時にはうまくいった(例えば，「世間一般ではこうしているけど…」，「ここでは皆…でなければならないけど」，「賢い子ならこうしなければならないよ…」)。

　さらにもう1つの重要な点は，"正常な"子供は，社会的に必要なほとんどの習慣は意識することなく獲得する。つまり彼らは無意識に本能的に学ぶのである。しかし，無意識的，本能的に生じるこの関係はまさしく自閉児童では障害されている。こういった人間は極端な表現をすれば知的自動機械である。実際彼らは社会適応は知性に頼らなければならない，彼らはすべてを意識的に学ばなければならない。彼らにはあらゆることを説明し，列挙しなければならない(正常者ではこれは教育上重大な誤りであるが)，彼らは毎日の些細な用事も学校の宿題のように学び，系統的に処理解決しなければならない。これらの子供の多くは(彼らはハロ L. よりはやや年輩であったが)定時起床から始まって，毎日の用事や義務のすべてが正確に記されている時間決めプランを立てることによって，ほとんど問題なく社会適応した。子供が退院する時には，両親と相談してその家の習慣に適合して立てられた"時間決めプラン"をもって家に帰っていく。毎日のプランの実行について，これら子供にはきちんと説明しなければならない。例えばそれについて日記をつけることなど。子供はこの"客観的掟"にしっかりと拘束されていると感じる。彼らの多くはまさに多くの些事にこだわっており，多くは強迫神経症に至る本質特徴を示すため，この特性を(グループ，社会などへの)組み入れのために利用できる。

　ハロにおいても，むろん努力や争いはあったが，より良い組み入れに成功した。グループ教育の要求にも彼はだんだん適応していった。退院して2，3か月後，彼は学校でも良くなったと聞いた。残念ながら，我々はそれ以上彼について知ることはできなかった(多分，両親が引っ越していったのであろう)。

第3例：エルンスト L. 7歳6か月，男子

＊第3例では高度知的障害をもった AS 児童を挙げ，適応がいかに難しいかを考えてみる。

1) 主訴と生育歴

　この児童は同じく悪意のある振る舞いと学習困難により，学校側から観察のため紹介された。

　分娩，発育は正常。エルンストは一人っ子である。話すようになったのは1歳半で，やや遅かった。彼は長い間正しい言葉を話さなかったそうである（どもりがあった）。しかし今では"いっぱしの大人のように"よくしゃべる。

　彼は小さい時から非常に難しい子供であった。何でも言いなりになる母親にもまた厳格な父親にも従わなかった。毎日の生活の通常の要求事にもほとんどついていかなかった。母親によれば，彼は実際面で非常に不器用で，他の子供に比べてはるかに扱いにくかった。彼にいつも付き添っておく必要があった。なぜなら彼は1人であちこちうろつき回り，多くの間違いを犯す。1人で食事ができるようになったのは，最近のことであった。いつも汚く，食物を辺りに付け回る。彼は頼まれたことが遂行できないと，意地悪さを見せると母親は言う。

　他の子供と仲良くすることは一度もなかった。一緒に公園に行くこともできない。すぐ取っ組み合いに巻き込まれ，盲目的に他の子供に向かって突進し，粗野な罵詈を浴びせるからである。学校へ行きだしてからはさらに悪くなった。クラス中を苛立たせるため，他の子供はみな彼に向かう。彼をバカにし，殴ってくるため，彼自身全く無防備状態になる。しかしそれでも彼はその子供から逃げない─争いの原因は大抵彼が作る，彼はますます意地悪をし，他の子供をつねったり，くすぐったり，ペン軸で突つく。

好んで空想上の体験を話す。空想の世界では彼は大きく，ヒーローのような存在であり，母親には，彼が教師からいかに褒められているかなどを語って聞かせる。彼が利発であるか否かを知るのは難しい。学校へ行く前は，彼は勉強ができるであろうと，信じて疑わなかった。他の生徒には非常に賢いコメントをしてやり，独創的な観察ができた。彼は全く1人で20まで数えることができ，多くの文字を学んだ。しかし今，学校では思うようにいかない。確かに今1学年から2学年に昇級した(これは全く過ちであることがわかった)。教師の判断によれば，彼は現在何もできないと。母親は，これは彼の注意力不足と遊んでばかりいるからであると言う。教師の言うことに従い，正しく答えるが,何度も教師と争いを始める。

彼は人間だったら誰であろうと話しかけ，非難する癖があり，それがまた"非常に当たっている"。特定の物は必ず正確に同じ場所になければならず，きっちり同じやり方で行われなければならず，もしそうでなければ文句を言う。彼は非常に矛盾している，つまり大抵のことでいいかげんで，整理整頓に慣れていないが，別のことでは杓子定規であり，ひどく逡巡し，迂遠である。

2) 家族歴

父親は非常に神経質であり，過敏である。職業は仕立屋の助手。我々は少年を数年前から知っているが，父親には一度遭っただけである。彼は明らかに一匹狼であり，変わり者である。母親は家庭の事情については語りたがらない。家庭内は調和がとれていないようである。すなわちそれは亭主のやりにくい性格によっているのがわかる。

母親は利口でその本性から非常に親切で当たりのよい女性であり，それがかえって彼女の生活に支障を来している。彼女が言うには，非常に神経質であり，始終頭痛がし，精神的に非常に敏感である。彼女の唯一の生きがいである息子がそんなに変わっており，いたるところでうまくいかないことに耐え難い。絶えず彼女は学校から彼を護ってやるよう努めており，特別学級への変更に反対して絶望的な戦いを行っている。家族のその他の

者には特別なことはない。それについての陳述は控えめである。

3) 患児の外見と挙措振舞い

　エルンストは背丈は大きい(年齢平均より 12 cm 高い)。しかし非常にやせていて華奢な少年で，姿勢は弛み，肩が下がっている。顔つきは可愛くて，繊細である。ただ大きくて少し出ばった醜い耳朶によって歪んでいる。本人は特に血管が不安定で当惑した時や興奮によって顔に鮮紅色で，周りからハッキリ浮き出た斑点ができる。鼻筋には汗の玉が浮いてくる。目つきは失われてしまったようで，どこを見ているというわけでもなく，物をとらえず，大抵遠くの方へ向けられていて，非常に特徴的である。そのため少年は"吃驚仰天した"ような印象を与える。しかし声はそれとぴったり合っている。高くて，やや鼻声で，声が引っ張られている。それは例えば，堕落した貴族をウィットでからかっているようである。

　その声に現れているこの奇妙で，マンガのような印象は彼の話し方でさらに強調される。少年は堂々と，そして何の質問もはさまないでしゃべり，彼のやったことにはすべて長ったらしい説明を伴っていた。なぜ彼はこうしたのかと理由付けする，彼は自分が気が付いたことは，それが今の状況に合っているにしろ，そうでないにしろ誰かに報告しなければ収まらない。この多くの"つまらない注釈"は適切なものに聞こえ，言葉の言い回しが大人のそれであるだけではない，しばしばその注釈には優れた観察能力がみられる。それと明らかに対極にあるのが彼の実務能力である。単純な要求に対して全くお手上げである。彼は起床や衣服を着る時その日の作業の流れを詳しく暗唱するが，実際は忘れたり，あるいは理屈としては十分わかったものを取り違え，滑稽なほどぎこちなく振る舞う。

　グループ学習などで共通の指示に従わなければならない時，考えられないような行動をする。特に体操では完全に集団から脱落する。運動面で不器用であるからだけでなく，特に教科を全く理解せず，従順さも持ち合わせないからである。膨れっ面をするか，気分を害されたように行動する。あるいは悪意なくしゃべり始める。「そうですね，わかりました，もうわ

かっています。」

　病院滞在の最後の日まで彼はよそ者であった，他の子供達の間を徘徊し，彼らの遊びに加わることはなかった。仲間に加わったとしても，一度は激しい掴み合いに巻き込まれる。理由は誰かが彼を侮辱したから，ということである。彼は格好のからかいの対象である。彼はそういう性質のため，自らそれを挑発する。理由は自分自らがそのきっかけを作ったのだと言う。彼はまさに陰険である。密かに他の子供をつねったり，突き飛ばしたり，彼らの遊びをぶちこわす。小さい子供は泣き出し，養育者は腹を立てる。このことが彼にとって一層の意地悪の刺激となる。

　彼は冗長さと際限のなさによって生活を困難なものにしている。彼が思い込んでいるためか，慣れていたこととどこか違っていると，もう混乱してきて，長い議論となる。彼に対して思い切って試してみようという意図がなくてさえ，彼を思いとどまらせることは養育者にとって非常に難しい。しかし，彼自身も自らの強迫的な杓子定規に悩んでいる。期待とは違うこともあり得る，ということを考えもしない（1例として，彼はクリスマスプレゼントとして以前からセーターを希望していた。この希望が叶えられず，特にきれいなシャツとおもちゃをもらった。しかし，この"間違い"を諦めきれず，他のプレゼントに見向きもしなかった。クリスマス期間中，彼は終始不機嫌だった）。

4) 知能テストと学習の試み

　彼のコメントの多くが適切に聞こえようとも，事実しばしば正鵠を得ているが，彼の全行動から彼には十分な知的能力は期待できず，世間の要求へも適応できないことが見て取れる。それも当たっている。

　エルンストには特に高度な注意障害がある。それは，彼が外部の出来事に注意を奪われやすいから（受動的注意）ではなく，自発的注意力が障害されているからである。

a. 知能テスト

　テストは彼にとって思いもかけないことであり，関心がなく，正しい反応への心構えができていない。多くの要求に対して当惑し，眼差しや言葉をかけてできるだけ彼をつなぎ止めようとしてさえ，悪い成績しか得られない。

　非常に特徴的なのは，相違テストの成績である。

●相違テスト

- **ハエとチョウチョ**　ハエはガラスのような羽根をもっていて，チョウチョの羽根から絹を作るよ（彼が言っているのは絹のような輝きである！）。チョウチョは色がきれいで，寒くなれば死に，春には幼虫が出てきて，再びチョウチョになるんだ。最初は蛹（さなぎ）で，それは銀色に光っているよ。

　やがて2，3の経験についてしゃべり出す，質問とはもはや関係のない部屋の蛾とかスープの中の虫などについて。

- **川と海**　川には水が流れているが，海では止まっていて，上の方は緑色の汚れがあるよ。
- **木とガラス**　ガラスはすぐ割れるが，木は違うよ，ガラスは硬いもので，木は樹液で湿っていて，まん中に芯がある，木は灰になるまで燃えるよ，ガラスはばらばらになると，おしまいには溶けてしまうよ。
- **階段と梯子**　梯子は斜めになっているが，階段は1つずつ上に向かっていくよ（ジェスチャーで階段を描いてみせる），階段は踏む所があるが，梯子は段があるよ。
- **子供と小人**（侏儒）　小人は小さくて，子供は大きい。小人は外からみても全然違って見える，先のとがった赤い帽子を冠っているよ，子供は兜を冠っているんだ。

　ここで再び"自閉知能"の特異性がみられる。その成績は児童が自ら進んで発揮するようなところでは最良であり，前もって決められた型にはまった道を進まなければならない時，特に今まで習ったことを再現しなければ

ならない時には最悪である。世界に関する知識は自らの経験から増えていくので，第三者から受け入れた，つまり習ったことからではない。これは才能十分な子供であれば独創的，かつ魅力ある成果をあげるが，才能に恵まれていない，すなわち重篤な障害をもつ者ではその返答は価値あるものというより見当はずれである。偶然の経験から聞き覚えた発言は，事の本質から外れている。言語表現もまたそうである。恵まれたケースではまともで自主性のある表現が聞けるが，そうでないケースでは言語新作につながる表現は楽しいというより的外れなものである。

　エルンスト K. では，すでに多くのネガティブな側面が目立つ。とは言ってもこのケースの場合，相違テストでの成績は彼の能力の最良を示し，これは彼自身の観察と体験を証明している。しかし，他のもの，特に学校側の要求では知能は著しく彼の裏面を示している。例えば何か初めて体験する時や，彼が全く自分自身になりきっている時，つまり絶えず相互作用を受けるその世界の一部ではない時は学習ができない。他者がすでに出来上がった知識や能力として彼に提示するものは受け入れられない。彼は練習や習慣付けによって"機械化(自動化)"できないのである。

　したがって，自閉精神病質はすべて特徴ある，機械化困難という問題を抱えている。しかし彼らのうち最も利発な子供はその知力とのトラブルを克服するが，重篤な障害者はその形式的知能から判断するより以上に，学校生活の挫折を経験する。

b. 学習テスト

　この恵まれないケースに入るのがエルンスト L. である。すべての学習科目においてその成績は悲惨である。計算は常に具体的に行うことでのみ可能である(彼は，全く器用に素早く，指で数える。そのためしばしば能力があると思い違いされる)。文字の読みは非常に遅く，しばしば文字を混同し，時に全体として読み取ることが極めて難しくなる。読んだものの理解は比較的良好である。しかし，最もひどかったのは書字である。ほとんど皆自閉者がそうであるように，この不器用な少年は恐ろしい悪筆であ

り，ペンがそれに従わず，動かず，引っかかる。素知らぬ顔で，書いた文字の上に新たに文字を書くことで"修正する"，棒を引いて消す。ある時は大きく，ある時は小さく書く。しかし，文字の形はなぐり書きでは最悪でもない。一字ずつ努力して写し取る写字では間違いが多い。しかし，書き取りではそれが何を意味するのかほとんどわからない。文字は省略され，付け加えや置き換えが行われている。大抵の文字は読み取れないほど変形している。

これらの結果から，少年が1学年を終え2学年に進級できたことが信じられない。その理由はおそらくこのテストの際にも観察された次のような事実にある。彼は途中で何回も繰り返し質問し，他のことについて話し始め，やる気を示す。これがしばしば良い印象を与え，自らの失敗を表面的には上手に隠蔽する。想像できるのは，男性教師が自分の生徒を十分知っていない1学年では，この少年のおしゃべりに惑わされ賢いと判断し，成績が悪いのは注意力不足だと考え，改善を期待していたのであろう。

すでにテストで明らかになっていたことだが，少年の正書法の障害は，彼が1つ1つの言葉を文字に分解することができず，個々の要素からできている構成を把握していないことに求められる。したがって我々は全体法に従った学習の試みを始め，綴りに分解することを諦め，言葉を全体として読み，書くことを教えた。これもまた非常に根気のいることだった。これらの書字困難に加えて彼の接触障害に原因がある全体的な授業困難があった。ここで細部に立ち入るつもりはないが，この少年に少しは進歩が認められることがわかった。もちろん，養育者の個人的参加も大きかった。個人授業を行わなければならなかった。大きなグループでは作業の集中力を得ることはできなかったであろう。

しかしすでに当時，彼は普通学級では学習継続ができず，特別(養護)学級への転校が避けられなかった。母親はこのことを息子の屈辱と受け取ったため，再度普通小学校での学習が試みられ，しかし2学年の終わりに彼は再び元の所へ転校せざるを得なかった。現在2年遅れで特別学級の3学

年に通っており，そこでも彼は良い生徒の中には入れなかった。いずれにしろ彼は特別学級の大多数を占めるあのタイプよりさらに重篤であった。つまりあのグループとは幼稚で，抽象能力はないが，十分機械化（自動化）可能で生活の実務に長けている子供達のことである。

と言ってもこの少年では，彼が利口なのか，あるいは知能が劣っているのか疑い出すと，そこから自閉精神病質の典型的な特徴がみられる多くの明らかな知的障害者が存在するのに気づく。この本質特徴は，独特の表現現象を伴った接触障害，声，表情，身ぶり，運動，規律教育困難，意地の悪さ，杓子定規，常同症，人格全体の自動性，自発に基づく成績に比べてみた機械化（自動化）の欠陥などである。いやまさに知的障害者では上述の変質性がほぼ極端に際立っている。

そのような多くの症例を知っている人や経験を積んだ医者なら，そういった症例はそれほど稀ではなく，大抵一目で見分けられる。それが分娩時外傷によるものであれ，幼児期の脳炎に基づくものであれ，脳の障害によって出現した人格障害と驚くほど似ていることがその人の頭をよぎる（これら類似の疾患像を示すものとしては病理解剖学的なものと機能的障害と2つ考えられよう）。

特にこのような独特な常同性は自閉者にも，脳障害による知的障害にも共通なものである。飛んだり，じたばたしたり，自ら回転したり，他の物を回転させたり，回したり（しばしば驚くほど器用に），リズミカルに例えば上体を揺すったりする。また高度の知的障害者の場合，それは非常に巧妙な印象を与えるが，この衝動性の意地の悪さは両者にみられる。したがって両親からは，大抵これは彼らの子供に知的能力があるという証拠として挙げられる。水道は特に両者に好まれる，それでいろいろなことができるからである。窓が一瞬開けられただけでも，辺りの物を投げ捨てる。周りに対する衝動的攻撃性は両者（自閉者と知的障害者）に特徴的である。つ

ねったり，噛んだり，引っ掻いたり，特に脳障害患者の"見事なまでの"唾吐きは際立っている。ほとんど唾液過剰があるため，悪遊びの"材料"は十分にある！　自閉者の独特な表現現象を伴う接触障害は，似たような形で多くの脳炎後の障害者にもみられる。

　このような例のその2つの特徴が素質遺伝による障害("自閉精神病質")であるのか，あるいは後天性脳障害による後遺状態であるのかは，簡単には区別できない。大切なのは，既往歴(分娩時の状態，傾眠，睡眠過多，嘔吐，あるいはけいれんを伴う高熱疾患，突然の"ひきつけ")，さらに神経症状(傾向としてある痙性麻痺の徴候，構音障害，吃音，眼筋症状，つまり斜視)，植物神経症状(我々の経験によれば脳障害者には必ずといえるほどみられる唾液過多，目の輝きの増強，これは容易には把握できない他の原因のほかに"脳炎による目つき，視線"の基本である，その他強い発汗)，最後に内分泌障害，特に肥満(内分泌障害はしばしば原発性脳障害に原因があるという見解が確かなものになりつつある，特にこれは脳下垂体障害についていえる)，内分泌障害に入るのはいずれにせよ栄養障害である(関節，特に指の関節の過伸張，顔面中央部の突出，歯茎の突出は大きく，頑丈であり，歯肉は肥大，隆起している。これは特に，脳炎を経験し，以前は妖精のように可愛かった子供が病気をして3，4，5年経つといかに醜い顔になってくるかを観察する機会があると，特に印象深い)。

第4例：ヘルムート L. 男子(AS類似症状を示す脳器質性障害)

＊原発性脳障害による後遺状態の病像が，いかにASのそれと類似したものであるかを示す症例をAspergerの第4例として略述，紹介する。症例は，仮死状態で生まれ，けいれん発作，内分泌障害，いくつかの植物神経症状，高度の神経障害の現れである行為障害などから，出産時外傷による脳障害と判断され，その結果としてASに極めて似た人格障害を呈した。

1) 症例の概要と外見

　この少年は4番目の子供で，両親には異常はない。彼は3番目の子供が生まれて7年後に誕生，母親はすでに41歳であった。分娩時に重篤な仮死状態にあり，長い蘇生術が必要であった。分娩後まもなく"熱性けいれん"を来し，続く何日間かに発作は2度繰り返された。それ以後は起こらなくなった。発育は遅く，歩行と発語は2歳の終わりであった，しかし彼はその後比較的早く言葉を話すようになった。子供の時"大人"のような話し方をした。いつも彼はグロテスクに肥満し，医者の指示で厳しく監視されたダイエットにもかかわらず—彼自身それほど食欲があったわけではないが—絶えず急速に体重が増えた。6年前に我々が彼を知った時—彼は当時11歳であったが—胸と腰部には著しく脂肪が貯まっていた。この状態で今日まで来た。今日まで両側の潜在睾丸症(Kryptorchismus)がある（およそ1年前より少年は頻回に自慰行為をしている！）。小さい時から少年はホルモン剤，特に甲状腺製剤と下垂体製剤による治療を受けたが，脂肪太りにも潜在睾丸にもいささかの変化もみられない。関節はすべて特に異常伸展している。彼と握手すると，彼には全く骨がなく，手はまるでゴムのような感触を受ける。外反膝と軽い扁平足がある，著しい垂涎はみられないが，明らかに唾液分泌の増加がある。彼が話をする際には口の中の唾液の泡が飛ぶ音が聞こえる。

　外見はグロテスクな印象を与え，どっしりした体躯で，垂れ下がった頬をした大きな顔の上に非常に小さい頭蓋が鎮座（ほとんど小頭症と言ってもよい）しており，さらに目が細い。目付きは方向が定まらず，放心しているようである。しばしばその目付きがいじわるに燃え上がることがある。外見から予想されるように，彼はひどく不器用である。遊び仲間の間では不動の巨人像のように目立つ。彼に向かって，きわめて捕りやすいように投げられたボールでさえ，受け取ることができない。その時の彼の動きや，ボールを投げる姿も恐ろしく奇妙な印象を与える。その時，彼が示す表情のない顔つきには笑わずにはいられない。聞いたところでは，彼は小さい時からあらゆる行為と行動において非常に不器用であった。それが

今日まで続いているのである。

2) 知能と教育の試み

　この子が話しているのを聞いていると，どんなに賢い子かという響きを与え吃驚する。話をしている時でも彼は不動の威厳を保ち，途切れ途切れだがゆっくりとしゃべり，十分意識をし，考えている。彼はしばしば聞きなれない言葉を使用する。ある時は詩の文句から，ある時は珍しい合成語である(母親が述べているように，彼は特に叙情詩に興味をもっていることからわかる)。以前から彼は他の子供達から極めて乱暴に軽蔑され，子供達は街頭で彼を見つけると後を付けてきて嘲け笑う。彼は見事なほどに怒り出すが，すばっしこい悪餓鬼には当然仕返しができない。このどうしようもない怒りの現れはますます笑いぐさになる。これが，母親が修学の最後の何年間か彼を1人で学校へやれなかった理由でもあった。とはいっても小学校の第5学年までは進んだ。

　彼の学校での知識は様々である，彼には優れた清書法があり，決して間違うことなく，良い表現法をもっている。算術能力は乏しく，それは機械化された計算だけでなく，特に新しい課題でも失敗する。いかに彼は適応できないか，いかに現実生活のことを知らないかは，ありふれたことを尋ねるとわかる。その時彼は何もできず，全く意味のない，しかし大抵非常に大袈裟な答えを出す。母親が，彼は足が地に着いていない夢想家と評するのは全くその通りである。しかしそれは彼が同級生や子供達にとんでもない意地悪をする妨げにはならない(彼は小さかった時も，喜々として物を破壊したり，隠したりしていた)。

　彼自身の報告では，小さい時から彼は特に枝葉末節にこだわり，いつもと何かが少しでも違ったり，違った位置にあると大騒ぎした。何をするにも彼には決まった儀式があった。特に着るものに執着し，着る物に少しでも埃がついていると我慢できなかった。手をごしごし洗い，身体をしげしげと見つめ，動作を入念に観察する。このこだわりのため彼は昔から周りの者に暴力をふるい，昔から彼の矯正教育は非常に困難であった。

この少年に関する多くの記述は前に記載した症例を想起させる。この子は"自閉性自動機械"(autistischer Automat)であり，行為や本能が障害されている。世界の要求とのかかわりが非常に制限されている。そして人間との真の関係が結べず，杓子定規で，悪意に満ちている。

Asperger の考察

＊最後に Asperger による AS についての貴重な考察の抄訳を記述する。

1) 自閉精神病質の病像

AS の子供がどのような共通点，特徴をもっているか明らかにしてみる。そのためにすべての自閉児から集めた特徴を考慮した。彼らの誰もがすべての特徴を備えているわけではない。それが AS を類型学の中に解消できないゆえんである。

しかし，こういった子供を知る者にとっては，いかに多くの，しかも異常な点で彼らは一致しているか，つまり1つのタイプとしてまとまっているかで驚かされる。接触障害の程度，知的才能や性格資質の高さによってではなく，数多くの個人的特徴，特別な反応様式，特別な興味(これらはまさにこの人格圏内で特に独立したものであり，違ったものであるが)によって個々の人格がそれぞれ互いに際立っている。

我々にとって，このタイプが1つのまとまったものである証拠にはさらにもう1つの重要な特徴がある。つまりこのタイプの恒常性である。2歳からこれらの特徴がみられ，これらは生涯を通してみられる。確かに知的能力や性格特徴は発展し，発展の経過中にその特徴1つずつが前景化したり後退したりする。種々の問題点は別の病像となる。しかし本質は変化しないままである。病像の統一性のほかに病態をこれほど典型的なものとさせるのはその恒常性である。

2) 身体像と表現現象

　これら AS の子供は急速に子供っぽさ，肥満，柔らかい手，成長していない子供の顔などが失っていく。彼らは彫りのある，一定の特徴のある顔つきをしている。しばしば王子のように繊細で，斜陽貴族のようである。早くからものを考える癖と皺の寄った眉毛からしばしば詮索好きという個性が読み取れる。

　必ず特徴のある目つきをしている。人間の心はその目つきにある，と言っているのは詩人だけではない。普通なら，目の焦点は特定の物，特定の人間に固定されると，注意が目覚め，それは生き生きしたコンタクトをもつはずである。彼の視線が遠い彼方，あるいは内面に向かうと，自閉小児は今何と取り組んでいるのか，何が彼の内面に起こっているのか全くわからない。特に顕著なのは他者との会話の障害である。（自閉小児の）会話は話のまとまりを保つが，目と目を合わせることはない。一般に誰かと話をしている場合，"返答する"のは視線，話の調子，表情や身ぶりによってである。これらのほとんどは視線を通して行われる。しかし，接触障害をもつ自閉小児はそれには全く興味を示さない。子供は大抵話し相手を見ないで，視線を逸らし，時折掠めるだけである。

　独特な点は，これらの子供は直視するのではなく，視野の辺縁で見ているかのようである。しかし彼らは非常に多くのことを見ていて，処理している。ある時この子供の視線が勢いを得て，彼らが意地悪な気持を秘めていれば，視線は輝き，その時彼らは何かを企んでいる。

　自閉小児が表情とジェスチャーに乏しいことも驚くに当たらない。彼らの乏しい表情やジェスチャーは今まさに接触している相手を映し出すものではない。彼らは自らの表情を社交と接触の現れ（道具）としては必要としない。しばしば彼らは好奇心に満ち，詮索好きの表情を示すことがある。談話中の顔は緩み空疎であり，方向の定まらない視線とは全く逆である。しばしば動きは豊かであるが，ジェスチャーに乏しく，顔に現れない。しかしこの動きもなんら意味のないステレオタイプの動きとなる。

　視線と共に，表現の最も重要な担い手は言語である。対人関係における

表現現象を担う言語機能には，即物的内容を伝える機能と同じ重要性がある。談話を交わしている人間の情動はすべて，それが上位・下位関係にあろうと，また共感していようと反目関係にあろうと，その言葉の調子から紛れもなく読み取ることができる。たとえ言葉の内容が間違っていようと。ある子供がどんな頭脳の持ち主かは，間違いなくこの言語の側面に表れる。聞き取ることができる者は，その人間はその話し方によって正体がわかる。何が嘘であり，何が真実であり，何が"金属の響きで，何が鈴の音"であるか，何が本質的存在であるのか，すべて我々は表現現象から読み取るのである。

　自閉精神病質の患者は，常に言語は変質しているように思える。したがってそれを知ることは診断にとって特に重要である。上述の症例でどこが違っているか，その変わり方(Anderssein)は多様である。ある時は声が奇妙に低く，遠くから聞こえたり，上品に鼻にかかっていたりする。さらに甲高く，叫ぶようで，不釣り合いに声高である。そのため聞く方にとっては文字どおり耳が痛い。

　ある時は単調に流れ，抑揚がなく，また文章や思考の終わりにもそれがなく，機械的に単調に歌うような話し方である。あるいは言葉は過度に転調され，醜悪な朗読のような印象を与え，オーバーな熱を帯びる。ただすべての症例に共通なのは，言葉が素直な聞き手にとって不自然で，カリカチュアのようで嘲笑を誘うことである。もう1つは，言葉は話しかけられた人に向いているのではなく，虚空に向かって話しているようである。視線が相手に固定されているのではなく，あらぬ方向を向いているようである。

3) "自閉知能"

　子供の能力が発揮されるのは2つの極の間，つまり自発的な産出と模範として示されたものの模倣，大人が有する知識と能力の習得との間の緊張によるものである。両者が正しく合致しなければならない。その時，能力は価値をもってくる。自ら産出，あるいは少なくとも継承したものを自分

流に処理することができなければ，成果は空疎な形骸となり，単に皮相的に機械化された"身ぶり"にすぎない。逆の障害が自閉知能にみられる。これらの子供は独創性を発揮することがあるが，それは学習能力が低下した場合であり，機械化(機械的に知識を修得する)することは困難で，大人，例えば教師から知識を得ようとする気はない。こういった人間の特別な能力と特別な難しさは，一般的には，どんな人間でもその長所と短所が一体となっている(深く結びついている)かに源がある。

　以上のことが特に明らかなのは，自閉小児の言語表出であろう。特に十分に知能を持った者は言語に対して創造的な関係を持ち，彼らの独創的体験，独創的な観察と言語的に独創的な形で表現ができる。その表現は，これらの子供の生活圏からかけ離れた尋常ではない，聞きなれない言葉である。正鵠を得てはいるが独特で，現実離れしたほとんど練り上げていない表現である。ここで注釈を加えると，子供はしばしば言葉には自由きままで，大抵うまく言い当てている新造語を平気で作りだす。これはまさに"子供の口(子供らしいあけすけな表現)"の魅力である。我々の経験によれば，子供の年齢に関係なくこういった自由自在な表現は自閉小児により多くみられる。

　例えば，自閉小児自己観察の1例では，「芸術家にとって絵画は美しいけど，僕には気に入らないよ」，「照りつける太陽は好きではないんだ，でも暗いのも嫌いだ，一番好きなのは縞模様のある濃淡の影だよ」。(彼は信心深いかどうか尋ねられて)「不信心とは言いたくないけど，でも僕は神の徴候(しるし)をもたないよ」。独特な言語表現の背後には体験の独特さ(独創性)がある。自閉少年は周りの事物や出来事を新しい視点から見る能力をもっている。この視点はしばしば驚くべき成熟を示す。彼らが提示する問題は同年齢の他の子供達の思考の内容をはるかに越えている。

　ある"自然研究者"は，まさしく学問的な問題提起を行う。彼は尋常ではない本質的なものに対する視線で観察し，それを1つの世界観として秩序付ける。時にいささか難解で，深遠な理論を立てることがある。最小限度のものは聴いたり，読んだりするが，いつもは自らを彼独自の体験に関係

付ける。もう1人は化学者であり，自ら持っているすべての金を，―彼はそうしなければならないのだが―しばしば周囲を驚かすような実験に使い果たしてしまう。何人かの者は，轟音がとどろき，臭うような実験に没頭し，まさに専門家そのものである。

　別の自閉少年は毒物に凝り固まり，膨大な知識を有し，一部は自ら調達した毒物のコレクションをしている。彼は学校の毒物箱から大量の青酸カリを盗んだために我々の所へやってきた！　さらに別の少年は数の世界の豊かさをもっている。彼は指導も学校の講義も受けていないのに，難しい計算操作が達者であった。別の子供は技術に興味をもち，複雑な機械の製作について多くのことを知っており―自らの観察によってこの知識を自分のものにしているが回答できないような立ち入った質問をする―彼は宇宙船などのような空想上の発明に一生懸命になっている。

　このように自閉少年と接する者は，興味が現実からいかにかけ離れているかに気付かされる。

　別の多くの自閉小児にみられる"変わった独特な"特徴として，普通では観察されない芸術に対する理解の成熟性がある。"正常児なら"高度の芸術を前にしてどうすることもできない。彼(正常児)の趣味は多くのピンクと空の青を使ったのっぺりと描かれた色鮮やかな絵であり，しばしば醜悪で芸術味はない(およそ15～20年前には"モダン絵画"であり，厳密に様式化された子供の絵本はどう考えても子供の特徴を備えていない，今では内容は良くなったが)。しかし，自閉小児はしばしば全く様式感によって(周囲を)驚かし，確実に芸術と俗悪趣味を区別し，多くの大人でさえ理解できない非常に"難しい"芸術作品の意味を知っている。例えば，レンブラントのロマン派の造形(具象性)美術あるいは絵画などについて…彼らは，絵画にどんな過程を描かれるかを確実に判断するだけでなく，その背後に何が隠されているか，描かれている人物はどんな性格をもっているのか，絵からどんなムードが読み取れるか，などを正確に言い当てる。

　このような，芸術理解に似た能力を，自閉小児にしばしばみることがある。それは特別な自己観察と他人に対する確かな判断である。"普通の"

子供は漫然とその日を送り，自分自身にはほとんど気付いていないが，世間には正しく反応する時もある。自閉小児は自分自身についてよく考え，自分に対し観察的に対峙し，自分を問題にしている。注意を体の働きに向けている。例えば，以下のような例があった。これらの少年はほとんどそうであるように入院して何日間かは重いホームシックに罹るが，9歳の非常に自閉的な少年は，ホームシックが最もつらい夜ベッドに入るとき，どのように自らを落ち着かせるか，述べている。「頭を枕に乗せると耳がざわめくので，長い間静かにしていなければならないんだ，それがいいんだ」。同じ少年はまたしばしば現れる小視症について述べている。「学校で僕は，女の先生の頭が小さい時をよく見るんだ，どうしてかわからないけど，そう見えることが僕にとってとても嫌なんだ。その時すぐに目を押さえるんだ（どのように目を押さえるかを見せてくれる），すると良くなるんだ。」

　自閉小児においては，養育者が何もしなくても彼ら自身の身体機能が自然に意識の中に侵入し，それが記録され，重要なこととして受け取られる。特に頻度が高いのはしばしば家族内で重篤な争いとなる食事と睡眠の問題である。

　これらの子供は自己を観察できているように，しばしば周りの人間に対する驚くほど正確で，成熟した判断をその人が全く違った振る舞いをした時でも，誰が彼らに好意をもち，誰がそうでないか十分感じ，特に他の子供達の異常性に対し繊細な感情をもっている。いや彼ら自身それほど異常であるとしても，他者の異常に対して過敏である。

　しかし，自閉精神病質の本質的な異常は，環境との生きた関係づけの障害である。これはすべての変質性を説明できる異常である。しかし，ある接触障害が，上記の種々の本質特性から読み取れる特別な明敏さ（明晰さ）といかに対応するのか？　関係障害をもつ1人の人間がどうしてそれほど意識してそれほど多くのことを体験できるのか？　この矛盾は単なる見せかけにしかすぎない。周りの状況に正しく立ち向かい，それに正しく反応し，協調している正常な，特に小さな子供は自らの健康な本能から行動し

ている。しかしほとんどは意識的判断ができない。

　例えば，具体的な事柄について，個々の事物に距離を置くことは抽象化，意識化，概念形成の前提条件である。自閉小児を特徴づけているまさにこの個人的隔たりの強化，つまり本能的な感情的反応の障害は，ある意味で世界を十分概念として把握することの前提条件の1つである。したがって我々はこれを，これらの子供の"精神病質性明晰さ"と呼んでいる。なぜならこの明晰さは彼らにのみみられるからである。抽象能力はまさに学問的業績の前提条件である。事実すぐれた学者には多数の自閉性格者がいる。接触障害による実生活の不器用さは"教授"を特徴づけており，マンガ雑誌のお決まりの人物像となるのがその証拠である。

　残念ながら自閉小児すべてがすぐれているわけではない。つまり多くの症例で自閉の本質特徴がポジティブで，未来指向的なものであるわけがない。様々の人格レベルの自閉性格者がいることについてはすでに述べた。すなわち，天才と境を接する独創性のある者から，現実を離れて閉じこもり，ほとんど能力のみられない変わり者や，重度の接触障害のある自動機械のような精神薄弱者まで様々である。つまり1年を通して命名日(自分と同じ名前の聖徒の日)を憶えている"カレンダー人間"や養護学校へ通う前から，出発駅と終点だけでなく，ヴィーンの市電のすべての路線を暗唱できる子供など，自動化された記憶をもつ子供がいる。

　自らをその自発衝動のみに任せ，周囲の要請に抵抗しほとんど疎通性がない者は確かに独創的ではあるが，学習することができない。その子供の興味ある領域と一致するような科目では良い。これらの子供の多くは例えば読書の学習は容易である。なぜなら彼らはすでに6，7歳という早い年齢で読めるものはすべて吸収するからである。

　算術が得意なら，たいてい学校でもよく計算はできる。何がどうあろうと我が道を行き，自ら見い出した方法を使うという強迫は子供が就学前に教えられた計算法で押し通す。例えば，別の例では，5＋6はという計算を始める。うん，少ない計算は嫌いなんだ，僕は1000×1000のほうが好きだよ。彼は長い間かかって，"自発性"の計算能力を編み出した後，彼は

次のような独創的だが長ったらしい方法を披瀝した。「見てて，僕はこういうふうにやるんだ。6＋6は12，そして5＋6は1だけ少ないんだ，11だよ」。しかし，こうした複雑なやり方は必ずしも正解には至らない。彼自身が難しくしているだけでなく，彼の場合にも，多くの自閉小児に共通している困難がみられる。彼は特に支離滅裂で，内面に左右されている。このような注意力の障害はこのタイプの子供にはよくみられる。

彼らは大抵常識的なことからかけ離れた彼ら独自の問題に精をだし，自己のテリトリーを冒させない。他人に自らを覗かせない。彼らのその他の行動上の問題におけると同様，この問題においても外から影響を与えるのは難しい。

こうして，ほとんどの自閉小児が著しい学習障害をもっている。彼らのうち最も利発な子供の場合，教師はしばしば子供のその他の才能，非凡で賢い返答のため，機械的対応を要求される学習が悪くてもそれを越えた見方をしている。しかし教師は学習の仕方の障害からくる，この2つの部分より生ずる見通しのない努力に絶望する。多くの症例で教師と両親の間に特異な葛藤が存在する。自分達の子供を都合よく評価したいという両親は子供をその自発的な知能，例えば彼の独創的発想に従って判断する。そして子供を特に利口だと思っている。一方教師は，学習可能なものの失敗に悪い点をつける。その2つの部分が葛藤の材料となる。

●我々の知能テスト法

ビネ知能検査とその修正版は，学校での知識の検証を意識的に放棄している。というのはこの知識はほとんど外的要因に依存しているからである。その代わりにこれらの方法は学び取ったもの，環境に依存するものが何ら役に立たないような要求のみを意図的に提示する(むろん，厳密に言ってこれは不可能であるが)。しかしビネ知能検査に従うと，多くのその他の児童のタイプのように自閉小児は，しばしば彼らの能力について間違ったイメージを得る。特により高い年齢層では論理―抽象的な思考への要求を提示するビネ知能検査は，これらの子供は特別なレベルにあるため，高い"知能指数"が出る。しかしこの子供の問題は，彼らに学習要求を提示

したり，今記述した学習に際しテストで作業法の障害に突き当たる時に明らかになる。したがって我々は，学習テストも我々のテスト方法に組み込んだ。このテスト法は学校で得た知識を明らかにするだけでなく，作業の仕方，例えば注意力，集中力，転導性，忍耐などについての情報を提供する。その結果を判定する際，外的要因の影響，例えば怠学の可能性を考慮に入れなければならない。

4) 共同体にみられる行動

自閉精神病質の基本障害は環境への関係の狭小化である。この精神病質小児の本質が明らかになるのは，彼らを，他者に対する行動の中で観察する時である。

実際これらの子供は共同体にみられる挙措振舞い，小さい時から引き続き彼らに伴う重篤な葛藤，争いなどから容易に区別できる。この争いが特に大きいのはもっとも緊密な共同体，つまり家族内である。それと並行しているのが，分裂病者における家族内での葛藤が，最も重篤であるという事実である。その理由は明らかである。家族という共同体は家族内成員のお互いの感情的結びつきに依存している。家族内で躾を受ける者の影響は両親と子供の感情的共同・相互作用から生まれる。感情が貧困化した分裂病者も，感情が狭小化した自閉者もこの感情をどう処理してよいかわからず，感情に対して理解なく，防衛態度をもって対置している。しかも両親も子供に対する自分の感情を押し殺した態度を自ら強く感じ取っているので，とりわけ不幸である。

家族内ではとくにこの子供の"自閉による陰険な行為"が演じられる。この行為は特別なずる賢さによって特徴づけられている。感情に乏しい子供にはいかに彼らが他人—例えば弟妹たちを肉体的に，大人を精神的に苦しめているという自覚に欠けている。しばしばはっきりとしたサディスティックな行為が起こる。しかし意地悪をする楽しみは，この子供にほとんど失われている眼差しを再び生き生きと輝かせる唯一のチャンスであるが，それ（意地悪の眼の輝き）が欠けるのは稀である。両親は日常生活の行為，

着衣，洗浄，食事などを自分で処理するよう要請する。こうしてこれらの状況でしばしば面倒な場面や争い，子供の拒否的反応や意地悪が起こる。

　家族という共同体における対立を現している，いろいろな反応を観察してみれば，自閉小児は家族内，同胞がいる時には特に，あるいは一人っ子の時でさえ孤独でもあるという。"これは世界でただ独りであるかのようである"。ほかの子供は遊びや作業に夢中になっているのに，自閉小児は離れた隅っこに座っている。あるいは楽しそうな同胞や仲間の真ん中にいても，異物である騒音や動きに全く無関心である。また彼らがやっていることにも近寄りがたい。自閉小児は外部からの励ましや刺激を全く受け付けず，もし彼らが邪魔されようなら著しい興奮を見せる。

　自閉小児の作業はその取扱いが全くステレオタイプである。7歳の少年は食事の時，重篤な葛藤状態に陥る。なぜなら，彼の興味を引いたスープの表面に浮かんでいる脂肪の玉を見つめ，それをあっちこっちへ動かし，息を吹き掛けることを止めなかったから。明らかに彼にとっては変化する形が生きており，大切なものになってきた。

　いずれにしろこういった子供は我が衝動に従い，自分の興味に動かされ，周りの要求にはお構いなしである。家族は争いを避けるためにこの癖にはほとんど逆らわず，子供のなすがままにさせていることは級友達から拒絶され，攻撃される十分な根拠となる。こうして彼らの振る舞い，話し方，特にしばしばグロテスクなほどの不器用さがからかいを挑発する。一般に，子供は他人の奇妙な特性に対し特別に良い目と正確な嘲笑の目をもっているものである。

　こうして自閉小児が休憩時間や通学途中ではしゃぎ回る悪餓鬼集団の興味の焦点となる。その場合，自閉小児は猛り狂ってやみくもに突進するか，どうしようもなく吠えながら，なす術なくすばしっこい悪餓鬼と立ち向かうしかない。しばしば，一緒にいる母親がこの残酷な級友から子供を護るしかなく，小学校の終わりまで，いやしばしばそれ以上に通学の随伴を必要とする。これはちょうど着替えるときに手助けや指示が必要なのと同じである。条件のよい症例ではこの子供は，知能の高さ，あるいは見境

いなく突進したり，言動に嘲りが混じっていたりはするから，周囲からは一目置かれることになる。

5) 自閉者の欲動生活と感情生活

我々が記載した子供の人格が，いかに調和が取れていないかが明らかになった。知能はしばしば平均以上に発達しているのに，人格の深層，つまり欲動的，本能的な領域のかなりの障害が明らかになった。この障害は本能的に状況に適応することの障害，すなわち通常の生活の要求に対する挫折として表れる。これら子供の表現現象などの行動の記述がこれを明らかにした。ここで，この欲動や感情面の障害を詳細に追究したい。

まず性の面だが，これに関しては病像は一様ではない。多くのケースでは全幼児期を通して，また思春期を越えても性的には冷感で無関心で，欲動に乏しい。成長しても健康でたくましい性生活を行えることはない。大多数の症例で早期の性的異常が目立つ。つまり多くの症例では早期に現れ，積極的に行われ，執拗に続けられ，あらゆる治療の試みに抵抗する自慰行為がみられる。こうした行為に通常伴う恥とか罪の感情をしばしば欠如している。子供は場合によっては露出的なまでに彼らの情熱の奴隷（虜）となり，自閉精神病質のあらゆる執拗さと動じなさとがみられる。またサディスティックな行為もしばしば報告されている。

例として，7歳でかなりの程度で自閉的な少年の言葉を挙げておこう。「かーちゃん，僕ねいつかナイフをもって，かーちゃんの心臓を刺すかもしれないよ。そしたら血が飛び散るだろうね，そしたらすごく評判になるだろうね」。「僕が狼だったら，羊とか人間を引き裂くだろうね，血が出るだろうな，おもしろいなあ」。ある時母親が指を切ったら，「なぜ血がもう出ないの，血が出るはずだけどなあ」。彼自身が傷を負った時，その傷に包帯を巻いてくれた女医が非常に変だと思ったほど，彼は感極まっていたそうである。その時それ以外ではこの少年は不安で，椅子から落ちるのではないかと恐れていた。通りの疾走する車に対して非常な不安をもっている。　汚言症の傾向もこれらの子供に稀ならずみられる。これは普段

なら言葉を選んで話す行動と奇妙な対照をなしている態度であろうか？

　ほぼ決まってみられるのは趣味(審美感覚)の明らかな好悪である。多いのは(酢付けの)きゅうり，ローストビーフのような酸っぱさが強い，とか香辛料の効いた食事に対する特別な愛着である。どうしても嫌いなのは野菜や乳入りの食べ物である。触覚と相通ずるようなものがみられる。自閉小児の多くは異常なほど触覚に対する嫌悪をもっている。例えばビロード，絹，綿，チョークなどである。彼らは新しいシャツ，詰め物をした靴下のざらざらした感じや爪を切ることに耐えられない。また雑音，騒音，喧騒に対して恐ろしく過敏であるが，状況が違えば騒音とは完全に距離を置いていて無感覚である。

　我々が以上のことから抱いた非調和と，完全に矛盾しているという印象は，感官と感覚から，事物，動物，他人に対するより，高次の感情へ移行する時にはいっそう強くなる。彼らの意地悪さと残酷さも明らかに感情が乏しいことを物語っている。

　自閉小児は極端に自己中心的であり，外部からの命令，禁止事項を考慮することなくただ自分の希望，興味，自発衝動に従って動くだけである。彼らには他の人間に対する敬意の念が欠けている。これは意識したり，意図した無礼さではなく，単に他の人間に対する理解の欠如であることがわかる。

　また個人的隔たりにも彼らは何の感情も持たない。例えば彼らは誰にでも，また全く見知らぬ人にも遠慮なく寄りかかるが，それは人間ではなくてまるで何か物，何か家具のように手で触れる。こうしてまた何の違和感，異質感を感じることなく誰にでも手間をかけさせ，彼を働かせる。彼ら自ら選んだテーマでおしゃべりを始める。

　自閉小児の事物に対する関係も奇妙である。正常な子供，特に幼児は事物に対する良好な関係によって生活を充実させ，事物によって成長し，事物から経験を集め，事物への愛着ゆえに事物それ自体は文字どおり生きたものになるのであるが，これら自閉小児ではそれらの片鱗もみられない。ある決まった個々の物には，現実では考えられないほどの固い結びつきを

もち，鞭，丸太とか，ほんの痕跡をとどめるほどに壊れた人形から片時も目を離さない。そういった"呪物"がそばにないと食事もできず，ベッドに入ることもできない。そうした物を彼らから取り上げようとするなら最悪の事態が起こる。しばしばこれら小児の物に対する関係はコレクションに限局されている。特に自閉小児がやるような類いのコレクションは所有性の抜け殻(Entseelung)を物語っている。彼らは決まったものを集めるが，しかしそれを正しく取り扱うわけではなく，それで遊ぶわけでもなく，それを変え，新しいものを形成するわけでもない。ただそれを所有していることがわかればよいのである。それらを繰り返し整理整頓し，吝嗇家（りんしょく）のように大事にしている。母親がそれをちょっとでも片付けようとすれば大変な争いになる。この子供達が年齢を経るとこのコレクション熱は増大して，対象を選択，整理，知的消化して"より知的"になる。しかし，コレクションの性格は年を取ってもほとんど変わらず，明らかに自閉性の本質特性を備えた変わり者である。

　自閉小児は自分の身体に対しても正しい感情をもたない。体を清潔に保ち，そのためには数々の身体ケアの必要事を満たさなければならないのに，彼らにそれを教え込むには非常な努力がいる。

　これら子供のもう1つの目立った特徴はユーモアに欠けることである。彼らは"冗談を理解しない"。共に笑える人だけが嘲笑の鉾先をかわすことができるものである。彼らは心からリラックスして，楽しむことができず，真のユーモアに含まれている，感情に基づくあの世界を理解できない。一度でも彼らが楽しい気分にあるとすれば，これは大抵不愉快な印象を与える。極端に高揚し，醜く歪み，身のほどをわきまえていない。部屋の中を飛び跳ね，騒ぎ回っている。遠慮がなくなり，煩わしく，攻撃的である。ただあることにおいてのみ彼らはしばしば有能である。いや創造的ですらある。つまり洒落や，語呂合わせである。言葉の曲解，音の響きが似ていることによる効果に始まり，鋭く表現され利発でウィットに富んだ箴言まである。

　しかし，いま描いた特徴だけを見て判断するならば，この子供のイメー

ジは間違っているであろう。子供達が入院した時にみられる重篤なホームシックに再三驚かされる。これは当初見過ごすことのできなかったその他の感情の貧困さの徴候と合致するものではなかった。自閉小児では重篤なホームシックが常である。一日中彼らはどうしようもない絶望の中で泣き暮らし，特に夕暮れになると痛みが繰り返し現れ，家ではあれほど困らせた両親のことを語り，今までになかったほど優しい言葉で我が家のことを語る。それもこれらの子供に特有な成熟した言葉で，またこの年齢にある普通の子供では決して表現できない驚くほど洗練された感情で語るのである。ある指導の下で納得し始めるまでは通常の子供のホームシックより何倍も長くかかる。これは強迫神経症的なものと近接している。

　しかしまた，別の実例もみられる。ある少年は2匹のハツカネズミを愛情込めて愛おしく世話し，気を配って，彼の言を借りれば，人間より大切らしい。その同じ少年が陰険さで両親を困らせ，小さな弟達を巧妙に虐めるのである！　この事実を前にすると，これらの子供の感情面の問題が非常に複雑になる。

　いずれにせよ，"感情の貧困"という概念，すなわち量的観点の理解だけでは単純にはいかない。むしろ質的に違った存在(Anderssein)であり，感情，情緒における不調和であり，しばしば驚くほどの矛盾であろう。そこにこの子供の特徴があり，そこに彼らの適応障害の原因があろう。

6) 遺伝生物

　このタイプの精神病質小児の完結性と恒常性が明らかになったので，遺伝の問題も取り上げなければならない。精神病質状態は体質としての根拠をもっており，だいぶ前から遺伝の関与が考えられてきた。もちろん，単純明解な遺伝様式を提示するなど空疎な期待である。この状態は多因子性遺伝であることには疑問の余地はない。正確な血縁内の所見の提出はこれからの研究を待たなければならない。我々は10年間に200人以上の子供を観察した。彼らには自閉精神病質の病像が多かれ少なかれ明らかに現れた。両親や血縁者をより正確に知ることができた症例ではどの例もその祖

先内に血のつながりのある精神病質特徴が確認された。ほとんどの症例はその子供に自閉性本質特徴を遺伝的に与えているのが父親であれば，その父親は知的職業についている。その中に職人がいれば，大概は彼(父親)は自らの職業を過ったという印象を受ける。多くのケースではこういった子供の祖先はすでに何世代も前から皆インテリであり，彼らの本性によって宿命としてそうした職業に押しやられていたのである。しばしばこれら自閉小児のうちには著名な学者家族や芸術家家族がみられた。もちろん，その偉大さのうちで，子供には，偉大な学者にもその傾向がある気紛れ，むら気と風変わりがより多く残ったという印象を受ける。

　ここに描いたこれらの遺伝所見には確実に状態像の遺伝性と素質の浸透力が証明され，大抵のケースで遺伝が同質性に起こるから，この精神病質状態の特異性も明らかである。

　我々の自閉小児の性をみると，ほとんど少年である。少女においても，自閉精神病質を思い起こさせるような多くの特徴を備えた接触障害を見た。しかし少女では完全な病像ではなかった。これはどう説明したらよいのか？　それは性と関係した，あるいは少なくとも性に限局した遺伝なのであろうか？

　自閉精神病質は男性知能，男性性(一性格)の極端なバリエーションである。少女は一般的に言ってよい教師であり，彼女達には具体的なもの，直感的なもの，実際的なもの，念入りで熱心な仕事ができる。一方少年は，論理，抽象能力，正確な思考と公式化，独立した研究などが少年の可能性としてある。これがまた，一般的に少年がビネ知能検査のより高い年齢段階で，少女に比べてより良い成績を得る根拠でもある。男性思考に存在するのはその抽象性であり，一方，女性はより感情的で，本能に頼っている。少年の抽象性は非常に進んでいるから，具体的なもの，事物，人間に対する関係はほとんど失われている。

　すでに述べたように，自閉精神病質の病像が完全にそろった形でみられるような少女はいなかったが，明らかに自閉的であった多くの自閉小児の母親に出会った。この事実を我々は説明できない。

さらに我々の症例を展望してわかったことは，自閉精神病質は，大都会という事情を考慮しても，平均以上に一人っ子が多いということである。ここでも個人心理学的観察法が原因と結果を混同している。こういった子供を小さい時から見ていたり，彼らの本質がいかに幼少期から記述した方向で定まっているかを観察したり，同胞に混じって成長した場合も一人っ子と同じように育ったことを知るならば，外部に原因を求めるという説明は不合理であるように思われる。そうではなく，同じように自閉性の両親から遺伝により受け継いだ素質に源があるということである。こうしてみると，これらの自閉性格の多くは非社会的で，妻も子供もいらない生活を送るか，結婚しても欲動と知性のまともな調和がみられず，また，青年期児童の集団の成長のためのスペースのない問題も孕み，緊張の多い共同体(家族)に生きていることがわかる。

　ここで"生きる上での敵としての知性，知力 Geist als Widersacher des Lebens"というクラーゲスの言葉が思い浮かんだ。すなわち，一人っ子という事実はその原因以上の自閉状態の1つの症状であることを強調しておかなければならない。

　自閉精神病質と分裂病状態との関連について，我々は今や破瓜病という診断を付けなければならなくなったケースを知っている。ただし，その他は20年，あるいはそれ以上にわたって観察しているすべての症例において，この精神病質が真の精神病へ移行したものは確認されていない。

　まとめとしてもう1つ別の疑問がある。例えば記述した精神病質の状態像が分裂病の部分的素質によっているのか(すなわちこの精神病質は―分裂病が多遺伝子性に遺伝するという条件のもとで―多くの疾患素質の組合せが分裂病を引き起こす個々の遺伝子の担体であるのだろうか)，あるいはこの状態はこれら子供の症例では顕現しなかったが，分裂病になる素質によっているのか？　これらの疑問は正確な家系検証によって明らかにされるであろう。我々は分裂病が自閉小児の圏内に目立って多いということではなく，自閉性格は遺伝生物学的に，分裂病と関係がないことを指摘しておかなければならない。これは，"精神病質は〈半分道化師，あるいは

四分の一道化師〉ではない，またその遺伝生物学的態様に従ってもそうではない"という Schröder の見解と一致するのではなかろうか。

7）自閉精神病質の社会的価値

　自閉小児は将来成長してどうなるのか？　ここでは社会的価値の問題が提示されている。知的に劣った子供ではまさに悲しい様相を呈することになる。もっとも好条件な症例でもアウトサイダーとなり，下位の職業に就くが，しばしば定職なく職を変える。条件の悪い症例では，変人として町をうろつき，グロテスクでだらしなく，落ちぶれる。大きな声で独り言をいい，自閉的態度はそのままで誰にでも話しかけ浮浪児のからかいの対象となり，その厄病神に自閉小児は突進していくが，効果はない。

　注目されるのは知的に問題なく，特に当然ではあるが平均以上に賢い自閉精神病質の子供である。これらの症例の大多数は働きぶりはよく，社会参加も良い。しばしば高い地位の職業においてみられる。これはまさにこの自閉人間以外の誰もそういった業績は挙げられないと周りが考えるほど秀でている。彼らには一種の代償的肥大あるいは彼らの欠陥に対する相殺として特別な能力が備わっているかのようである。自閉小児の"自発"活動の確かさと貫徹力，人生の個別で特殊な領域に集中できること，つまり孤立した特別な興味，これらは彼らの領域における特別に抜きんでた能力を与えるポジティブな価値であることが証明されている。

　その1例として，我々はほとんど30年間にわたって，自閉精神病質の典型像を示した少年の生涯を追究した。子供の時から成人に至るまで，彼の全行動は著しい自閉行動と態度を示した。ただ彼のその他の才能を考えると，それら（自閉行動など）はいつも克服していた。子供時代に彼は独特な並々ならぬ数学の才能がみられた。彼は抽象的な領域まで入る数学の特殊な知識で教師を驚かせた。そのため彼は考えられないような振る舞いやその他の学科での挫折にもかかわらず遅滞することなくアビトウアー（ギムナジューム卒業資格試験）に受かった。高等教育が始まってまもなく―専門として理論天文学を選択した―，彼はニュートンの計算の誤りの1つ

を証明した。彼の師はこの発見を彼の学位取得の基本とするよう勧めた。彼の場合，学問の道に身を捧げることは確実であった。彼は天文学高等研究所の助手となり教授資格まで得た。

こういった人生経歴は彼だけが例外ではない。我々自身も驚いたことであるが，自閉精神病質者は知的に異常がない限りほとんどすべてのケースにおいて職業選択に成功している。大抵は明らかに知的で，高度に専門化された職業，それも多くは優れた地位に就いている。優先されるのは抽象的な内容の学問である。そのような問題を抱え，変わった子供が結局優れた社会参加を果たし得るという驚くべき事実は，よく考えてみれば説明がつくような気がする。

どんな職業選択も一面性への強制であり，多くの可能性の放棄を意味する。これは多くの人には非常に苦痛を伴って感じ取られることである。多くの若者はいろいろな方向に同じ程度の才能に恵まれていると決心がつかないし，唯一の方向へのやる気も起きない，という理由から職業選択に失敗する。しかし自閉精神病質者は，エネルギーを集中し，当然の自信をもって，いや豊富な可能性に対し偏見をもって接し，子供の時から決められている道を歩む。

そういった人間はまさしく，変わった人格でもいかに発達可能であり，適応可能であるか，以前なら想像もできなかった社会的参加の可能性がいかにして浮上するか，見て取れる。こうした問題を抱えた人間を，愛情をもって養育するというエネルギーと労力のみが成果を挙げ得ると信じるからである。

おわりに

我々の研究の終わりに当たって，文献を挙げなければならない。完全な1つの系統的類型学の可能性を信じないだけであることを繰り返したい。しかし，今回の我々の研究は，一定のケースでは類型概念は学問を進めて

いく上で実りがあるということの証明に近づいたと考えられる。そこには自閉精神病質者とKretschmerの分裂気分とのある類似性，さらにはJaenschのいう不統合のある形態やJungのいう"内向性思考タイプ"との類似している。内向性性格と我々の記述した幼児人格との間に多くの近縁性を見た。しかし，この点についてこれらの著者との対決は実りあるものと思えない。彼らのうち誰も，彼らによって記載された性格は児童期，どんな様態であったのかについていささかも述べてない。したがって比較可能なものが大部分欠如しており，我々の記述と比べようがない。

我々は本研究で変質した子供のタイプを集中した共同性，深い教育的努力から記述する目的を追究した。このタイプは我々にとっては彼らの特異性や問題性のためだけでなく，ここから発生する心理学的・教育的・社会的問題のために興味を引く価値があるように思えたのである。

(H. Asperger)

● 文　献

1) Asperger H：Die Autistischen Psychopathen im Kindesalter. Archiv Psychiat Nervenkrankheiten 117：76-136, 1944.
2) Weber D：Autistische Syndrome. pp 58-84, Kinder-und Jugendpsychiatrie "in Psychiatrie der Gegenwart 7" Springer, Verlag, 1988.

和文索引

あ

アウエンブルッガーの打診法　10
アスペルガー症候群　274
アスペルガーの学習テスト　284
アスペルガーの知能テスト　282
アテローム性血管変性　71
アニミズム　17
アメンティア　172,193,223,228,229
アメンティア様精神障害　229
アメンティア様精神症状　115
アルコール中毒　236
アルコール中毒患者　195
アルツハイマー病　61
　──の臨床鑑別診断のポイント　81
アルツハイマーへの弔文　84
悪液質　224
暗示催眠　261,263

い

イレナウの精神病院　173
インチキ医者　247
医学的異常心理学　162
萎縮　72
意志　16
意識混濁と通過症候群　239
遺伝生物　314

う

ヴァークナーの犯行事実　123
ヴェルニッケの幻覚症　233
宇宙の力　247
運動障害　98
運動神経症　10
運動性興奮　233
運動性皮質刺激症状　114
運動表現　216

え, お

エスキロールの教科書　20
オッペンハイム反射　97
オナニー　149,151
汚言症傾向　311

か

カタルシス　257
カタレプシー　113
カリスマ　264
カレン由来の神経症　12
カントの道徳律　18
仮面様顔貌　98
家族殺害の動機　147
過大評価観念　186
過大評価妄想　185
外因性精神病　199,237,241
外因性損傷　238
外因精神反応型　237
完全発作　255
姦淫　151
感情昂揚　176
感染後の偽麻痺性欠陥　215
感染症性精神病　200,216
　──の興奮　217
　──の診断　217
関係妄想　149
　──と妄覚　222
緘黙状態　203

観念奔逸　113, 209
眼球固定(法)　259, 260, 263

き

木々崇拝　258
企図性失調　97
記憶障害　36
基礎身体疾患診断　237
器質性人格変化　240
機械的思考　267
機能精神病　239
偽神経衰弱症候群　239
偽性球麻痺　98
偽性自発運動　114
偽薬効果　257
逆向性偽造記憶　151
急性せん妄　194, 215, 218
球性麻痺症状　102
巨大Eponym　32
虚脱せん妄　211
狂気　18, 20, 176, 182
狂牛病　6
狂躁　172
狂妄　172
恐怖政治　258
強制機具　22
局在　10
局所(部位)　39
極期　223
筋萎縮性側索硬化症　107
緊張病　208, 217, 219, 232
緊張病性痴呆化　229

く

クレチニスムス　232
グリア　107
　──による神経細胞貪食　108

け

ゲシュタルト心理学　240
ゲシュタルト変遷　240
けいれん発作　246
解熱期の精神病　211
系列的継起障害　223
敬意の念の欠如　312
軽愚　216
芸術に対する理解　305
結核性髄膜炎　218
見当識　201
健康桶　250
健忘　65
健忘性通過症候群　240
幻覚　153, 172, 193
幻覚状態　173
幻覚妄想　172, 177, 182, 186
言語運動性自動症　40
言語運動の常同症　201
言語障害　36, 38, 53
言語神経症　10
限局性(変性)萎縮　47
限局性脳萎縮　54
原始知覚　240
原発性悪性貧血　224
現世と彼岸　254

こ

コルサコフ性健忘状態像　214
コルサコフタイプの健忘性精神病　194
語唱　40, 201
口部顔面神経支配　219
甲状腺起源　234
甲状腺内分泌障害　232
行動学神経学者　34
鉱物磁気　249
興奮　16

昏眠　204
昏蒙　115, 204
昏蒙様　113

さ

サディズム　311
作業療法　15
詐欺師大軍団　248
催眠術　255, 259
催眠状態　263
錯語　65
錯視傾向　201
錯乱性躁病　218, 228
殺人　142
——と放火　157
産褥性アメンティア　223

し

シュテルン反応　100
ジフテリア　235
子癇　229
子癇精神病　231
思考
——の偽造　184
——の貧困化　75
視覚性幻覚　201
視床疾患　98
視神経炎　219
嗜眠性脳炎　98
自慰行為　137
自我と他者　254
自己暗示　264
自己過大評価　176, 185
自己中心的　312
自己中毒症　234
自動症　40
自発性の夢遊状態　255
自閉者
——の機械化　286

——の欲動生活　311
自閉小児　302
——の言語表出　304
——の作業　310
自閉性格の非社会性　316
自閉性自動機械　301
自閉精神病質　316
——と分裂病　316
——の病像　301
——の本質的な異常　306
自閉精神病質者　267
自閉知能　303
自律訓練　259
磁気睡眠　257
磁気流動体　249
磁気療法師　249
磁気力　246
磁石　246
失語　81
失行　81
失認　81
嫉妬念慮　72
実証主義　14
社会主義的患者集団　24
手淫　149
宗教的恍惚状態の空想的状況誤認
　　　　202
獣姦　134, 137, 142, 151, 155, 159
小舞踏病　219
症候性緊張病　208
情動過敏衰弱状態　194
植物神経症状　298
触覚に対する嫌悪　312
心因性麻痺　11
心気症　257
心情　16
心理主義者　15
身体と心　254
身体論者　171
神経学　9
——と精神医学の統合　21

神経系の平衡　260
神経疾患　10
神経症　257
神経衰弱　159
神経睡眠　260
神経生理学　10
神経発作　257
信念と意志　254
振戦せん妄　232,235,236
進行麻痺　97,183,195
進行麻痺様特徴　210
新造語　304
人格解体　239
人工夢遊状態　254,256
人物誤認　36
腎毒　229

す，せ

髄膜症　194
せん妄　193
せん妄症状　115
せん妄性把握運動　231
生気論　14
生物学的精神医学　23,27
生物分類　16
生命磁気　246
生命力の伝達　246
性的罪責感　160
性的倒錯　152
星座　247
精神医療の原点　4
精神異常者　212
精神科患者の避難所　22
精神疾患の病理と治療　20,171
精神障害　16,235
精神症状　193
精神衰弱　172
精神治療学　15
精神と身体の交互作用　261
精神病医　176

精神病理学　162
精神病理現象　239
精神療法　15,175
精霊　258
精霊崇拝論者　255
脊髄癆　11,97
接触障害　306
戦争神経症　123
線条体疾患　98
潜伏梅毒　95

そ

早発性痴呆　99
相違問題の例　283
相互作用システム　267
相催眠術　261
総合病院精神科　200
躁病　176,210
粟粒小病巣　76

た

他人に対する確かな判断　305
多発硬化症　97,102,111
大言壮語　156
大量殺戮　134
対蹠者　192
大動脈内膜　226
大脳皮質の結晶腔　82
大発作　202
丹毒　210
単一精神病　20
──の段階理論　187
単一精神病論　21,22
段階理論　172
断綴性言語　97,107,108
談話衝動　205,209,227

ち

知覚過敏　114
知覚刺激　96
知覚神経症　10
痴愚　216
痴呆　172, 177, 239
注意力の障害　308
注察妄想　149
長期間の対診　241
超皮質性感覚失語　39, 47
聴覚性幻覚　201
沈うつ　16

つ，て

通用しない言葉　185
テタニー　232, 234
テタニー様筋肉　206
てんかんの精神運動性発作　40
てんかん様興奮　193, 211
啼泣発作　220
天才と独創性　307
輾転反側　201, 211

と

ドイツ観念論　266
　——とロマン主義　14
ドイツ精神医学
　——の時代背景　169
　——の誕生　13
ドイツの州立病院　4
ドイツロマン主義　8
ドイツロマン派医学　13
動物磁気　8, 246
動物磁気学説　246
動脈硬化症　116
動脈硬化性脳萎縮　71
毒性感染症性精神反応　229
毒性傷害　236
毒性物質　224
独創的な観察　304

な

ナンシー学派　261
内向性思考タイプ　319
内向性性格　319
内面化　264
内面と外面　254
鉛による多発性神経病　11

に，ね

尿毒症　229
ネロファンタジー　161
熱性アメンティア　204
熱性せん妄　200
粘液水腫　232

の

脳器質性障害　298
脳性自動症　262

は

ハインリッヒ　5
バセドウ手術　233
バセドウ病　232
ババンスキー徴候　112
ババンスキー反射　97, 102
パラノイア　149, 159, 160, 162, 267
　——の原典　123
パリ学派　259
パリ大学　7
パレイドリア　201
破瓜病　219
破傷風　235
背景の識別　240

梅毒　10, 95, 102
迫害　163
迫害観念　178, 181, 182
迫害妄想　160, 177
舶来かぶれ　257
反響言語　51, 52, 78, 99
反射学　11
反精神医学(運動)　23, 24, 26
犯罪心理学　146
半側不全麻痺　11
万有精神論　17

ひ

ヒステリー弓　112
ヒステリー性落葉状皮膚炎　112
ピック病の病態　43
引きつり症状　112
非定型性梅毒後状態　98
非抑制法　22, 170, 189
肥大メランコリー　238
被毒妄想　178
疲弊による精神病　223
悲劇的パラドックス　163
左半球優位性大脳萎縮　39
表在皮膚知覚　240
病巣疾患　40
病巣症状　40
病的閉じこもり　172

ふ

フランス学派　170
フランス啓蒙思想　19, 247, 265
フランス調和協会　251
フリートリッヒスベルク病院　96, 99
プラハ癲狂院　33
プリオン病　6
プレスビオフレニー　76
プロイセンの精神病院制度　17
部分妄想　172

舞踏病様運動　222
舞踏病様の攣縮　205
副甲状腺機能低下　234
物品呼称　37, 202, 221
分利的減衰　194
分裂病　120, 192
　── のフォアゲシュタルト　188
分裂病概念の歴史　188

へ

ベルリン学派　11
閉鎖筋神経痛　11
変質性精神病　197
変性性痴呆　32
変態視　221
偏執狂　120
弁別知覚　240

ほ

ホロコースト　32
保続　65, 203
放火　134, 142

ま

マニー　172
魔術-感応的振動　266
魔術的夢想家　248
慢性アメンティア　229

む

無意識　264
　── の自己暗示　263
無政府主義者　150
無欲性痴呆　177
夢幻様幻覚　201
夢精　137

め

メスメリスムス　252
メランコリー　172, 177
名祖　32
明識困難状態　201, 231

も

モノマニー　176, 20
　——による幻覚　184
　——の症状分析　183
　——の迫害観念　183
　——の妄想形成　185
妄覚　153, 184, 203
妄想観念　178-181
妄想病　120

や, よ

ユートピア社会への夢　248
幼児人格　319

ら

ラエネックの聴診法　10

ラポール　252

り, れ

リエゾン　200, 241
流動体　246, 247, 265, 267
両脚痙性症状　112
臨床診断　237
臨床精神病理学の形態論　187
連帯感　162

ろ

ロマン派医学　13
ロマン派精神医学者　18
老人性痴呆　38, 71
老人性脳萎縮　71
老人斑　82, 83
蠟屈症　99, 203

わ

惑星と身体の相互作用　249

欧文索引

A

akute exogene Reaktionstypen 193
Allästhesie 96
Allflut 247
Alzheimersche Krankheit 61,63
Alzheimerの診察所見 66
amentia 172
Amentiabilder 193
ammestische Psychosen
　von Korsakowschem Typus 194
amyotrophische Lateralsklerose
　：ATLS 11,107
anima 17
Anschauung 18
Anstaltspsychiatrie 4
Antipode 192
Aortenintima 226
apathisch 113
Apostel 248
Apraxie 223
Arc de cercle 112
Art 39
Arteriosklerose 116
ätiologisches Zwischenglied 236
ATLS：Amyotrophische
　Lateralsklerose 11,107
Atrophia cerebri praecipue
　haemisphaerii sin 39
atypische postsyphilitische
　Krankheit 98
autistischer Automat 301
autogenes Training 259
Autointoxikation 234

B

babylonische Verwirrung 170
baquet magnétique 250
Basedownervosität 233
Beeinträchtigungswahn 72
behavioral neurologist 34
Bell-Magendieの法則 10
benommen 113
Benommenheit 204
Bernheim
　――の催眠術法 263
　――の心理学的催眠術 255
　――の理論 262
Bewan Lewis 40
Bielschowsky 染色 72,82
Blödsinn 172
Bonhoeffer
　――の外因反応型 239
　――の非特異的反応 239
Braidismus 259
Braidの催眠術 255,261
Burghölzli 189

C

cabinet de physique 256
cerebraler Automatismus 262
Charité 18,189,195,197,241
choreatische Pseudoparese 220
Conrad 症候性精神病 240
consultation-liaison psychiatry 241
Coué 264
Crarité 197

D

Dämmerzustände 193
das Ich und der Andere 254
das Motoris-chexzitierte 233
Debilität 216
Degenerationspsychose 197
délires 120
Delirien 193
Delirium acutum 216,218
Delirium tremens 232,235
Delirum acutum 194,215
démence par encéphalose 57
dementia of frontotemporal type 32
Dementia paranoides 188
Dementia praecox 99,188,192
Demenz 240
Depression 16
Dermatitis exfoliativa hysterica 112
déséquilibré 212
deutsche Romantik 8
Diesseits und Jenseits 254
dogmatisch 187
Drusen 82
DSM 274
Düsseldorf 大学 5
durch Lues bedingt 107
Durchgangssyndrom nach Wieck 239
Dynamik des Prozesses 239

E

EBM：evidence based medicine 26
Echolalie 51,76,99
Eifersuchtsideen 72
eine postsyphilitische Erkrankung 102

Einheitspsychotische Stadienlehre 187
Elektro-und Magnettherapie 246
emotionell-hyperästhetische Schwächezustände 194,238
Empfindung 240
Encephalitis lethargica 98
Entseelung 313
epileptiforme Erregungen 193,211
equivalente Vorgänge 214
Ergriffensein 176
Exaltation 16
Exaltationszustnäde 172
exogen 239

F

Fieberdelirien 48
Fieberdelirium 200
fieberhafte Prozesse 223
Figur und Hintergrund 形 240
Fischersche Plaques 82
Flegeljahre 219
Flexibilitas cerea 99,203
floride und aktive Symptomatik 217
fluide universal 247
Fluidum 246,247,265
fremd 229
Funktionspsychosen 239

G

Gassenbauer 114
geheime Wechselwirkung 266
Geist 16
Geisteskrankheiten sind Gehirnkrankheiten 34
gemischt 16
Gemüt 16
Gesetzder Unspezifität 194

Gestaltpsychologie 240
Gesundheitszuber oderkübel 250
Gichter 246
Glauben und Willen 254
Gleichförmigkeit 234
grand mal 202
Gravitas animalis 249
Greifbe-wegung 231
Griesinger の単一精神病論 172
Grundlagenwissenschaft 27
Gruppentherapie 250

H

halluzinatorisch 193
halluzinatorische Fieberamentia 204
Halluzinosen 193
Hebephrenie 219
Heilanstalt 241
Heinroth の精神障害の分類 16
Herderkrankung 40
Höhestadium 223
Hypermelancholie 238
Hypermetamorphose 221
hypnotisme 催眠 260
Hypnotismus 255

I

Idealismus und Romantik 14
Imbezilität 216
in Totalität 186
Inkohärenz 204
Innen und Aussen 254
Irrenärzte 176

J, K

Jakob-Creutzfeldt 病 6, 90
Kachexie 224

kataton 193
Katatonie 219
katatonisches Festhalten 203
konsiliarische Untersuchung 241
körperlich begründbare Psychosen 193, 239
korsakowscher amnestischer Zustand 214
Kosmische Kraft 247
Kraepelin
—— の教科書第8版 83, 228
—— の Dementia praecox 188
—— の疾病論プログラム 192
krankhaftes Außer-Sich-Sein 172
krankhaftes In-Sich-Sein 172
kritischer oder lytischer Abfall 194
künstlicher Somnabulismus 254

L

le folklore de France 258
lebendiger Magnetismus 246
Lebens-magnetismus 246
Legge centotanta 180 法 25
leicht 216
Lissauer タイプの非定型 81
Lues latens 95
Lund 学派 32

M

Magnan 40
magnetisches Fluidum 249
Magnetiseur 249
magnetisiertes Wasser 246
Manchester-Lund 学派 33
manisch-depressives Irresein 192
Melancholie 172
Meningismus 194
Meningitis tuberculosa 218
Mineralmagnet 249

Mitteilung des Lebensfeuers 246
mittelmässig 216
Mixödem 232
Monomanie 172
Morbus Alzheimer 61
Motilitätspsychose 220
Motorik (Neurose) 10
multiple Sklerose 97, 111, 114, 116
mystischer Obskurantismus 16

N

Nachstadium 223
Namengebung 194, 237
Neisser の弔辞 86
Nephrotoxin 229
Nero-Fantasie 161
Nervenarzt 6
Nervenflüßigkeit 247
nervous sleep 260
Nervus ciliaris 毛様体神経痛 11
Neuritis optica 219
neuro-physiologischer Hypnotismus 255
neurohypnology 259
Neurologie 9
Neurose 10
neurosis 8
Nitsch の診察記録 64
non restraint 22, 170
non restraint methode 189

O, P

organisch 239
Paralyse 97
Paranoia 論争 188
paranoide oder katatone Verblödung 229
partielle Verrücktheit 172
Pathogenese 177

pathogenetische Veränderung 236
Paul Sébillot 258
Phreno-Hypnotismus 261
Pick による変性性痴呆の研究 33
placebo 257
Plaque Only Disease-Phenotyp 83
Plaques 82
Positivismus 14
postinfektiöse pseudoparalytische Defektzustände 215
Postulat 236
Prädilektions-Typen 好発型 194
praeceptor mundi 13
Primipara 231
protopathische Empfindung 240
Pseudobulbärparalyse 98
pseudospontan 113
psychagogisch-therapeutisch 175
Psychiker 15, 170
psychische Depression 172
psychischen Krankheiten 171
psychologischer Hypnotismus 255
Psychopharmakolog 5
Pychiatrie 14

R

rapport 252
retrograde Erinnerungsfälschung 151
Romberg 症候群 11
Rombergsches Zeichen 11
Romberg の教科書 10

S

Salpétrière 学派 259, 263
Scharlatan 247
Scharlatanerie 262
Schizophrenien 188

Schizophrenien oder Gruppe der Schizophrenien 192
schubweise 47
Schule von Nancy 261
Schwächezus-tände 172
Schwerbesinnlichkeit 231
schwere Besinnlichkeit 201
senile Plaques 82,83
Sensibilitäts(Neurose) 10
Sinnestäuschung 184
Sitz 39
skandierende Sprache 108
Société d'Harmonie de France 251
Sodomie 134,137,151
Somatiker oder Organiker 171
Sopor 204
sozial-utopische Vorstellungen 248
Soziose 24
Spaltungsirresein 188
spätsyphilitische Erkrankung 97
spirit 258
SPK 24
spontaner Somnambulismus 255
Stadienlehre 172
Stadtasyl 22,200
statische Betrachtungsweise 239
sthenische Persönlichkeit 267
stürmisch 184
Suggestions-Hypnose 262
Surdité verbale représentive von Arnaud 47
surrogatives Wir 162
Sydenham-Chorea 219
sympathetische Schwingungen 266
Symptomenkomplex 234
System der Wechselwirkungen 267

T

Tabes 97
Tabesparalyse 105,107

Terminologie 185
Terror 258
therapeutische Krise 252
thierischer Magnetismus 246
tiologische Verhältnisse 235
Tobsucht 172
toxische Stoffe 224
tragisches Paradoxon 163
transcorticale sensorische Aphasie 47
Tua res agitur 159

U

überschätzungsides 176,186
überschätzungswahn 185
Urämie 229

V

vapeurs 257
Veitstanz 219
Verbigeration 201
Verfolgt-Werden 163
Verinnung 264
Verrücktheit 20,120
verwirrt 193
verworrene Manie 218,228
Vielfältigkeit 200
Vitalismus 14
vom richtigen Mass 276
Vorgestalt 188
Vorstadium 223

W

Wahnsinn 18,172,176,177,182,186
Weber による Kollapsdelir 211
Wechselbalg 178
Wernicke-Lichtheim 38
Wernicke-Mann 11

Wernicke の運動精神病　220
wesensverschiedene Prozesse　214
Wille　16
wunschlos　220

X

Xenophilie　257

Z

Zeller-Griesinger 流　187
Zitat aus Langen　261

人名索引

和文

あ行

アウグステ D　63,64,73
アウグスト H　36
アウテンリート　172
アスペルガー　274
アポローニア F　40
アルツハイマー　23
アンドリアーセン　27
イーデラー　16
イエンドロス　98
ヴァークナー E　120,123
ヴィルヒョウ　9
ヴェストファール　11
ヴェルニッケ　33,192
ヴォルファールト　268
エスキロール　14
エルプ　11
エルンスト Ka　103
エルンスト L　290
オッペンハイム　11
大成　32
大橋博司　3
岡田幸男　4

か行

カールバウム　188
カレン　8
カロリーネ R　47
ギラン　172
クーパー　24
クレペリン　192
グリージンガー　18,168

コノリー　22

さ行

サス　25
サルペトリエール　19
シェリング　8,11,266
シェリントン　7
シャルコー　7
シュタール　17
シュパッツ　32
シュピールマイアー　23
シュライエルマッヘル　19
シュレーゲル　11
ショーペンハウエル　266
ジュデンハム　172
スネル　168

た行

ダーメロウ　19
ツィーエン　196
ツェラー　15,21
デジュリーヌ　7
ドゥブローニュ　7

な行

中安信夫　2
ニッスル　23
ノイマン　170
ノンネ　13

は行

ハーネマン　8
ハイン　94
ハインリッヒ　5
ハインロート　15
ハロ L　278

バザリア 24
ババンスキー 7
ビシャ 9
ピック 32
ピネル 14
ピュイセギュール 253
フィヒテ 266
フーフェラント 9
フランクリン 251
フリッツ V. 278
フルボルト 9
フレッヒジッヒ 16
フレミング 20
フロイト 262
ブラウン 8
ブルッセ 9
ブレイド 259
プライアー 259
藤澤浩四郎 64
ヘーゲル 19,266
ヘッド 7
ヘル 249
ヘルムート L 298
ベル 7
ベルタ E 111
ベルネーム 261
ボーンヘッファー 22,192

ま行

マイネルト 33
マジャンディ 10
マリー 7
村上仁 2,121

や行

山県博 33
山鳥重 3
ヨハン F 75

ら行

ライモント 9

ライル 14
ラヴォアジェ 251
ランガーマン 17
リエボー 261
ルイ 10
ルドルフィー 9
レイン 24
ロラー 20

欧文

A

Alzheimer, A 23,61
Andreasen, N 27
Asperger, H 274,276
Authenrieth, S 172,186

B

Babinski, J 7
Baldwin, B 32
Basaglia, F 24
Bell, C. 7
Bernheim, HM 7,261
Berrios, G 56
Bewan Lewis 40
Bichat, MFX 9
Bleuler, E 189
Bonfiglio 75
Bonhoeffer, KL 22,121,192,194, 196,228,237
Braid, JB 255,259
Broussais, FJ 9
Brown, J 8

C

Charcot, JM 7,255,259
Christian D 173
Conolly, J 22,170
Conrad, K 240

Cooper, D 24
Creutzfeldt, HG 6,92,110
Cullen, W 8

D

Damerow, HP 19,20
de Boulogne, GBA Duchenne 7
de Lavoisier, AL 251
Déjerine, JJ 7

E, F

Erb, W 12
Esquirol 14,170
Fichte, JG 266,268
Fischer 76
Flechsig, P 16
Flemming, CF 20
Francisca, Z 33
Franklin, B 251,257
Freud, S 262
Fröstl, H 32

G

Gaupp, R 84,120,121
Geschwind, N 3
Goethe, ZB 253
Graeber, M 64,83
Griesinger, W 18,21,34,168,188, 200,241
Grunle 163
Guislain 172

H

Hahnemann, S 8
Head, H 7,240
Hegel 266
Heinrich, K 5,25
Heinroth, JCA 15,170
Hell, PM 249
Hoche 228
Horn, E 18

Huber 240

I, J

Ideler, CW 16,18
Jakob, AM 90
Jung 319

K

Kahlbaum, KL 188
Kant, I 269
Karenberg, A 54
Kraepelin, E 32,61,75,120,188,192
Kretschmer, E 162

L

Laing, RD 24
Langermann, JG 17
Lavoiger 256
Liébeault, AA 261
Louis, A 10

M

Magendie, F 10
Magnan 40
Marie, P 7
Maurer, K 64
Mesmer, FA 8,246,249,257,259
Meynert, T 33,228

N

Neisser, C 86
Neumann, H 170
Neumärker, KJ 277
Newton, I 247
Nissl, F 23,62
Nonne, M 13

O

Onari, K 32
Oppennheim, H 11

P

Paradis, MT 250
Perusini, G 75
Peters, UH 240
Pick, A 32,33,35
Pinel, P 14
Preyer, W 259
Puységur, M 253

R

Race, V 254
Reil, JC 14
Roller, CFW 20
Romberg, MH 8,21,189

S

Schelling 266
Schmidt-Degenhard 168
Schneider, K 193,194,237,238
Schopenhauer 266
Schroeder 232
Schulte 162
Sherrington, CS 7

Snell, L 168,173,174,187,189
Spatz, H 32
Specht 238
Spielmeyer, W 23
Stahl, GE 17
Stransky 228,229
Sydenham 172
Szasz, Th. S 25

V

Virchow, R 9
von Schelling, J 8

W

Wagner, E 120,123
Wernicke, C 33,192,237
Westphal, C 11
Wieck, HH 239
Wolfart, KCh 268

Z

Zeller, EA 15,21,173,186
Zetkin, K 150
Ziehen, G Th 196

『神経心理学コレクション』

シリーズ編集

山鳥　重　神戸学院大学教授

彦坂興秀　National Institute of Health (Chief, Section of Neuronal Networks Laboratory of Sensorymotor Research)

河村　満　昭和大学教授

田邉敬貴　愛媛大学教授

[既刊]〔定価(本体価格＋税5％)〕

山鳥　重・河村　満　「**神経心理学の挑戦**」(¥3,150)

田邉敬貴　「**痴呆の症候学**」(ハイブリッド CD-ROM 付) (¥4,515)

岩村吉晃　「**タッチ**」(¥3,675)

岡本　保(訳)　「**表情を解剖する**」(¥4,200)

山鳥　重　「**記憶の神経心理学**」(¥2,730)

川島隆太　「**高次機能のブレインイメージング**」(ハイブリッド CD-ROM 付)
(¥5,460)

彦坂興秀・山鳥　重・河村　満　「**眼と精神**」(¥3,150)

相馬芳明・田邉敬貴　「**失語の症候学**」(ハイブリッド CD-ROM 付) (¥4,515)

入來篤史　「**Homo faber 道具を使うサル**」(¥3,150)

目黒謙一　「**痴呆の臨床**」(CDR 判定用ワークシート解説) (¥2,940)

岡本　保(訳)「**手**」(¥3,780)

酒田英夫・山鳥　重・河村　満・田邉敬貴　「**頭頂葉**」(¥3,990)

小阪憲司・田邉敬貴　「**トーク認知症**」(¥3,675)

[続刊予定]　高橋伸佳　「**街を歩く神経心理学**」

河村　満　「**失行と行為障害**」

大槻美佳　「**言語の神経心理学**」

鈴木匡子　「**視覚性認知の神経心理学**」

神経・心理・認知科学の統合をめざす

神経心理学事典

THE BLACKWELL DICTIONARY OF NEUROPSYCHOLOGY
Edited by J. Graham Beaumont, Pamela M. Kenealy, and Marcus J. C. Rogers

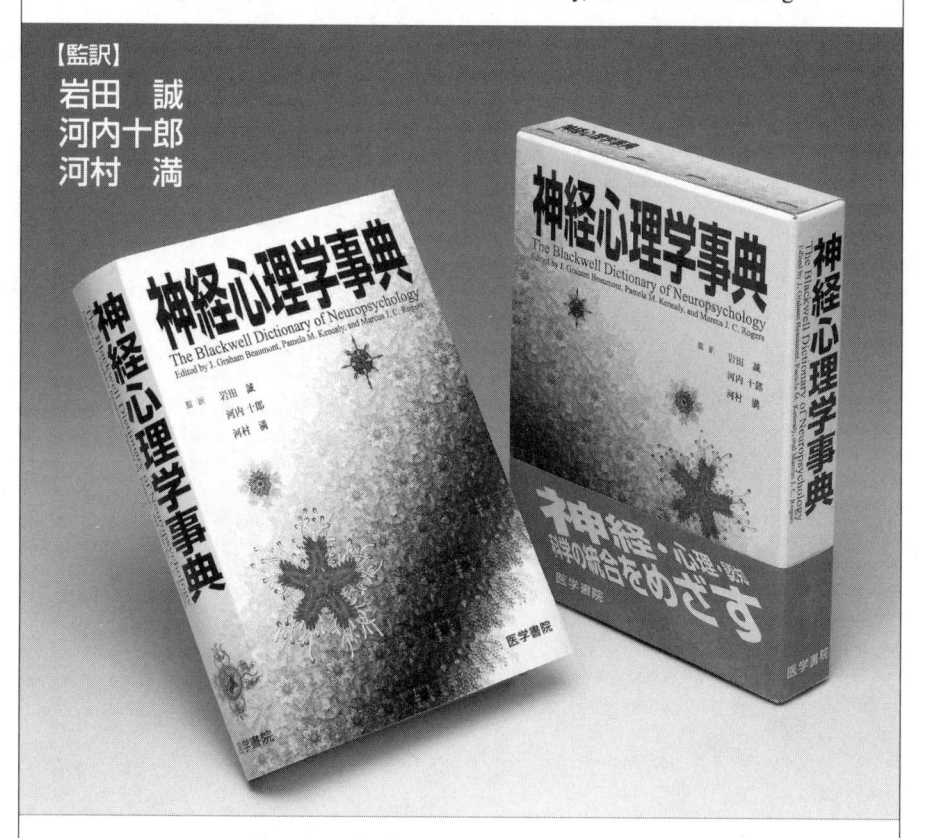

【監訳】
岩田　誠
河内十郎
河村　満

世界初の神経心理学事典の日本語版。神経学と心理学に関するキーワード8000語を収録。疾患と症候の概念、研究の発達史、現在の総説を各専門分野のエキスパートが詳細に記述し、神経心理学の全領域をくまなく網羅する。"引く"と"読む"のどちらにも対応。用語集として、また教科書としての内容を兼ね備えた待望の事典。

●A5　頁744　2007年　定価19,950円（本体19,000円＋税5%）
[ISBN978-4-260-00019-2]　消費税率変更の場合、上記定価は税率の差額分変更になります。